国家科技部重点研发计划项目(2020YFC2008700)

上海市康复医学临床医学研究中心(21MC1930200)专家团队参与编制

# 老年全流程照护模式应用指南

主编　郑洁皎　郭　琪　范永前

主审　吴　韬　高　文

U0188393

上海科学技术出版社

# 内 容 提 要

面对我国老龄化的严峻形势,老年人照护服务需求逐渐突出。作者参考了大量的国内外权威文献,结合作者团队丰富的临床经验编写了本书。本书分为三篇,分别是基础知识、照护技能和疾病照护,从全流程照护的理念与意义、照护模式的发展历程、照护评估等基础知识,照护技能及疾病照护等方面进行阐述,结合老年照护需要的特征和照护体系,全面梳理和总结了老年全流程照护模式的最新进展和成果,涵盖健康教育与健康促进、医疗、护理、康复、心理、生活照料、疾病照护等方面,努力实现全面、多层次的全流程照护。

本书读者对象范围较为广泛,不仅适用于照护专业医务工作者、学生及社会大众,也可以作为各种培训机构的教学用书,亦可为政府部门、企业高层管理人员等制定决策时提供参考。

**图书在版编目（ＣＩＰ）数据**

老年全流程照护模式应用指南 / 郑洁皎，郭琪，范永前主编． -- 上海 ： 上海科学技术出版社，2023.3
ISBN 978-7-5478-5873-8

Ⅰ. ①老… Ⅱ. ①郑… ②郭… ③范… Ⅲ. ①老年人－护理学－指南 Ⅳ. ①R473.59-62

中国版本图书馆CIP数据核字(2022)第170694号

---

**老年全流程照护模式应用指南**

主编 郑洁皎 郭 琪 范永前
主审 吴 韬 高 文

上海世纪出版(集团)有限公司
上 海 科 学 技 术 出 版 社 出版、发行
(上海市闵行区号景路 159 弄 A 座 9F - 10F)
邮政编码 201101    www.sstp.cn
江阴金马印刷有限公司印刷
开本 787×1092   1/16   印张 24.5
字数：520 千字
2023 年 3 月第 1 版   2023 年 3 月第 1 次印刷
ISBN 978 - 7 - 5478 - 5873 - 8/R·2604
定价：98.00 元

---

# 编者名单

**主　编** --------------------------------------------------------

郑洁皎　上海市康复医学临床医学中心/复旦
大学附属华东医院

郭　琪　上海健康医学院

范永前　复旦大学附属华东医院

**副 主 编** --------------------------------------------------------

韩佩佩　上海健康医学院

刘悦文　上海健康医学院

陈小雨　上海健康医学院

**主　审** --------------------------------------------------------

吴　韬　上海健康医学院

高　文　复旦大学附属华东医院/上海市康复
医学临床医学中心

**编　　者**（按姓氏笔画排序）---------------------------------

YI YAO　奥登特康养管理（深圳）有限公司

于　莹　上海健康医学院

王　凤　上海交通大学医学院附属第九人民医院

王　峥　复旦大学附属华东医院

王静茹　上海交通大学附属第六人民医院

甲斐元虎　日本一般社团法人，国际智惠医疗健康
协会

白姣姣　复旦大学附属华东医院

曲　冰　　复旦大学附属华东医院

刘串串　　上海理工大学

孙越超　　天津体育学院

李　琳　　承德医学院

李柄瑾　　上海中医药大学

李嘉毓　　上海中医药大学

吴昕泽　　上海健康医学院

宋培玉　　上海市虹口区江湾医院

张　慧　　上海市虹口区江湾医院

张孜玮　　福建省立医院

张媛媛　　天津医科大学

陈　敏　　上海赫尔森康复医院

陈小华　　上海赫尔森康复医院

陈武雄　　上海赫尔森康复医院

郑　月　　天津体育学院

郑雅卿　　福建省立医院

练　璇　　上海中医药大学

赵银娇　　上海市虹口区江湾医院

段林茹　　复旦大学附属华东医院

侯国珍　　济南护理职业学院

姚　菁　　复旦大学附属华东医院

徐悦莹　　复旦大学附属华东医院

梁贞文　　上海健康医学院

傅希雅　　上海体育学院

# 前　言

　　我国是世界上人口老龄化速度最快的国家之一。2020年，我国第七次人口普查数据显示，60岁及以上人口达26 402万人，占全国总人口的18.7%，65岁及以上老年人19 064万人，占总人口的13.5%；我国老年抚养比为19.1%，这表明每100个劳动年龄人口要负担约20名65岁以上的老年人。面对老年人口数量急剧增加的现状，老年照护服务面临着需求规模剧增及多样化、连续性提供服务的压力。全流程照护作为一种高效优质的医疗卫生服务模式，可以为老年人提供高效率、高品质、高满意度的医疗健康卫生服务，将对我国的社会效益、经济效益产生深远的影响。

　　目前，一些发达国家已对全流程照护服务进行了相关研究并形成了各具特色的发展模式。当前，我国全流程照护服务仍处于探索阶段，明确全流程照护服务的相关内容，并对其相关问题进行评估，有助于我国尽早建立全流程照护服务体系并不断发展完善。全流程照护包括对被照护者的身体状况进行评估，并为其提供一整套从诊断、治疗、护理到康复或临终关怀的照护计划，是连续不间断的过程，可以最大限度地保障被照护者得到良好的照护服务。

　　本书共三篇，分别是基础知识、照护技能和疾病照护，主要从全流程照护的理念与意义、照护模式的发展历程、照护评估等基础知识，照护技能及疾病照护等方面进行阐述；详细讲述了全流程照护所需的技能，以及具体疾病的照护方法，结合老年人照护需要的特征和照护体系，全面梳理和总结了老年全流程照护模式的最新进展和成果。面向老年人的全流程照护应涵盖健康教育与健康促进、医疗、护理、康复、心理、生活照料、疾病照护等方面，努力实现全方位、多层次的目标。

　　本团队致力于生活方式疾病与老年性疾病的教学、科研和临床工作，关注老年全流程照护的相关研究，逐步探求全流程照护的发展模式。本书是一本系统化、专业化介绍老年全流程照护模式的图书,作为在此领域的初次尝试,难免有不足之处,敬请读者提出宝贵意见,以便今后修订完善。

主　编

2022 年 10 月

# 目　录

## 第二篇　照护技能

# 第三篇　疾病照护

# 第一篇

# 基础知识

# 第一章 全流程照护的理念与意义

## 第一节 概　　述

随着人口老龄化的加速,老年人口日益增多,患有一种或多种慢性疾病的老年人也越来越多;随着人均寿命的整体延长,老年人失能风险增加,失能时间延长,这些都对我国照护体系带来了巨大挑战。在大健康时代,健康中国建设已从疾病治疗转向健康促进,但现实的医疗和社会服务难以满足日益增长的照护需求。国务院发布的一系列文件也明确指出,当前有限的医养服务资源、医疗卫生资源及相对独立的服务体系难以满足患者需求,因此,如何为患者提供照护服务,是亟须解决的课题。

老年全流程照护以《国际功能、残疾和健康分类》(*International Classification of Functioning,Disability and Health,ICF*)完整框架为核心,以主动健康为导向,是集机构、社区居家、临终关怀服务的医疗-康养-护理"三位一体"的老年全流程社区照护服务模式,包括对被照护者的身体状况进行评估,并为其提供一整套从诊断、治疗、护理到康复或临终关怀的照护计划,是连续不间断的过程,可以最大限度保障被照护者得到良好的照护服务。老年全流程照护是根据我国国情,创新、创立、优化社区老年人照护的服务体系,该体系可以全程化、全面化为老年疾病患者提供服务,提高照护服务质量和效率,减轻家庭和社会负担,以提升我国老年人的获得感和幸福感。

机构养老照护是指各级政府、企业和社会力量兴办的养老院、老年福利院、老年公寓、老年养护院、敬老院、光荣院、农村幸福院、养老大院、农村特困人员供养服务机构等。养老机构为机构集中养老的老年人提供养护和专业化的护理服务,内设诊所、卫生所(室)、医务室、护理站,为养老机构提供医养结合服务;公办养老机构及公建民营养老机构为经济困难失能(含失智)老年人、计划生育特殊家庭老年人提供无偿或低收费托养服务;失智老年人照护机构提供的服务,不包括为居家老年人提供上门服务。

社区居家养老照护是指依托社区的养老服务设施向社区老年人提供的日托、全托等服务;社区养老服务机构、社区嵌入式的养老照护设施和带护理型床位的社区日间照料中心等机构提供的照护服务；依托社区综合服务设施和社区公共服务综合信息平台、呼叫服务系统和应急救援服务机制为老年人提供的全托、月托、上门等为主的精准化专业化生活照料、助餐助行、助浴助洁、助医、紧急救援、精神慰藉等照护服务；社区邻里互助、助老食堂、助老餐桌、老年社区（全周期养老综合体）提供的社区养老照护服务。

临终关怀服务，亦称安宁疗护，是指通过"医疗-康养-护理"手段控制老年患者疾病终末期或临终前痛苦和不适症状，提供生理、心理等方面的照料和人文关怀等服务，以提高生命质量，帮助老年患者安详、有尊严、无痛苦地离世。

## 第二节 服务对象

随着社会的发展，人类的寿命越来越长。根据世界卫生组织公布的数据，2019年全球224个国家和地区中，男性的平均寿命为70.31岁，女性为75.33岁；我国居民的平均寿命为76.1岁（女性77.6岁，男性74.6岁）。截至2020年年底，我国第七次人口普查数据显示，60岁及以上人口达26 402万人，占全国总人口的18.7%，65岁及以上老年人19 064万人，占总人口的13.5%；我国老年抚养比为19.7%，这表明每100个劳动年龄人口要负担约20名65岁以上老年人。并且随着时间的推移，我国老龄化情况还会日益严重。

一般来说，老年人护理服务需求高度依赖于年龄，且随寿命延长而增加。在经济合作与发展组织的许多国家，80岁及以上的人占老年护理服务使用者的50%。在我国，2020年约有3 580万人年龄在80岁以上，占60岁以上老年人口的13%以上，今后几十年内这一比例将会稳步上升。

随着年龄的增长，身体、社会和心理状态都会相应发生变化。大部分老年人享有良好的健康状况，有些则患有急性或慢性疾病，或者有常见的老年人疾病，这时就需要相应的护理。为了有效地提供护理服务，必须考虑到服务对象的整体情况，此处所说的"整体"，是将人作为一个完整的个体来考虑，身体、社会、心理和精神。这些方面紧密交织在一起，不可分离。每一个部分和其他部分息息相关，彼此互相依存。作为社会个体，人们相互交谈沟通，身体上的语言功能由大脑、嘴、舌头、嘴唇和喉咙共同构架，而精神上包括思维与推理。仅仅考虑身体的部分会忽略人的思考、决策及与他人互动的能力，同时也忽略了人的经历、生活方式、文化、宗教、快乐、悲伤和其他需求。

**参考文献**

［1］来洪敏,王焱,杨蓓.基于马斯洛需求理论的灵性照护对晚期鼻咽癌患者的护理效果［J］.中国老年保健医学,2020,18(02)：118-121.

［2］李时华,王璐.人口老龄化与可持续老年照护体系的建立［J］.中国集体经济,2020(24)：165-166.

［3］中国统计局.第七次全国人口普查数据出炉［J］.中国医疗保险,2021(06)：2.

# 第二章 照护模式的发展历程

## 第一节 相关概念及起源

随着人口老龄化加剧,医疗服务费用支出急剧上涨等问题凸显,老年长期护理产业逐渐在各国兴起。Kane 在 1978 年首次提出了长期照护(long-term care,LTC)的概念,认为长期照护是为先天或后天失能者提供医疗护理、个人照顾和社会性服务。之后,国外实践领域涌现出如老年人综合照护方案(program for all-inclusive care of the elderly,PACE)、社会健康维护组织(The Social Health Maintenance Organization,SHMO)、无间断照护(ever-care)等应对"碎片化服务"的有益手段。碎片化服务(fragmented care)即只考虑部分照护风险的照护服务,对于老年人生活品质非常不利。世界卫生组织定义了整合照护(integrated care)的概念,是指有关诊断、治疗、保健、康复和健康促进等一系列服务活动,通过输入、传递、管理和组织服务进行集成。

## 一、老年生涯三阶段

一个人并不是一到 60 岁进入老年阶段,就需要整个社会特别给予种种优待与照护。《关于老龄化与健康的全球报告》(简称《全球报告》)提出了"老年生涯三阶段"的理论:①能力强而稳定的阶段。对于内在能力强而稳定者,其健康策略的重点应该是尽可能长久地维持这种状态。②能力衰退的阶段。对于能力衰退者,由于疾病已经发生,其健康干预的重点应该逐渐从预防或治疗疾病转变为使疾病对个体总体功能的影响最小化。所以,健康服务应该有助于阻止、延缓或扭转身体功能衰退。③严重失能的阶段。对于已经严重失能或面临严重失能风险的老年人,其健康应对的重点应该是提供长期照护。《全球报告》特别指出:长期照护系统可以维护老年人的功能发挥,以符合他们的基本权利、基本自由和人权(图 1 - 2 - 1)。

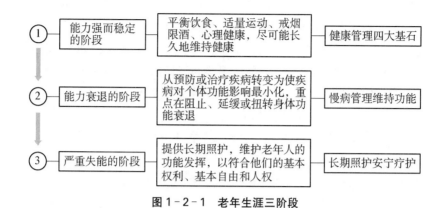

**图1-2-1 老年生涯三阶段**

## 二、老年人长期照护

尽管老年人的身心能力有所下降,但他们仍然渴望幸福和尊重。然而,许多人到了一定年纪,如果没有他人的支持和帮助就无法继续自理生活。获得优质的长期照护对于这类人保持其身体能力、享受基本人权和有尊严地生活是至关重要的。《中国老龄化与健康国家评估报告》(简称《中国报告》)警告:对于照护依赖老年人及其家庭,"照护依赖是双重负担,它既影响着老年人的生活质量,又影响家庭经济健康,如果照护者为照顾老年人而要减少有偿工作和参加其他活动,整个家庭的经济健康和生活质量也会受到损害"。因此,《行动十年》强调:"在21世纪,每个国家都需要一个长期照护系统,使能力大幅下降的老年人能够获得必要的照护和支持,以便能有尊严地生活并受到尊重。"

## 三、正式照护和非正式照护

世界卫生组织最早在《国际共识》中提出的长期照护定义是从照护者"活动系统"的角度提出的,定义中引出了一个新名词"照护者(caregiver)"。照护者还被进一步分成"正式照护者(formal caregiver)"和"非正式照护者(informal caregiver)"。对于照护者,《国际共识》还提出:公共政策的制定必须满足照护者的需要;要界定他们的角色、责任和权利;并回应他们——无论是对正式的照护者(包括专业的和非专业的)还是对非正式的照护者(由家庭、志愿者、邻居或非营利组织提供的服务)——面临的挑战。

《全球报告》是这样描述正式照护者和非正式照护者的:提供长期照护的劳动力由具备各种各样技能的形形色色的人组成。劳动大军分布谱的一端是非正式照护者,包括家庭成员、朋友和邻居,其特点是无偿的、未经培训的、全无外来支持;而另一端则是正式照护者,亦即经过严格培训的照护专家。在这两个极端之间的是有着不同培训经历、具备不同专长、社会地位和薪酬水平不同的个体。

## 四、直接照护和间接照护

《照护工作和照护职业:作为体面工作的前景》(简称《劳工报告》)提到的另外一对范

畴是直接照护与间接照护,并称为"两个交叠的活动":第一个是指直接的照护活动,即对有照护依赖需求的老年人直接提供生活照顾、康复护理和权益保护等服务。直接照护可以由专业人士提供,也可以由非正式照护者提供。此类非正式照护如配偶间或亲属间的私人的、互相的日常生活照料。第二个是指间接的照护活动,即对有照护依赖需求的老年人提供烹调、清洁等家务服务。间接的照护服务可能是职业性的,但大多是非职业性的,即由非正式照护者提供。前文中所提到的"交叠",大概有两层意思:其一是指直接照护和间接照护之间既有区别但又难以分清界限;其二是指同一个照护者提供的服务可能既有直接照护,也有间接照护。

需要强调的是,一般来说,以社会化的方式提供的烹调、清洁等间接照护,大多是专门针对照护依赖老年人的。对于处于第一阶段和第二阶段的老年人,还是要尽力做好自我照护,以防止"废用综合征",即人的身体功能用进废退,要避免因身体活动减少而引起内在功能的逐渐衰退甚至迅速衰退。

## 第二节　国内相关政策制度

近年来,在强化居家养老服务基础地位、促进医疗卫生与养老服务相结合、探索建立长期护理保险制度、鼓励社会资本发展养老服务等国家宏观基本政策导向下,我国老年照护服务机构种类、服务形式、服务内容不断丰富,但服务供给能力、效率和质量与社会客观需要还存在差距,存在与发达国家类似的体系碎片化问题。

2006年在《关于加快发展养老服务业的意见》(国办发〔2006〕6号)中首次提出发展老年护理业务后,我国开启了对长期护理保险的探索,在一些城市开展了政策试点工作。2016年,我国提出建立"多层次长期护理保障制度"并决定在全国15个城市和2个重点联系省份开展长期护理保险试点工作,2019年政府工作报告中提出要扩大长期护理保险试点,近年来,我国已陆续有近50个城市自发自愿开展试点工作。2020年5月,国家医疗保障局发布《关于扩大长期护理保险制度试点的指导意见(征求意见稿)》,提出计划在原有15个试点城市基础上新增14个试点城市,即在全国29个城市和2个重点联系省份展开试点,试点期限为2年。目前是对第一批试点成效检验和对"十四五"开端布局规划的关键时刻,此时出台的《征求意见稿》中提出扩大试点范围,同时又对试点城市做出限制,表明扩大试点城市范围是大势所趋,但是现阶段全面推广的条件还不成熟。

随着经济水平和医疗水平的快速发展,国家对长期护理保险也越加重视。就如何满足老年人长期护理的要求,保障其安度晚年的问题,我国高度重视并将其纳入国家发展战略当中。人力资源和社会保障部在2016年出台了指导意见,意在将长期护理费用纳入社会保障体系。这一举措既是对党的十八大会议精神的贯彻落实,也是人力资源和社会保障部为完成"十三五"规划任务而做出的重要部署。长期护理保险投入实践之后,各级地方政府均以本地区社会经济的实际情况为依据,制定并推行了相适宜的长期护理制度框架,对长期护理保险的参保对象、给付标准、业务经办等因素进行了深入的探究,并获得了可喜的成果,长期护理保险试行工作取得良好的开端,深受当地居民赞许。根据民政部《2018 年民政事业发展统计公报》,截至 2018 年年底,我国长期护理保险覆盖了 5 700 万人,享受护理补贴的老年人 74.8 万人。试点实施 4 年来,除了既定的 15 个试点城市,另有 40~50 个城市自愿加入,且有进一步扩大的趋势。"十三五"规划中明确指出将长期护理保险作为完善老龄保障体系的重要措施,在试行实践中,通过补贴及资助等形式对失能老年人或重度残障人士的生活进行保障,使社会福利资源配置效率进一步合理化(表 1 - 2 - 1)。

表 1 - 2 - 1 国家层面长期照护相关政策文件

| 阶段 | 日期 | 发布单位 | 政策名称 |
| --- | --- | --- | --- |
| 初探阶段<br>(2006 年之前) | 1983 年 4 月 | 全国老龄工作委员会 | 关于老龄工作情况与今后活动计划要点 |
| | 2000 年 8 月 | 国务院 | 关于加强老龄工作的决定 |
| | 2001 年 7 月 | 国务院 | 中国老龄事业发展"十五"计划纲要的通知 |
| 起步阶段<br>(2006—2013 年) | 2006 年 2 月 | 国务院 | 关于加快发展养老服务业意见的通知 |
| | 2006 年 12 月 | 国务院 | 关于全面加强人口和计划生育工作统筹解决人口问题的决定 |
| | 2006 年 12 月 | 国务院 | 关于印发人口发展"十一五"和 2020 年规划的通知 |
| | 2011 年 3 月 | 卫生部 | 护理院基本标准(2011 版) |
| | 2011 年 9 月 | 国务院 | 关于印发中国老龄事业发展"十二五"规划的通知 |
| | 2011 年 12 月 | 卫生部 | 中国护理事业发展规划纲要(2011—2015 年) |
| | 2012 年 12 月 | 全国人大常委会 | 中华人民共和国老年人权益保障法(2012 修订) |
| | 2013 年 9 月 | 国务院 | 国务院关于加快发展养老服务业的若干意见 |
| | 2013 年 9 月 | 国务院 | 国务院关于促进健康服务业发展的若干意见 |
| 发展阶段<br>(2014 年至今) | 2014 年 9 月 | 国家发改委、民政部、财政部 | 关于加快推进健康与养老服务工程建设的通知 |
| | 2015 年 3 月 | 国务院 | 关于印发全国医疗卫生服务体系规划纲要(2015—2020 年)的通知 |
| | 2015 年 10 月 | 中共中央 | 关于制定国民经济和社会发展第十三个五年规划的建议 |

（续表）

| 阶段 | 日期 | 发布单位 | 政策名称 |
|---|---|---|---|
| 发展阶段<br>（2014年至今） | 2015年11月 | 国务院 | 关于推进医疗卫生与养老服务相结合指导意见的通知 |
| | 2016年3月 | 中国人民银行、民政部、中国银行业监督管理委员会等 | 关于金融支持养老服务业加快发展的指导意见 |
| | 2016年4月 | 国家卫生和计划生育委员会 | 关于印发医养结合重点任务分工方案的通知 |
| | 2016年4月 | 国家发改委、教育部、工信部等 | 关于印发促进消费带动转型升级行动方案的通知 |
| | | | 关于开展长期护理保险制度试点的指导意见 |
| | 2016年10月 | 中共中央 | "健康中国2030"规划纲要关于印发全国护理事业发展规划（2016—2020年)的通知 |
| | 2016年11月 | 国家卫生和计划生育委员会 | 关于进一步扩大旅游文化体育健康养老教育培训等领域消费的意见 |
| | 2016年12月 | 国务院 | 关于全面放开养老服务市场提升养老服务质量的若干意见 |
| | 2017年2月 | 国务院 | 关于印发"十三五"国家老龄事业发展和养老体系建设规划的通知 |
| | 2017年6月 | 国务院 | 关于制定和实施老年人照顾服务项目的意见 |
| | 2017年11月 | 国家卫生和计划生育委员会 | 关于印发"十三五"健康老龄化规划重点任务分工的通知 |
| | 2018年6月 | 国家卫生健康委员会 | 关于印发促进护理服务业改革与发展指导意见的通知 |
| | 2018年9月 | 国务院 | 关于完善促进消费体制机制进一步激发居民消费潜力的若干意见 |
| | 2018年9月 | 国务院 | 关于印发完善促进消费体制机制实施方案（2018—2020年)的通知 |
| | 2018年12月 | 全国人大常委会 | 中华人民共和国老年人权益保障法（2018修正） |

  2019年3月，《政府工作报告》中正式提出，2019年将继续扩大长期护理保险制度试点。同年4月，国务院办公厅发布的《关于推进养老服务发展的意见》中提出了一个新的重要概念："建立健全长期照护服务体系。"这既是一个理论和实践相结合的问题，同时也是我国长期护理保险建设的创新性尝试，为长期护理保险的精准定位提供了政策支持。

  2019年11月，根据党的十九大会议精神，中央下发了我国应对人口老龄化工作的指导性意见——《国家积极应对人口老龄化中长期规划》(简称《规划》)。《规划》中明确提出，为了应对我国已经步入老龄化社会的现状，必须坚决贯彻以人民利益为中心的工作思想,以维护国家安全、保障社会稳定为目的,逐步推动我国社会经济的平稳发展。《规划》是到 2050 年我国积极应对人口老龄化的战略性、综合性、指导性文件。建立健全我国长期护理保险制度是保障我国社会经济平稳发展的必然要求,是对我国社会保障体系的重要补充,也是我党执政为民的直接体现。

# 第三节　我国长护险和照护模式

## 一、长期护理保险

长期护理保险主要是为被保险人在丧失日常生活能力、年老患病或身故时,侧重于提供护理保障和经济补偿的制度安排。最初提出是在 20 世纪 70 年代的美国,2005 年我国引入长期看护保险的概念,开始了十余年的长期照护险的政策商拟阶段。

2016 年 6 月,在"跟从医疗保险"的基本原则下,人力资源和社会保障部印发了《关于开展长期护理保险制度试点的指导意见》(人社厅发〔2016〕80 号),标志着我国长期护理保险制度由政策商拟阶段进入政策执行阶段。从 2016 年 7 月开始,确定承德市等 15 个地区作为全国首批试点地区,其中山东和吉林两省作为重点联系试点。2020 年 9 月,我国进一步扩大长期护理保险试点范围,新增 14 个试点城市。2020 年,长期护理保险参保人数达 1.08 亿人,享受待遇 83.5 万人,基金收入 196.1 亿元,支出 131.4 亿元。在长期护理保险制度的持续发展和建设上,我国政府也尤为重视,在"十四五"发展规划中明确指出,要大力发展长期护理保险制度,以化解老龄化难题、助力健康中国建设。

我国长期护理保险制度资金主要源于个人、企业和政府三方,同时接受社会各单位捐赠,但各试点筹资渠道仍存在较大差异,主要为单一筹资渠道和多元化筹资渠道两种。如苏州、青岛、广州、长春等试点实行单一筹资模式:从居民基本医疗保险基金中按一定比例划拨,政府视情况给予部分补贴,企业与个人不需承担。齐齐哈尔、南通、承德等试点实施多元化筹资模式:以个人、单位、政府、医疗保险基金、福利彩票和社会捐助中的至少两种,构建筹资体系。

## 二、照护模式

我国长期照护模式以失能老年人(部分试点包括 60 周岁以下其他失能人员)为主要对象,目的是满足其护理需求、保障其正常生活起居。照护模式主要包括四种:居家照顾、社区照护、养老机构护理及住院医疗护理。此外,如养老福利院、敬老院、救助站等非营利组织也向社会提供长期护理服务。

养老护理机构照护模式是指医疗护理机构或福利照护机构向老年人提供居住场所,并由专业护理人员依据老年人健康状况、自理能力、失能失智程度等,向其提供个人起居、个人与居室卫生、营养保证、健康康复、心灵慰藉等照护服务;住院医疗照护模式是指拥有老年人护理资质的医疗单位,向护理需求人群提供住院医疗护理服务;社区居家照护模式是指政府与社会组织基于社区,为保障对象提供生活照料、康养照护与心灵慰藉等方面服务的护理模式,分为家务服务和居家照护服务。为积极应对老龄化问题,我国以慢性期疗养、急性期诊疗、稳定期康养、恢复期慰藉的照护愿景,努力打造以居家照顾为支撑、社会照护为平台、机构护理为兜底的多元化社会长期护理服务供给体系。

## 参考文献

[1] 国家医疗保障局. 2020 年全国医疗保障事业发展统计公报[EB/OL]. (2021 - 11 - 10).

[2] 雷鹏. 发达国家老年照护体系整合模式研究进展及启示[J]. 卫生软科学,2019,33(09):92 - 97.

[3] 罗遐,王容. 我国长期护理保险政策试点发展的路径——基于政策扩散理论的分析[J]. 卫生软科学,2021,35(01):31 - 34.

[4] 任苒,高倩. 国外老年长期护理发展模式及对中国的启示[J]. 医学与哲学(A),2014,35(09):18 - 20.

[5] 沈旭琳. 我国长期护理保险制度发展的政策取向研究[D]. 河北师范大学,2020.

[6] 唐钧,冯凌. 长期照护的全球共识和概念框架[J]. 社会政策研究,2021(01):18 - 38.

[7] 张瑞利,徐佩. 基于国际经验借鉴的整合性长期照护服务体系研究[J]. 市场周刊(理论研究),2016(10):139 - 140,87.

[8] 张昀. 日本长期护理保险制度及其借鉴研究[D]. 吉林大学,2016.

[9] 周维,孙靖凯,汪晓凡,等. 我国老年人长期照护政策的问题分析及政策选择[J]. 卫生经济研究,2021,38(05):39 - 41,44.

# 第三章　医疗照护团队的沟通交流

医疗照护团队的成员之间需相互沟通交流,提供协调和有效的护理。相互共享的信息包括患者已经完成了什么、患者还需要做什么及患者对治疗的反应如何。

例如,医生为李先生开具了抽血的医嘱,因食物会影响血液成分的水平,所以,李先生必须在抽血前 10 小时开始禁食。护士先通知营养科患者的早餐在完成抽血检查后方可进行。抽血人员采集完血样后通知护士,接着护士预定早餐,随后营养科的工作人员把早餐送至科室,再由护理人员负责将早餐拿给患者。当李先生进食完毕后,护理助理撤走餐盘并记录他的饮食状况。同时将记录的内容报告给护士,护士再把记录写进李先生的病历里。

由此可见,医疗照护团队的成员和李先生之间都进行了有效的沟通和交流,从而促进了照护工作顺利完成,也对患者能够更好地康复有着重要意义。

护理人员需要理解沟通的各个方面和规则,学习怎样和团队成员进行有效的沟通交流。

## 第一节　沟 通 交 流

沟通交流是指信息的交换,发出的信息得到回应,并被指定的人正确理解。良好的沟通需要具备以下几点要素。

(1)使用信息发出者和信息接收者都能理解并拥有相同意义的词汇,避免使用多义词。如"远"的定义是什么,是 3 m、15 m,还是 30 m?

(2)使用熟悉的词汇。学习专业术语,若出现一些陌生的术语,需问清楚或查阅词典理解其中的含义,否则就无法进行有效沟通。同时,在与患者及其家属交流时,避免使用他们不理解的术语。

(3)简明扼要。不要添加无关或没有必要的信息,紧扣主题。不要闲聊或言语啰嗦。

(4)以清晰有序的方式传达信息。尽量将表达的信息具体化,方便患者理解,如报告说"脉搏 110 次/分"比"脉搏跳得很快"更具体,易于理解。

## 第二节 病 历

病历(记录单、临床记录单)是对患者病情及患者对治疗和护理的反应的记录,以纸质或电子记录的形式呈现,被永久保存。用于医疗照护团队共享患者的相关信息。当患者在数月或数年后需要查询既往病史时也可用到。病历记录是具有法律效应的文件,是为法律所认可的证据。其内容反映了患者在住院期间接受治疗与护理的具体情形。

病历作为医院重要的档案资料,由门诊病历和住院病历两部分组成。门诊病历包括首页、副页和各种检查报告单;住院病历包括医疗记录、护理记录、检查记录和各种证明文件等。

### 一、住院期间病历排列顺序

(1) 体温单(按时间先后倒序排)。

(2) 医嘱单(按时间顺序倒序排)。

(3) 入院记录。

(4) 既往病史。

(5) 病史及体格检查。

(6) 病程记录(手术、分娩记录单等)。

(7) 会诊记录。

(8) 各种检验和检查报告。

(9) 护理记录单(护理团队和医疗照护团队)。

(10) 长期医嘱执行单。

(11) 住院病历首页。

(12) 门诊和(或)急诊病历。

### 二、出院(转科、死亡)后病历排列顺序

(1) 住院病历首页。

(2) 出院或死亡记录。

(3) 入院记录。

(4) 病史及体格检查。

(5) 病程记录。

(6) 各种检验及检查报告单。

(7) 护理记录单。

(8) 医嘱单(按时间先后顺序排)。

（9）长期医嘱执行单。

（10）体温单(按时间先后顺序排)。

门诊病历一般由患者自行保管。

## 三、病历记录和查阅

通常康复治疗机构有相关的规章制度规定病历的记录和查阅权限,有些机构允许护理助理记录观察和护理,有些则不允许。病历记录时尤其要注意一些重要信息的正确填写,如记录人员、记录时间、缩写词、错误校正、墨水颜色、署名签字。

另外,护理助理有道德和法律义务为患者的信息保密。不可随意查阅患者的记录单,务必做到保护患者的隐私。患者对他们的病历信息有知情权。患者和患者的法定代表人可索要其记录单,此时,护理人员应向护士汇报,由护士来处理。

# 第三节 报告与记录

医疗照护团队通过报告与记录来进行沟通。报告是对护理和病情观察的口头描述,记录是对护理和病情观察的书面表述。

## 一、时间记录规范

24 小时制有四个数字。美国前两个数字表示小时,后两个数字表示分钟：0110＝上午 01:10;1300＝下午 01:00,不使用“上午”和“下午”这种记录格式。而国内上午 8 点 20 分表示为 08:20,下午 3 点 20 分表示为 15:20,晚上 8 点 20 分表示为 20:20,不使用“上午”或“下午”。

## 二、报告时机

护理人员应向护士报告患者的病情观察状况,尤其是出现下列情况时。

（1）当患者的情况出现异常或病情有变化时。

（2）当护士要求汇报时。

（3）当护理助理去吃饭、休息或其他原因要离开病房时。

（4）交班时。

## 三、报告和记录的要求

### (一) 报告

（1）及时、全面、准确、简要、清晰。

（2）记录患者的姓名、床号和住院号。

（3）根据 24 小时制，记录观察或给予护理的具体时间。

（4）报告者必须为执行者。

（5）执行者需预计患者需要的护理措施并报告。例如，患者可能在用餐后休息期间需要使用便盆。

（6）报告患者预期的病情变化。例如，患者有可能在物理治疗后感到疲惫。

（7）根据患者病情需要时常汇报，或者当护士要求汇报时。

（8）一旦患者的情况出现异常或病情有变化，立刻报告。

（9）使用书面笔记写出一个具体、简明的报告。

### （二）记录总则

（1）遵循相应的制度和流程，接受必要的培训。

（2）每次记录应包括日期和时间（24 小时制），记录不得拖延或提早。

（3）使用规范的缩略术语。

（4）使用正确的拼写、语法和标点符号。

（5）不可使用"同前、同上"。

（6）根据相关规章制度签写记录者全名和职称。

（7）确保每个表单都有患者的姓名和其他身份识别的信息。

（8）记录者必须是执行者。

（9）记录内容准确、简洁、真实，不含主观解释或有偏见的解释。

（10）使用说明性文字，避免使用多义词。

（11）尽可能记录患者的直接用语，并使用双引号标识。

（12）汇报每次异常情况或患者的病情变化，同时记录报告的那位护士（包括护士的名字），以及报告的内容和时间。

（13）记录实施的安全措施。包括把呼叫灯放在患者触手可及之处，在患者要起身的时候协助，或提醒其不要下床。

### （三）书面记录

（1）使用墨水笔，并且使用要求的颜色。

（2）确保书写可读和整洁。

（3）不要涂擦或使用涂改液。可划线删除或修改，并在旁边标注日期和姓名。

（4）记录应连续，不留空白。每项记录后签全名，以示负责。

### （四）电子记录

（1）记录者必须为执行者。

（2）检查进入电子系统的时间，确保记录的时间正确一致。

（3）检查记录内容的准确性，在保存前仔细审查。

（4）保存输入内容，防止数据丢失。

（5）遵循设备的说明更改和删除错误的输入。多数电子系统有留痕设置，更改之前的记录及每一次的更改都会作为信息保存下来，这就和书面汇报中在错误的书写上划线一样，第一次输入的内容依然存在。

（6）完成记录后退出登录。避免其他人使用你的用户名书写记录。

# 第四节 交接班报告

护士在下班前向接班人员进行报告，叫作末班报告或交接班报告。

## 一、护士交接班的内容

（1）已经完成的护理。

（2）接班的这一岗需要给予的护理。

（3）患者目前的情况。

（4）患者可能发生的变化。

有的机构要求整个护理团队在来上班时聆听全程的交接班汇报。其他机构只要求护士之间进行交接班汇报，汇报之后，护士会将信息共享给护理助理。

## 二、交接班汇报要求

### （一）团队合作和时间管理

交班护士和接班护士在本班次结束前到岗。如果所有接班的护士都需要去参加交接班汇报，那么就由交班的护士来处理该班次所有的护理问题。如果只有护士参加汇报，则接班护理助理处理该班次所有的护理问题。在汇报的时候须全神贯注，避免遗漏或忘记汇报的重要信息。同样，在汇报过程中，护士也必须全神贯注。如果发现有人在向护士汇报，不要去打断，除非有紧急事件。

交接班是体现良好团队合作的时机。在交接过程中，继续做好手头未完成的工作，保持注意力集中，避免产生懈怠感。

一些机构对两个班次有明确的职责划分。例如，由交班护士在本班次执行所有医嘱，因为他们了解患者的病情改变，也了解新入住患者的护理需求。而接班护士还来不及了解这些信息。接班护士利用这个时间来执行班上的常规操作并且准备需要的用品和设备。

### （二）安全和舒适

如果你错过了完整的交接班汇报，那么在护士与你共享新信息之前，你需要解决患者的首要护理问题。首先要确保护理安全及患者体验舒适。

（1）在执行操作之前，检查护理计划和病程记录或小结。患者的病情或护理计划可能有所改变，也可能有医生新开的医嘱。

（2）询问护士关于新患者的护理需求。如果有必要，礼貌地打断交班汇报，然后进行提问。

## 三、记录内容

当在患者的记录单上记录时，必须进行明确全面的沟通。遵循报告规范及报告时机。记录内容如下。

（1）你观察到了什么？

（2）你做了什么？

（3）患者的反应如何？

## 四、注重沟通交流

如果护理助理对描述某事物有困难，可请求护士协助。

# 第五节　电话沟通

当因需要而进行电话沟通时，对方虽看不见你，但是你可以通过语调、说话的清晰度和语态传达很多信息。要表现得就如同和其面对面对话一样。要保持专业和礼貌，也要表现出良好的职业道德。以下为相关机构的制度和指南。

## 一、电话接听指南

（1）及时接听电话，尽可能在电话铃响一声后接听。

（2）注意语气委婉，不要匆忙、过于仓促。

（3）礼貌问候，告知对方你的科室、姓名和职位。

（4）在记录来电信息时，需包括：①来电者的姓名和电话号码（包括区号和分机号码）；②来电日期和时间；③信息内容。

（5）向来电者复述一遍信息内容和电话号码。

（6）如果有必要的话，请求来电者不要挂机。首先确定电话要打给谁，然后询问来电者是否可以稍等。紧急电话除外。

（7）如果中途通话必须被岔开，不要在没挂断的情况下直接放下听筒或用手捂住话筒。来电者有可能不经意地听到你和他人的隐私对话。

（8）来电者等待 30 秒内必须回到通话中。如果需要，应询问来电者是否可以再等待一些时间,或者稍后再回电话给对方。

(9)不要把保密性的信息告知给所有来电者。患者和员工的信息都是保密的。如果接到类似这样的电话,就将其交给护士处理。

(10)如果情况允许,可转接电话:①告知来电者其电话将被转接;②如果情况准许,告知来电者转接部门的名称;③以防转接无法接通或线路正忙,将转接部门的电话号码告知来电者。

(11)把信息正确地传递给适当的人。

## 二、提高隐私保护意识

当在患者家里接听电话时,简单地问候"你好"即可,避免透露患者姓名等信息,以保证患者及其家庭及你个人的信息安全,除非你知道来电者是谁、有何意图。确保这是你想要交谈的人,患者的家人或朋友,或是患者想要交谈的人。

# 第六节 处 理 矛 盾

每个人都会带着自己的价值观、态度、意见和经验来到工作的环境中。这些差异通常会导致矛盾或冲突。矛盾容易引发问题,如工作日缺勤、工作数量和工作执行质量等。如果问题得不到解决,就有可能引发肢体冲突。最终使护理质量受到影响。

## 一、处理矛盾的步骤

发现真正的问题所在,化解矛盾是问题解决的一部分。问题解决的过程及步骤如下所示。

(1)步骤一:确定问题:护士忽略我。

(2)步骤二:搜集关于问题的信息,不包括无关的信息:护士都不看我;护士不和我说话;当我寻求帮助的时候,护士没有回应;要求两个人完成任务的时候,护士没让我去协助,护士和其他工作人员说话。

(3)步骤三:确定可能的解决方案:我也忽略护士;和我的督导者沟通;和同事讨论这个问题;更换工作。

(4)步骤四:选择最好的解决方案:和我的督导者沟通。

(5)步骤五:实施解决方案。

(6)步骤六:评估结果,有计划地重审问题。

## 二、处理矛盾的一般技巧

有效的沟通和良好的职业道德有助于避免和解决矛盾,在事态发展前及时确定和解决问题。如下所示,为解决矛盾的几点技巧(供参考)。

(1) 请求你的领导花一点时间和你私下谈谈,解释这个问题。询问解决问题的建议。

(2) 走近与你发生矛盾的人,请求私下谈谈,不失礼貌和专业。

(3) 按照约好的时间和地点进行谈话。

(4) 谈话的地点选择隐秘性好的私人环境。

(5) 解释问题并表达出你因此所受到的困扰。态度上对事不对人。善于倾听,尽量不打断对方。

(6) 确定好解决问题的方法,可提出自己的想法,也不忘询问对方的意见。

(7) 相互约定一个日期和时间,有时间可再次探讨这个问题。

(8) 向对方表达感谢。

(9) 实施解决方案。

(10) 每日三省,以不同的视角重新审视这个问题,总结经验。

## 三、注重沟通

很多人发现和发生矛盾的人沟通很难,然而让问题和事件一直发展下去,只会更加糟糕。以下是几点语言沟通技巧(供参考)。

(1)"当我向你寻求帮助的时候,你拒绝了我。而你向我寻求帮助时我总是帮助你,对此,我感到非常难过。我们可以花几分钟的时间私下聊一下这个问题吗?"

(2)"我听说你告诉李华,你看见我坐在刘梅的房间,你那时候看起来很生气。我们可以私下聊聊吗?我想解释一下我为什么坐在那里,也想问问为什么这给你带来了困扰。"

(3)"新的排班表显示我这个月每个周末都要工作,但员工手册上说我们每隔一个周末换一次班。这是因为什么呢?"

## 四、注重自我修养

### (一) 个人与专业职责

医疗照护团队成员必须通过沟通达到有效协调的护理。沟通必须真实、简洁、易懂。这样可以帮助照护团队提供优质护理。

你应对自己汇报和记录的信息负责,保证信息准确无误。记录要点如下。

(1) 记录你做了什么。没有记录,就等于没有做。

(2) 不要伪造记录。

(3) 仅在完成一项任务后记录。记录须与事实相符。

(4) 如果在记录什么或怎样记录方面有问题,可询问护士。

### (二) 权利与尊重

同事之间常会出现矛盾。矛盾固然不容易消灭,但是必须及时解决。以尊重和成熟的方式来处理矛盾。此外,不可出现在别人背后议论纷纷等有失职业素养的行为。

每个人都应该得到尊重。如果你被人误会,要及时向对方提出并解决。例如,可以通过礼貌地要求和这个人私下谈话来化解问题,且沟通双方都应是在彼此尊重的前提下去谈。

### (三) 独立与社交

与医疗照护团队沟通不局限于汇报和记录,也可以在护士站、走廊、休息室、餐厅、停车场等地方进行互动,这些非正式的沟通能在工作中发挥很大作用。持有一个良好、健康的态度,友好对待同事对提升沟通能力也非常重要。

### (四) 任务与团队合作

每个人必须为其所说的话、行动和记录负责。例如,你被委派了一个任务。你便有责任完成这项任务及完成后对它进行完整的汇报和记录。如果你没有完成,就会被追究责任,你必须告诉护士没能完成的原因。以下为责任人需要完成的内容。

(1) 及时地完成任务。

(2) 准确地记录。

(3) 当完成任务时及时汇报。

(4) 如果任务没有完成告知护士理由。

### (五) 道德与法律

严肃地对待真实的记录。记录虚假信息的人需要承担相关法律责任。例如,一名美国执业护士在一所家庭护理和临终安养院工作。她在时间表上记录,2001 年 11 月 9 日,她在一位病患家里待了 30 分钟。然而,该服务对象从 2001 年 11 月 8 日至 2001 年 11 月 14 日都在机构。

这名执业护士承认自己的行为违反了职业规范。她的行为违反了州护士管理局的行政管理制度:①制造不真实的或有误导性的信息;②没有遵守联邦或州法律和法规。

该执业护士受到管理局的谴责。被谴责就意味着,管理局认为她的行为是不可取的。然而究其行为的严重程度,管理局没有吊销其执业护士执照的权利。

**参考文献**

[1] 季国忠,杨莉.病历书写规范[M].2 版.南京:东南大学出版社,2015:104 - 108.

[2] 梁彩侠,韩中国.护患沟通在护理工作中的应用研究进展[J].当代护士(下旬刊),2018,25(01):15 - 17.

[3] 张萍,夏黎瑶,桂筱玲.等级医院评审中护理文书的依法规范管理[J].护理管理杂志,2014,14(3):227 - 228.

# 第四章 照护评估

## 第一节 躯体健康评估

人体处于相对稳定的状态称为稳态,稳态受病痛、疾病和损伤的影响。各种身体功能正常运转方可促进健康和生存。

帮助人们满足基本需求,促进舒适、治愈及恢复,需要了解身体的正常结构和功能,有利于理解体征、症状和护理的原因及流程,从而提供安全有效的护理。

### 一、评估目的

(1) 促进健康。

(2) 确定健康程度。

(3) 诊断疾病。

### 二、评估内容

#### (一) 健康史

1. 一般资料　姓名、性别、年龄、婚姻状况、民族、职业、籍贯、家庭住址、联系方式、文化程度、宗教信仰、经济状况及子女情况等。

2. 既往健康状况　疾病史、家族史、手术外伤史、食物药物过敏史及疫苗接种史。

3. 目前健康状况　目前最突出、最明显的健康问题,睡眠、排泄、活动、性生活等。

#### (二) 体格检查

1. 生命体征　生命体征是体温、脉搏、呼吸、血压的总称。生命体征是机体内在活动的一种客观反映,是衡量机体身心状况的可靠指标。有的也将"疼痛"纳入生命体征范围。

（1）体温

1）正常体温：使用体温计测量体温，使用华氏度（℉）和摄氏度（℃）来计量。不同部位都有一个体温的正常值范围，见表1-4-1。发热是指体温升高，超过正常值范围上下限的体温结果需要报告。

表1-4-1 人体正常体温

| 部位 | 基线数值 | 正常范围 |
| --- | --- | --- |
| 口温 | 98.6℉（37.0℃） | 97.6～99.6℉（36.50～37.5℃） |
| 肛温 | 99.6℉（37.5℃） | 98.6～100.6℉（37.0～37.9℃） |
| 腋温 | 97.6℉（36.5℃） | 96.6～98.6℉（35.9～37.0℃） |
| 耳温 | 98.6℉（37.0℃） | 98.6℉（37.0℃） |
| 颞动脉温度 | 99.6℉（37.5℃） | 99.6℉（37.5℃） |

2）测量部位：包括口腔、直肠、腋窝（腋下）、耳鼓膜（耳部）和颞动脉（前额）等部位。

（2）脉搏

1）正常脉搏：脉搏即脉率。脉率是指一分钟内心跳或脉搏搏动的次数。每个年龄阶段的脉率各不相同。脉率会受到一些因素的影响，如一些药物会增快脉率，一些则减慢脉率。正常成年人的脉率为60～100次/分。频率低于60次/分或超过100次/分视为不正常，应立即向护士汇报。

2）脉律与强弱：脉律是指脉搏的节律，脉搏的节律应该是有规则的。也就是说，正常脉律跳动均匀规则，间隔时间相等；不规律的脉搏是搏动不平均或是漏搏。脉搏的强弱与搏动的力度有关。强有力的脉搏是容易感知到的，这样的脉搏可以描述为强、满或有力；难以感知到的脉搏被描述为脉数微弱、细或无力。

3）测量部位：颞动脉、颈动脉、肱动脉、股动脉、腘动脉、胫后动脉、足背动脉脉搏在身体的每侧均有。动脉靠近身体表面沿骨骼分布，因此容易被感知到。以桡动脉最为常用。

4）测量方法：使用示指、中指两个手指或示指、中指、无名指三个手指测量脉搏。数脉搏30秒，然后把得数乘以2，结果就是每分钟的脉率。如果脉搏不规律，需要数1分钟。

（3）呼吸

1）正常呼吸：健康的成年人在安静状态下的呼吸频率为16～20次/分。心脏和呼吸系统疾病经常会引起呼吸频率增加。呼吸通常是安静、轻松且有规律的，呼吸时两侧胸部抬高和回落一致。

2）测量方法：在患者休息时测量呼吸。可在测量脉搏之后马上测量呼吸，保持测试者手指或听诊器停留在脉搏位置计数呼吸，观察胸部的起伏。计数30秒，将所得数字乘以2，得出1分钟的呼吸频率。如果注意到不正常的呼吸型态，需要计数1分钟的呼吸次数。

（4）血压

1）正常血压：血压每分钟都在变化，但血压有正常的范围。收缩压：90～139 mmHg；

舒张压：60～89 mmHg。收缩压达到 140 mmHg 或更高，或者舒张压达到 90 mmHg 或更高为高血压；收缩压低于 90 mmHg，或者舒张压低于 60 mmHg 为低血压。

2）测量部位及方法：将血压计袖带缠绕于右上臂，松紧以伸进 1 指为宜，袖带末端距肘窝 2～3 cm。将听诊器膜部放于上臂肱动脉搏动最明显处。在袖带充放气的过程中，记录测量的血压值。测量 2 次，取平均值。

2. 查体　进行全身体格检查，包括皮肤、头颈部（头发、眼睛及视力、耳、鼻腔、口腔）、胸部（乳房、胸、肺部、心前区）、腹部、泌尿生殖器、脊柱与四肢及神经系统的评估。

### （三）步态与平衡

平衡力指人体处在一种姿势或稳定状态下，以及不论处于何种位置时，当运动或受到外力作用时，能自动地调节并维持这种姿势的能力。

若老年人"在过去一年内曾跌倒在地，或者是跌倒撞到其他物品（如椅子或墙壁）"时，就必须评估其步态和平衡性。步态的稳定与否是预测受检者是否会发生再次跌倒的良好指标（表 1-4-2）。

表 1-4-2　评估步态和平衡性的方法

| 评估方法 | 方法或内容 | 评估结果及作用 |
|---|---|---|
| "起身-行走"测试法 | 受检者坐于直背椅子上，尽量不借用扶手而站立，在站立后能迅速保持静止，然后往前行走 5 m，转身走向椅子，再转身坐回原先的椅子上 | 坐姿时的平衡度，由椅子上站起来的移动状况，走路时的步伐、稳定度及是否能稳定地转圈。上述测验中，若其中有一部分不正常即为有问题 |
| "起身-行走"时间 | 两手放在扶手椅子上坐下，尽量不借助扶手站起来走 3 m，计算回到椅子后坐下时所需时间 | 时间＜15 秒为正常，时间＞30 秒为显著活动障碍，如能在 10 秒内完成，可预测出老年人一年内的自理能力将维持稳定的结果 |
| Romberg 改良式检测法 | 先将两脚打开站立，与肩同宽，若受检者可保持平衡，则将两脚并拢，甚至将一脚往后移动一半的距离，最后将一脚的脚跟与另一脚的脚尖接拢 | 每一步骤分别评估睁眼与闭眼的平衡性，此项检查可帮助找出其可能的原因，如关节炎、足部问题、血管硬化、卒中、疼痛等 |
| 前伸功能试验 | 患者肩靠墙壁站直，保持稳定状态，尽量将拳头前伸 | 前伸 15 cm 仍然保持平衡，说明老年人平衡性较好，跌倒的危险性较低 |
| Berg 平衡量表 | Berg 平衡量表共包括 14 个项目：由坐到站、独立站立、独立坐、由站到坐、床-椅转移、闭眼站立、双足并拢站立、站立位肢体前伸、站立位从地上抬物、转身向后看、转身一周、双足交替踏台阶、双足前后站立、单腿站立 | 每个项目最低得分为 0～4 分，总分 56 分，量表按得分分为 0～20 分、21～40 分、41～56 分三组，其对应的平衡能力则分别代表坐轮椅、辅助步行和独立行走三种活动状态；总分＜40 分，则预示有跌倒的危险性 |

此外,Tinetti 量表作为一种定性测试工具,可从平衡功能和步态两方面测试,偏重于评估运动控制功能。其中平衡评估 14 项(共 24 分),步态评估 10 项(共 16 分),总分 40 分,分数越高说明运动能力越好。

**(四) 上肢功能评估**

上肢及手部功能正常是老年人维持独立生活的重要组成部分。目前临床上上肢功能评估较常用且便利的方法主要有以下几种。

1. **徒手肌力测定** 徒手肌力测定(manual muscle testing,MMT)系根据受损肌肉或肌群功能,使患者处在不同受检位置,让其做一定动作,对动作分别给予助力和阻力,以达到最大活动范围。根据接受助力或克服阻力的能力,按照分级标准进行判定(表 1-4-3)。

表 1-4-3 肌力测定分级标准

| 分级 | 表现 |
| --- | --- |
| 5 | 能对抗的阻力与正常相应肌肉的相同(充分阻力),且能做全范围的活动 |
| 5- | 能对抗较充分阻力稍小的阻力,活动范围 100% |
| 4+ | 能对抗比中等程度稍大的阻力,活动范围 100% |
| 4 | 能对抗中等度阻力,活动范围 100% |
| 4- | 能对抗比轻度稍大的阻力,活动范围 100% |
| 3+ | 能对抗重力做全关节活动范围的活动,并能在运动末期对抗轻度的阻力 |
| 3 | 能对抗重力运动,且能完成 100% 的范围,但不能对抗任何阻力 |
| 3- | 能对抗重力运动,但活动范围<100% 而大于 50% |
| 2+ | 能对抗重力运动,但活动范围<50% |
| 2 | 不能对抗重力,但在消除重力影响后能做全关节活动范围的活动 |
| 2- | 即使在消除重力影响下能活动,但活动范围<100% 而大于 50% |
| 1+ | 触诊能发现有强力肌肉收缩,但不能引起任何关节活动 |
| 1 | 触诊能发现有肌肉收缩,但不能引起任何关节活动 |
| 0 | 无任何肌肉收缩迹象 |

2. **握力** 国内多采用《国民体质测定标准手册》中规定的站立测量方法:身体保持自然站姿,两臂自然下垂置于身体两侧,双脚分开与肩同宽,单手尽最大力气紧握握力器手柄。通常待握力计读数稳定后,以千克(kg)为单位,记录到小数点后一位,随后握力器归零,另一只手重复上述步骤。左右手交替握 2~3 次取平均值或最大值。

3. **肩部功能测试** 受检者双手交叉置于头后或相扣置于下背部,评估者检查其是否能够顺利完成及有无疼痛、无力等症状。

### （五）营养评估

老年人的身体通常处于衰弱状态，营养供给与消耗失衡，合并多种慢性病。营养不良严重影响机体功能、疾病预后及社会功能。尽早准确发现营养不良风险，并给予合理的干预，达到改善疾病预后的效果。目前，常用的营养评估方式主要有以下几种。

1. 身体质量指数 身体质量指数(body mass index, BMI)是反映老年人营养变化最直接、最简单的方法。老年人在1个月内体重减轻5%或在6个月内体重减轻10%有意义。根据世界卫生组织(WHO)制定的亚太地区最新诊断标准，BMI的范围在18.5~23为正常，23~24.99为超重，>25为肥胖。

2. 微型营养评定简表 微型营养评定简表(mini-nutritional assessment short-form, MNA)包括营养筛查和营养评估两部分，分别由人体测量、整体评定、膳食问卷和主观评定等18个问题构成，共30分。营养筛查部分设有6个问题，共14分，得分≤11分时，需继续完成营养评估部分。营养评估部分共有12个问题，共16分，当两部分得分之和<17分时为营养不良，17~23.5分为存在营养不良风险。鉴于MNA内容较多，操作费时，且老年人的身高和体重有时难以完成，2009年国际MNA小组修订了新版的简易微型营养评定量表(MNA-SF)(表1-4-4)。该量表简单、易操作，可适用于不能站立或不能称得体重的老年人。

表1-4-4 简易微型营养评定量表(MNA-SF)

| A | 过去3个月内是否由于食欲缺乏、消化不良、咀嚼或吞咽困难而减少食量？<br>0=食量严重减少<br>1=食量部分减少<br>2=食量没有减少 |
|---|---|
| B | 过去3个月体重下降情况如何？<br>0=体重下降>3 kg<br>1=不知道<br>2=体重下降1~3 kg<br>3=体重没有下降 |
| C | 活动能力如何？<br>0=需要长期卧床或坐轮椅<br>1=可以下床或离开轮椅，但不能外出<br>2=可以外出 |
| D | 过去3个月内有无受到心理创伤或患急性疾病？<br>0=有<br>2=没有 |
| E | 有无神经心理问题？<br>0=严重痴呆或抑郁<br>1=轻度痴呆<br>2=没有神经心理问题 |

（续表）

| F1 | 身体质量指数 BMI 是多少？（如特殊情况下不能取得 BMI,可以 F2 替代）<br>0＝BMI 低于 19<br>1＝BMI 在 19～21<br>2＝BMI 在 21～23<br>3＝BMI 为 23 或以上 |
| --- | --- |
| F2 | 小腿围( cm)是多少?<br>0＝小腿围低于 31<br>1＝小腿围为 31 或以上 |

3. 住院患者营养风险筛查 NRS－2002 评估表　该表是欧洲肠外内营养学会推荐使用的住院患者营养风险筛查方法,也是国内学术界认可的一种简便、有效的营养初筛工具。主要针对人体测量、近期体重变化、膳食摄入情况和疾病严重程度,总分≥3 分提示营养风险(表 1－4－5)。

表 1－4－5　营养风险筛查 NRS－2002 评估表

| 一、患者资料 | | |
| --- | --- | --- |
| 姓名 | | 住院号 |
| 性别 | | 病区 |
| 年龄 | | 床号 |
| 身高(cm) | | 体重(kg) |
| 身体质量指数(BMI) | | 蛋白质(g/L) |
| 临床诊断 | | |

| 二、疾病状态 | | |
| --- | --- | --- |
| 疾病状态 | 分数 | 若"是"请打"√" |
| 骨盆骨折或慢性疾病患者合并有以下疾病：肝硬化、慢性阻塞性肺疾病、长期血液透析、糖尿病、肿瘤 | 1 | |
| 腹部重大手术、卒中、重症肺炎、血液系统肿瘤 | 2 | |
| 颅脑损伤、骨髓抑制、加护病患(APACHE 评分＞10 分) | 3 | |
| 合计 | | |

| 三、营养状态 | | |
| --- | --- | --- |
| 营养状况指标(单选) | 分数 | 若"是"请打"√" |
| 正常营养状态 | 0 | |
| 3 个月内体重减轻＞5％或最近 1 个星期进食量(与需要量相比)减少 20％～50％ | 1 | |
| 2 个月内体重减轻＞5％或 BMI 为 18.5～20.5 或最近 1 个星期进食量(与需要量相比)减少 50％～75％ | 2 | |

（续表）

| 营养状况指标（单选） | 分数 | 若"是"请打"√" |
|---|---|---|
| 1个月内体重减轻＞5%（或3个月内体重减轻＞15%）或BMI＞18.5（或人血红蛋白＜35 g/L）或最近1周进食量（与需要量相比）减少70%～100% | 3 | |
| 合计 | | |
| **四、年龄** | | |
| 年龄≥70岁加1分 | 1 | |
| **五、营养风险筛查评估结果** | | |
| 营养风险筛查总分 | | |
| **六、处理** | | |
| 总分≥3.0：患者有营养不良的风险，需要营养支持治疗 | | |
| 总分＜3.0：若患者将接受重大手术，则每周重新评估其营养状况 | | |

### （六）感官功能评估

1. 视力　临床上最常用的视力评估方法是要求受评估的老年人阅读报纸或图书的标题及内容。如果受检者有任何关于眼部不适或视物不清的主诉，则应请眼科医师做进一步会诊。

2. 听力　听力评估常采用纯音测听、言语测听、自我听力评估（问卷形式）等方法。检查听力损失最常用的方法是在受检者后方15 cm处，轻声说出几个字，如果受检者不能正确重复一半以上的字，则表示存在听力问题。

### （七）功能状态评估

老年人功能状态评估是一个广义概念，包括老年人基本日常生活活动能力（ADL）评估、工具性日常生活活动能力（IADL）评估和高级日常生活活动能力（AADL）评估。其中，基本日常生活活动能力常用的评估工具如Katz ADL量表（表1-4-6）、Barthel ADL量表（表1-4-7）、Lawton ADL量表，工具性日常生活活动能力常用的评估工具如Lawton IADL量表、IADL量表，高级日常生活活动能力常用的评估工具如AADL量表。

表1-4-6　Katz ADL量表

| 项目 | 独立 | 是 | 否 |
|---|---|---|---|
| 淋浴（盆浴或淋浴） | 不需要帮助或身体某一部分需要帮助 | 1 | 0 |
| 穿衣 | 除系鞋带外，拿衣服和穿衣服不需要帮助 | 1 | 0 |

（续表）

| 项目 | 独立 | 是 | 否 |
|---|---|---|---|
| 上厕所 | 去厕所、用便器、整衣和返回均不需要帮助 | 1 | 0 |
| 移动 | 从床上或椅子上下来不需要帮助 | 1 | 0 |
| 大小便正常 | 自己控制大、小便 | 1 | 0 |
| 摄食 | 不需要帮助，自己摄食 | 1 | 0 |

评价：6分表示功能完好；4分表示中度损害；2分表示严重损害

表1-4-7 Barthel ADL量表

| 项目 | 评分标准 | 评分 |
|---|---|---|
| 1. 大便 | 失禁或昏迷 | 0 |
| | 偶尔失禁（每周<1次） | 5 |
| | 能控制 | 10 |
| 2. 小便 | 失禁或昏迷或需要人导尿 | 0 |
| | 偶尔失禁（每24小时<1次，每周>1次） | 5 |
| | 能控制 | 10 |
| 3. 修饰 | 需帮助 | 0 |
| | 独立洗脸、梳头、刷牙、剃须 | 5 |
| 4. 用厕 | 依赖别人 | 0 |
| | 需部分帮助 | 5 |
| | 自理 | 10 |
| 5. 吃饭 | 依赖别人 | 0 |
| | 需部分帮助（夹饭、盛饭、切菜） | 5 |
| | 全面自理 | 10 |
| 6. 转移（床↔椅） | 完全依赖别人，不能坐 | 0 |
| | 需大量帮助（2人），能坐 | 5 |
| | 需少量帮助（1人）或指导 | 10 |
| | 自理 | 15 |
| 7. 活动（主要指步行，即在病房及其周围，不包括走远路） | 不能动 | 0 |
| | 在轮椅上独立行动 | 5 |
| | 需1人帮助步行（体力或语言指导） | 10 |
| | 独立步行（可用辅助器） | 15 |
| 8. 穿衣 | 依赖 | 0 |
| | 需一半帮助 | 5 |
| | 自理（系、开纽扣，关、开拉锁和穿鞋） | 10 |

（续表）

| 项目 | 评分标准 | | 评分 |
|---|---|---|---|
| 9. 上楼梯（上下一段楼梯，用辅助器也算独立） | 不能 | | 0 |
| | 需帮助（体力或语言指导） | | 5 |
| | 自理 | | 10 |
| 10. 洗澡 | 依赖 | | 0 |
| | 自理 | | 5 |
| 总分 | | | |

### （八）吞咽功能评估

吞咽功能障碍是指由于下颌、双唇、舌、软腭、咽喉、食管等器官和（或）功能受损，不能安全有效地将食物输送到胃内的过程，易引起患者营养吸收不良、脱水，同时也会增加患者误吸风险和不良反应发生率。洼田饮水试验是日本学者洼田俊夫在 1982 年提出的评定吞咽功能障碍的试验方法，主要针对患者的吞咽功能障碍初筛及床边筛查。老年患者取坐位，喝下 30 mL 温开水，医护人员观察吞咽所需时间和吞咽情况（表 1-4-8）。

表 1-4-8　洼田饮水试验评定

| 一、分级评定标准 | |
|---|---|
| Ⅰ级（优） | 能顺利地一次将水咽下 |
| Ⅱ级（良） | 分两次以上，能不呛咳地咽下 |
| Ⅲ级（中） | 能一次咽下，但有呛咳 |
| Ⅳ级（可） | 能在两次以上咽下，但有呛咳 |
| Ⅴ级（差） | 频繁呛咳，不能全部咽下 |
| 二、判断标准 | |
| 正常 | Ⅰ级，5 秒之内 |
| 可疑 | Ⅰ级，5 秒以上或Ⅱ级 |
| 异常 | Ⅲ、Ⅳ、Ⅴ级 |
| 三、疗效判断标准 | |
| 治愈 | 吞咽障碍消失，饮水试验评定Ⅰ级 |
| 有效 | 吞咽障碍明显改善，饮水试验评定Ⅱ级 |
| 无效 | 吞咽障碍改善不显著，饮水试验评定Ⅲ级 |

### (九) 疼痛评估

疼痛是老年人最常见的疾病之一,国外研究表明,独立居住在社区的老年人慢性疼痛发生率为25%～76%,需要护理人员照顾的老年人慢性疼痛发生率高达83%～93%。对大多数老年人来说,慢性疼痛是最常见的病症,也是老年人最多的主诉,是严重降低老年人群生活质量的一类常见疾病。老年人疼痛严重程度常采用Wong-Baker面部表情量表(图1-4-1)和数字评估量表(NRS)(图1-4-2)进行评估。

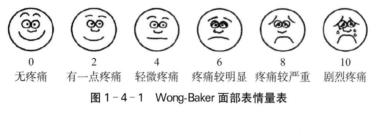

| 0 | 2 | 4 | 6 | 8 | 10 |
|---|---|---|---|---|---|
| 无疼痛 | 有一点疼痛 | 轻微疼痛 | 疼痛较明显 | 疼痛较严重 | 剧烈疼痛 |

图1-4-1　Wong-Baker面部表情量表

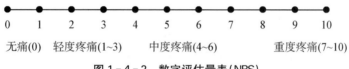

无痛(0)　轻度疼痛(1~3)　中度疼痛(4~6)　　重度疼痛(7~10)

图1-4-2　数字评估量表(NRS)

### (十) 压力性损伤评估

压力性损伤即由剧烈和(或)持续存在的压力或压力联合剪切力导致的发生在皮肤和(或)潜在皮下软组织的局限性损伤,通常发生在骨隆突处,与医疗器械或其他设备使用有关,表现为局部组织受损,表皮完整或开放性溃疡并伴有疼痛。严重威胁患者的生命健康,给社会带来了沉重的经济压力与医疗负担。通用的压力性损伤风险评估工具如Braden评估量表、Norton评估量表、Waterlow评估量表。

1. Braden评估量表(表1-4-9)　包括6个最主要危险因素,即感觉、移动能力、活动能力、皮肤潮湿、营养状况,以及摩擦力和剪切力。除摩擦力和剪切力得分为1～3分外,其他各项得分均为1～4分,总分为6～23分。得分越低,发生压力性损伤的危险性越高。18分以上提示没有危险,15～18分提示轻度危险,13～14分提示中度危险,10～12分提示高度危险,9分以下提示极度危险。

表1-4-9　Braden评估量表

| 危险因素 | 1 | 2 | 3 | 4 | 分数 |
|---|---|---|---|---|---|
| 感觉 | 完全受限 | 大部分受限 | 轻度受限 | 无损害 | |
| 移动能力 | 完全受限 | 非常受限 | 轻微受限 | 不受限 | |

(续表)

| 危险因素 | 1 | 2 | 3 | 4 | 分数 |
|---|---|---|---|---|---|
| 活动能力 | 卧床不起 | 可以坐椅子 | 偶尔步行 | 经常步行 | |
| 皮肤潮湿 | 持续潮湿 | 经常潮湿 | 偶尔潮湿 | 罕见潮湿 | |
| 营养状况 | 非常差 | 可能不足 | 充足 | 丰富 | |
| 摩擦力和剪切力 | 存在问题 | 潜在问题 | 不存在问题 | | |

2. Norton 评估量表(表 1-4-10) 该量表包括 5 项评估内容,即一般身体状况、精神心理状况、活动能力、运动能力、二便失禁。每项评分为 1~4 分,总评分为 5~20 分。得分越低,发生压力性损伤的危险性越高。16 分及以上提示没有危险,12~14 分提示有压力性损伤的危险,12 分以下提示为压力性损伤的高危人群。

表 1-4-10 Norton 评估量表

| 一般身体状况 | 精神心理状况 | 活动能力 | 运动能力 | 二便失禁 | 得分 |
|---|---|---|---|---|---|
| 好 | 警觉 | 自由活动 | 不受限 | 无 | 4 |
| 一般 | 冷淡 | 在帮助下可以活动 | 轻度受限 | 偶尔 | 3 |
| 差 | 迷惑 | 依赖轮椅 | 很大受限 | 小便 | 2 |
| 很差 | 昏迷 | 卧床 | 不能运动 | 二便 | 1 |

3. Waterlow 评估量表 该量表包含体型、控便能力、皮肤类型、年龄、性别、移动度、食欲、组织营养、神经缺陷、手术、特殊用药 11 个测评指标。总分为 45 分,0~9 分提示无危险,10~14 分提示轻度危险,15~19 分提示高度危险,≥20 分提示极高危险性,得分越高,发生压力性损伤的风险越大。

### (十一)尿失禁评估

尿失禁严重影响老年人的生活质量。评估老年人是否具有真性尿失禁的筛查,临床常用方法为询问:"过去一年中是否尿过裤子?"或"过去一年中尿裤子的时间累计有 6 天以上吗?"如果老年人真正存在尿失禁问题,则应进一步评估尿失禁的状况并予以干预。

# 第二节　心理与社会评估

## 一、评估目的

人不仅具有生物属性,同时还具有心理和社会属性。人的生理功能与其心理、社会功能密切相关。健康不仅是没有躯体疾病,还包括心理和社会适应的良好状态。因此,心理与社会评估是健康评估的重要组成部分。

## 二、心理评估内容

### (一) 认知功能

认知功能评估是采用各种评估量表对患者的知觉、注意、记忆、语言、执行能力等方面进行评价，为临床认知功能损害提供定位和定性诊断。认知功能的评估常涉及多种评估量表，包括单一认知功能评估量表与综合认知功能评估量表。与单项认知功能评估量表相比，综合认知功能评估量表涵盖多个认知功能的评估，形式多样，测查范围广泛，可较为全面地反映脑功能情况。其中有代表性的评估量表如简易精神状态检查表(minimum mental state examination，MMSE)、蒙特利尔认知评估量表(MoCA)、临床痴呆评定量表(CDR)。

1. 简易精神状态检查表(MMSE)(表 1-4-11)　该量表包括时间与地点定向、语言、计算、即刻与短时听觉词语记忆、执行能力等认知功能方面评估，其敏感性强、易操作、耗时少，但是对于评价轻度认知功能损害患者和受过高等教育的轻度痴呆患者尚缺乏敏感性和特异性。总分 30 分，文盲得分≤17 分；小学教育得分≤20 分；中学及以上教育得分≤24 分为认知障碍。

表 1-4-11　简易精神状态检查表(MMSE)

| 评定项目 | | 得分 | | | | | |
|---|---|---|---|---|---|---|---|
| 1. 时间定向 | 今年是哪一年？ | | | | | 1 | 0 |
| | 现在是什么季节？ | | | | | 1 | 0 |
| | 现在是几月？ | | | | | 1 | 0 |
| | 今天是几号？ | | | | | 1 | 0 |
| | 今天是星期几？ | | | | | 1 | 0 |
| 2. 地点定向 | 我们现在是在哪个国家？ | | | | | 1 | 0 |
| | 我们现在是在哪个城市？ | | | | | 1 | 0 |
| | 我们现在是在哪个区？ | | | | | 1 | 0 |
| | 现在是在几层？ | | | | | 1 | 0 |
| | 这里是什么地方？ | | | | | 1 | 0 |
| 3. 告诉您三种东西，我说完后，请您重复。树、表、车。请您记住它们，过一会儿我会让您回忆 | | | | 3 | 2 | 1 | 0 |
| 4. 100-7=? 93-7=? 86-7=? 79-7=? 72-7=? | | 5 | 4 | 3 | 2 | 1 | 0 |
| 5. 请您跟着我说："如果""并且""但是" | | | | | | 1 | 0 |
| 6. 我给您一张纸，请按我说的去做，现在开始："用右手拿着这张纸，用两只手将它对折起来，放在您的左腿上。" | | | | 3 | 2 | 1 | 0 |

（续表）

| 评定项目 | 得分 |
|---|---|
| 7. 请您念一念这句话，并按上面的意思去做，"请举起您的双手" | 1　0 |
| 8. 请您写一个完整的句子 | 1　0 |
| 9. 现在请您说出刚才让您记住的那三样东西(树、表、车) | 3　2　1　0 |
| 10.（出示手表）这个东西叫什么？ | 1　0 |
| （出示铅笔）这个东西叫什么？ | 1　0 |
| 11. 请您照这个样子把它画下来 | 1　0 |

2. 蒙特利尔评估量表(MoCA)(表1-4-12)　该量表包括8项认知领域的测试：记忆功能、视空间功能、执行功能、注意力、计算力、语言功能、时间定向力、地点定向力。总分30分，得分<26分为认知障碍，得分19～25分为轻度认知障碍，受教育年限≤12年，得分加1分。

表1-4-12　蒙特利尔评估量表(MoCA)

| 视空间与执行功能 | 复制圆柱体 | 画钟表(9点10分)(3分) | |
|---|---|---|---|
| 开始① ② 甲 ③ ④ ⑤ 丁 乙 丙 戊 结束 [　] | [　] | [　] | |

| 命名 | |
|---|---|
| [　] [　] [　] | ___/3 |

| | 读出词语，受试者必须重复这些词。即使第一次测试完全正确，也要测试两次。5分钟后请受试者回忆 | 火车　鸡蛋　草帽　沙发　蓝色 第一次 第二次 | 不计分 |
|---|---|---|---|
| 注意 | 读出数字序列(每秒1个数字) | 顺背[　]　54187 倒背[　]　174 | ___/2 |

（续表）

| | | | |
|---|---|---|---|
| 读出数字。每当读到数字"1"时,受试者必须用手敲击桌子。出现2次或更多次错误,则不能得分 | [ ] 5213941180621519451114190 5112 | | ＿＿/1 |

| 从80开始连续减7 | [ ]73 | [ ]66 | [ ]59 | [ ]52 | [ ]45 | ＿＿/3 |
|---|---|---|---|---|---|---|
| 4次或5次正确:3分;2或3次正确:2分;1次正确:1分;0次正确:0分 | | | | | | |

| 语言 | 复述:张女士听说是老刘的律师在发生事故后起诉的。[ ]<br>那些拿到太多糖果的小女孩觉得胃痛。[ ] | ＿＿/2 |
|---|---|---|
| | 流畅性:在1分钟内说出尽可能多的蔬菜名称。<br>[ ]＿＿＿＿＿＿＿＿＿＿＿(N≥11名称) | ＿＿/1 |

| 抽象 | 词语共性,例如,香蕉—橘子＝水果 [ ]眼睛—耳朵 [ ]笛子—钢琴 | ＿＿/2 |
|---|---|---|

| 延迟回忆 | 必须在无提示下回忆 | 火车 鸡蛋 草帽 沙发 蓝色<br>[ ] [ ] [ ] [ ] [ ] | 仅依据无提示下回忆的结果评分 | ＿＿/5 |
|---|---|---|---|---|
| | 语义类别提示 | | | |
| | 多选提示 | | | |

| 定向 | 日[ ] 月[ ] 年[ ] 星期几[ ] 地点[ ] 城市[ ] | ＿＿/6 |
|---|---|---|

3. 临床痴呆评定量表(CDR)(表1-4-13) 综合评价痴呆患者的记忆力、定向力、判断力和解决问题能力、社会事务、家庭和爱好、个人料理六方面的能力。CDR是对痴呆患者进行总体评价的必用标准。总分6分,0分提示无痴呆,0.5分提示可疑痴呆,1分提示轻度痴呆,2分提示中度痴呆,3分提示重度痴呆。

表1-4-13 临床痴呆评定量表(CDR)

| 评定项目 | 健康<br>(CDR＝0分) | 可疑痴呆<br>(CDR＝0.5分) | 轻度痴呆<br>(CDR＝1分) | 中度痴呆<br>(CDR＝2分) | 重度痴呆<br>(CDR＝3分) |
|---|---|---|---|---|---|
| 记忆力 | 无记忆力缺损或只有轻微不恒定的健忘 | 轻微、持续的健忘;对事情能部分回忆:"良性"健忘 | 中度记忆缺损;对近事遗忘突出;缺损对日常生活活动有妨碍 | 严重记忆缺损;仅能记着过去非常熟悉的事情;对新发生的事情则很快遗忘 | 严重记忆力丧失;仅存片断的记忆 |
| 定向力 | 完全正常 | 除在时间关系定向上有轻微困难外,定向力完全正常 | 在时间关系定向上有中度困难;对检查场所能做出定向;对其他的地理位置可能有定向 | 在时间关系上严重困难,通常不能对时间做出定向;常有地点失定向 | 仅有人物定向 |

（续表）

| 评定项目 | 健康<br>（CDR=0分） | 可疑痴呆<br>（CDR=0.5分） | 轻度痴呆<br>（CDR=1分） | 中度痴呆<br>（CDR=2分） | 重度痴呆<br>（CDR=3分） |
|---|---|---|---|---|---|
| 判断和解决问题的能力 | 能很好地解决日常、商业和经济问题，能对过去的行为和业绩做出良好的判断 | 仅在解决问题、辨别事物间的相似点和差异点方面有轻微的损害 | 在处理问题和判断问题上有中度困难；对社会和社会交往的判断力通常保存 | 在处理问题、辨别事物的相似点和差异点方面有严重损害；对社会和社会交往的判断力通常有损害 | 不能做出判断，或不能解决问题 |
| 社会事务 | 在工作、购物、一般事务、经济事务、帮助他人和与社会团体社交方面，具有通常水平的独立活动能力 | 在这些活动方面有损害的话，仅是可疑的或轻微的损害 | 虽然仍可以从事部分活动，但不能独立进行这些活动；在不经意的检查中看起来表现正常 | 很明显地不能独立进行室外活动；但看起来能够参加家庭以外的活动 | 不能独立进行室外活动，看起来病得很重，也不可能参加家庭以外的活动 |
| 家庭生活、业余爱好 | 家庭生活、业余爱好、智力活动均保持良好 | 家庭生活、业余爱好、智力活动仅有轻微的损害 | 家庭生活有轻度而肯定的损害，较困难的家务事被放弃；较复杂的业余爱好和智力活动被放弃 | 仅能做简单的家务事；兴趣减少且非常有限，做得也不好 | 在自己卧室多，不能进行有意义的家庭活动 |
| 个人照料 | 完全自理 | 完全自理 | 需要监督 | 在穿衣、个人卫生及保持个人仪表方面需要帮助 | 个人照料需要更多帮助；通常不能控制大小便 |

### （二）抑郁评估

抑郁是老年人最常见的精神疾病之一。常用的评估工具有自评量表和他评量表，自评量表如老年人精神抑郁量表（GDS）（表1-4-14）、Zung自评抑郁量表（ZS-SDS）、患者健康问卷抑郁自评量表（PHQ-9）（表1-4-15）等。目前，临床最常用的评估工具为老年人精神抑郁量表。该量表共分为30题、15题、10题、4题版本，以15题版本最为常用。其满分为15分，0～4分为正常，5～8分提示轻度抑郁，9～11分提示中度抑郁，12～15分提示重度抑郁。Chen等研究显示，PHQ-9量表适合应用于中国老年人群抑郁筛查。该量表总分为27分，0～4分为正常，5～9分提示轻微抑郁症，10～15分提示中度抑郁症，15～19分提示中重度抑郁症，20～27分提示重度抑郁症。

表 1-4-14 老年人精神抑郁量表(GDS)

| 题目 | 是 | 否 | 题目 | 是 | 否 |
|---|---|---|---|---|---|
| 1. 您对生活基本上满意吗? | ☐ | ☐ | 16. 您是否常感到心情沉重、郁闷? | ☐ | ☐ |
| 2. 您是否已放弃了许多活动与兴趣? | ☐ | ☐ | 17. 您是否觉得像现在这样活着毫无意义? | ☐ | ☐ |
| 3. 您是否觉得生活空虚? | ☐ | ☐ | 18. 您是否总为过去的事忧愁? | ☐ | ☐ |
| 4. 您是否常感到厌倦? | ☐ | ☐ | 19. 您觉得生活很令人兴奋吗? | ☐ | ☐ |
| 5. 您觉得未来有希望吗? | ☐ | ☐ | 20. 您开始一件新的事情很困难吗? | ☐ | ☐ |
| 6. 您是否因为脑子里一些想法摆脱不掉而烦恼? | ☐ | ☐ | 21. 您觉得生活充满活力吗? | ☐ | ☐ |
| 7. 您是否大部分时间精力充沛,精气神儿足? | ☐ | ☐ | 22. 您是否觉得自己的处境已毫无希望? | ☐ | ☐ |
| 8. 您是否害怕会有不幸的事落到您头上? | ☐ | ☐ | 23. 您是否觉得大多数人比您强得多? | ☐ | ☐ |
| 9. 您是否大部分时间感到幸福? | ☐ | ☐ | 24. 您是否常为些小事伤心? | ☐ | ☐ |
| 10. 您是否常感到孤立无援? | ☐ | ☐ | 25. 您是否常觉得想哭? | ☐ | ☐ |
| 11. 您是否经常坐立不安、心烦意乱? | ☐ | ☐ | 26. 您集中精力有困难吗? | ☐ | ☐ |
| 12. 您是否希望待在家里而不愿去做些新鲜事? | ☐ | ☐ | 27. 您早晨起来很快活吗? | ☐ | ☐ |
| 13. 您是否常常担心将来? | ☐ | ☐ | 28. 您希望避开聚会吗? | ☐ | ☐ |
| 14. 您是否觉得记忆力比以前差? | ☐ | ☐ | 29. 您做决定很容易吗? | ☐ | ☐ |
| 15. 您觉得现在活着很惬意、舒服自在吗? | ☐ | ☐ | 30. 您的头脑像往常一样清晰吗? | ☐ | ☐ |

表 1-4-15 患者健康问卷抑郁自评量表(PHQ-9)

| 评定项目 | 完全不会 | 有几天 | 一半以上 | 几乎每天 |
|---|---|---|---|---|
| 1. 做事提不起兴趣 | 1 | 2 | 3 | 4 |
| 2. 感到心情低落、沮丧或绝望 | 1 | 2 | 3 | 4 |
| 3. 入睡困难、睡不安稳或睡眠过多 | 1 | 2 | 3 | 4 |
| 4. 感觉疲倦或没有活力 | 1 | 2 | 3 | 4 |
| 5. 食欲不振或吃得太多 | 1 | 2 | 3 | 4 |
| 6. 感觉自己很糟,或觉得自己很失败,或让自己或家人失望 | 1 | 2 | 3 | 4 |

（续表）

| 评定项目 | 完全不会 | 有几天 | 一半以上 | 几乎每天 |
|---|---|---|---|---|
| 7. 对事物专注有困难,如阅读报纸或看电视时不能集中注意力 | 1 | 2 | 3 | 4 |
| 8. 动作或说话速度缓慢到别人已经察觉;或正好相反,烦躁或坐立不安 | 1 | 2 | 3 | 4 |
| 9. 有不如死掉或用某种方式伤害自己的念头 | 1 | 2 | 3 | 4 |

### （三）焦虑评估

焦虑是人们对环境中一些即将面临的、可能会造成危险和威胁的总的事件或对预示要做出重大努力的情况进行适应时,心理上出现紧张和不愉快的期待情绪。

临床上焦虑评估常用的工具如 Zung 焦虑自评量表(SAS)、汉密顿焦虑量表(HAMA)和贝克焦虑量表(BAI)等,以 Zung 焦虑自评量表(表 1 - 4 - 16)最为常用。该量表采用 1~4 分制计分,评定一周内焦虑者的主观焦虑感受。共 20 题,将得分相加,乘以 1.25,通过四舍五入取整数得到标准分,＞50 分提示存在焦虑,得分越高,焦虑倾向越明显。

表 1 - 4 - 16　Zung 焦虑自评量表(SAS)

| 评定项目 | 很少 | 有时 | 大部分时间 | 绝大多数时间 |
|---|---|---|---|---|
| 1. 我感到比往常更加神经过敏和焦虑 | 1 | 2 | 3 | 4 |
| 2. 我无缘无故感到担心 | 1 | 2 | 3 | 4 |
| 3. 我容易心烦意乱或感到恐慌 | 1 | 2 | 3 | 4 |
| 4. 我感到我可能要发疯 | 1 | 2 | 3 | 4 |
| *5. 我感到事事都很顺利,不会有不幸的事情发生 | 1 | 2 | 3 | 4 |
| 6. 我的手脚颤动 | 1 | 2 | 3 | 4 |
| 7. 我因头痛、颈痛、背痛而烦恼 | 1 | 2 | 3 | 4 |
| 8. 我感到无力且容易疲劳 | 1 | 2 | 3 | 4 |
| *9. 我感到很平静,能安静坐下来 | 1 | 2 | 3 | 4 |
| 10. 我感到我的心跳较快 | 1 | 2 | 3 | 4 |
| 11. 我因一阵阵眩晕而不舒服 | 1 | 2 | 3 | 4 |
| 12. 我有种要昏倒的感觉 | 1 | 2 | 3 | 4 |

（续表）

| 评定项目 | 很少 | 有时 | 大部分时间 | 绝大多数时间 |
|---|---|---|---|---|
| *13. 我呼吸时吸气和呼气都不费力气 | 1 | 2 | 3 | 4 |
| 14. 我的手脚感到麻木和刺痛 | 1 | 2 | 3 | 4 |
| 15. 我因胃痛和消化不良而苦恼 | 1 | 2 | 3 | 4 |
| 16. 我必须时常排小便 | 1 | 2 | 3 | 4 |
| *17. 我的手总是很温暖而干燥 | 1 | 2 | 3 | 4 |
| 18. 我觉得脸发热发红 | 1 | 2 | 3 | 4 |
| *19. 我容易入睡，晚上休息较好 | 1 | 2 | 3 | 4 |
| 20. 我做噩梦 | 1 | 2 | 3 | 4 |

注：有＊标识的条目采用了负性词陈述，在计分时，按照1～4的顺序计分；无＊标识的条目采用了正性词陈述，在计分时，按4～1的顺序反向计分。

### （四）孤独评估

孤独是感到自己与外界隔离或受到外界排斥所产生的一种不愉快的、令人痛苦的心理感受。目前尚无专门针对老年人的孤独感予以评估的量表，临床上常用UCLA孤独量表（表1-4-17）进行相关评定。该量表共20个条目，包含11个"孤独"的正序条目和9个"非孤独"的反序条目。得分越高，提示孤独程度越高。

表1-4-17 UCLA孤独量表

| 评定项目 | 从不 | 很少 | 有时 | 一直 |
|---|---|---|---|---|
| *1. 你常感到与周围人的关系和谐吗？ | 1 | 2 | 3 | 4 |
| 2. 你常感到缺少伙伴吗？ | 1 | 2 | 3 | 4 |
| 3. 你常感到没人可以信赖吗？ | 1 | 2 | 3 | 4 |
| 4. 你常感到寂寞吗？ | 1 | 2 | 3 | 4 |
| *5. 你常感到属于朋友们中的一员吗？ | 1 | 2 | 3 | 4 |
| *6. 你常感到与周围的人有许多共同点吗？ | 1 | 2 | 3 | 4 |
| 7. 你常感到与任何人都不亲密了吗？ | 1 | 2 | 3 | 4 |
| 8. 你常感到你的兴趣与想法与周围的人不一样吗？ | 1 | 2 | 3 | 4 |
| *9. 你常感到想要与人来往、结交朋友吗？ | 1 | 2 | 3 | 4 |
| *10. 你常感到与人亲近吗？ | 1 | 2 | 3 | 4 |
| 11. 你常感到被人冷落吗？ | 1 | 2 | 3 | 4 |
| 12. 你常感到你与别人来往毫无意义吗？ | 1 | 2 | 3 | 4 |

（续表）

| 评定项目 | 从不 | 很少 | 有时 | 一直 |
|---|---|---|---|---|
| 13. 你常感到没有人很了解你吗？ | 1 | 2 | 3 | 4 |
| 14. 你常感到与别人隔开了吗？ | 1 | 2 | 3 | 4 |
| *15. 你常感到当你愿意时就能找到伙伴吗？ | 1 | 2 | 3 | 4 |
| *16. 你常感到有人真正了解你吗？ | 1 | 2 | 3 | 4 |
| 17. 你常感到羞怯吗？ | 1 | 2 | 3 | 4 |
| 18. 你常感到人们围着你但并不关心你吗？ | 1 | 2 | 3 | 4 |
| *19. 你常感到有人愿意与你交谈吗？ | 1 | 2 | 3 | 4 |
| *20. 你常感到有人值得你信赖吗？ | 1 | 2 | 3 | 4 |

注：有＊标识的条目是表示"非孤独"的条目，在计算得分时，采取反序计分；无＊标识的条目是表示"孤独"的条目，在计算得分时，采取正序计分。

## 三、社会评估内容

### （一）居住环境

老年人的健康与其生存的环境密切相关，如果环境因素的变化超过了其自身的调节范围和能力，就会引起功能减退，甚至导致疾病的发生。通过对环境进行评估，可以更好地去除妨碍健康生活行为的不利因素，发挥补偿机体缺损功能的有利因素，从而提高老年人的生活质量。

居住环境是老年人的生活场所，是老年人学习、社交、娱乐、休息的地方，评估要素应该包括老年人的生活环境及其目前生活环境、社区中的特殊要求，其中老年人的居家安全环境是评估的重点。

居家环境评估对于老年人的安全非常重要，特别是容易跌倒的老年人。居家环境评估主要由两部分组成。其一为评估居家环境的安全要素及影响老年人功能障碍的因素，其二为评估老年人所需的医疗资源或可提供的人力资源的可近性。

### （二）社会环境

社会环境包括个人参与家庭生活、社会生活，以及与亲友交往的频度、老年人的家庭地位、家庭和睦及夫妻关系等情感上的健康程度。该领域最为复杂，目前尚无可量化及操作性强的全面评估工具。

1. 经济　经济状况对老年人的健康及老年患者的角色适应影响最大。目前，我国老年人的经济主要来源于离退休金、国家补贴、养老保险、家人供给等。经济状况好或差会对其物质生活和精神生活产生广泛的影响。经济状况的评定是通过评估老年人经济是否能满足其个人需要、是否需要其他人的支持等来衡量的。可通过询问"您的经济来源有哪些?""家庭有无经济困难?""医疗费用的支付形式是什么?"来进行评定。

2.家庭 家庭因素直接影响老年人的身心健康。目前主要通过 APGAR 家庭功能评估表(表1-4-18)进行家庭功能评估。该量表分为5个维度:A(adaptation)为适应度,代表家庭面临危机时,内在与外在资源的使用,以解决问题;P(partnership)为合作度,代表家庭成员对决定权与责任的共享;G(growth)为成熟度,代表家庭成员经由相互支持而趋向于身心成熟与自我实现的情形;A(affection)为情感度,代表相互成员之间存在相互关爱的关系;R(resolve)为亲密度,代表家人要彼此共享的时间、空间和经济资源的承诺。总分为0~10分,0~3分提示家庭功能严重障碍,4~6分提示家庭功能中度障碍,7~10分提示家庭功能良好。

表1-4-18 APGAR 家庭功能评估表

| 维度 | 评定项目 | 经常 | 有时 | 从不 |
|---|---|---|---|---|
| 适应度 | 当遇到困难时,家人是否帮助您? | 2 | 1 | 0 |
| 合作度 | 家人决定重要家庭事务时,是否征求您的意见? | 2 | 1 | 0 |
| 成熟度 | 当您想从事新的活动时,家人能接受并支持吗? | 2 | 1 | 0 |
| 情感度 | 您满意家人对您情感表达的方式及情绪的反应吗? | 2 | 1 | 0 |
| 亲密度 | 您对目前的家庭生活满意吗? | 2 | 1 | 0 |

3.社会功能 社会功能评估应包括老年人对自己生活的安排与需求、与家人和亲友的关系、家人和照护者对老年人的期望、经济状况、社交活动及使用的交通工具等。常用的社会功能评估工具包括社会功能不良评定量表(SDRS)与杜克大学的社会功能评估问卷。

4.照护者负担 对老年人施行健康综合评估时也要考虑到照护者的负担,特别要考虑有认知障碍或 ADL 退化的老年人的照护者,最好是在老年人不在场的时候评估照护者的负担。照护者负担评估工具并不常规适用于所有照护者。常用的照护者负担评估工具有 Zarit 护理负担量表等。

# 第三节 生活质量评估

生活质量(quality of life,QOL)又称生存质量、生命质量,关于生活质量的定义目前尚无定论。从医学角度来看,它是一个以健康概念为基础,但范围更广泛,包含生物医学和社会、心理等内容的集合概念,能够更全面地反映健康状况,是医学模式由单纯生物医学模式向生物—心理—社会综合医学模式转变的体现。

## 一、评估目的

（1）用于对人群生活质量及健康状况的评定。

（2）评价与指导临床治疗方案的选择。

（3）用于对预防性干预及保健措施的评定。

## 二、评估内容

Aaronson 和 Meyerrowitz 综合了近 10 年来生活质量的发展概况，概括出生活质量的两个中心内容：①生活质量是一个多维度的概念，包括身体功能状态、心理状态与社会满意度、健康感觉以及与疾病相应的自觉症状等广泛的领域。②生活质量测量必须包括主观指标，且资料应由被测试者提供。目前，国外对老年人生活质量的研究已经形成了相应的评估量表，而国内还没有针对该人群生活质量的评估工具。

### （一）简明健康测量量表(36-item short-form health survey scale，SF‑36)

该量表（表 1‑4‑19）为自评量表，包括 36 个条目、8 个维度：生理功能、生理职能、躯体疼痛、活力、总体健康状况、社会功能、情感职能、精神健康。各维度及量表得分范围为 0～100 分，得分越低，则健康状况越差。SF‑36 在国内外养老机构中应用广泛，适用于认知及躯体功能损害较轻的人群。一般可在 10 分钟内完成。

表 1‑4‑19　SF‑36 评估表

| | |
|---|---|
| 1. 总体来讲，您的健康状况是： | ① 非常好　② 很好　③ 好　④ 一般　⑤ 差 |
| 2. 跟 1 年以前比，您觉得自己的健康状况是： | ① 比 1 年前好多了　② 比 1 年前好一些　③ 和 1 年前差不多<br>④ 比 1 年前差一些　⑤ 比 1 年前差多了 |
| 3. 以下这些问题都和日常活动有关。请您想一想，您的健康状况是否限制了这些活动？如果有限制，程度如何？ | |
| （1）重体力活动 | ① 限制很大　② 有些限制　③ 毫无限制 |
| （2）适度的活动 | ① 限制很大　② 有些限制　③ 毫无限制 |
| （3）手提日用品 | ① 限制很大　② 有些限制　③ 毫无限制 |
| （4）上几层楼梯 | ① 限制很大　② 有些限制　③ 毫无限制 |
| （5）上一层楼梯 | ① 限制很大　② 有些限制　③ 毫无限制 |
| （6）弯腰、屈膝、下蹲 | ① 限制很大　② 有些限制　③ 毫无限制 |
| （7）步行 1500 米以上的路程 | ① 限制很大　② 有些限制　③ 毫无限制 |
| （8）步行 1000 米的路程 | ① 限制很大　② 有些限制　③ 毫无限制 |
| （9）步行 100 米的路程 | ① 限制很大　② 有些限制　③ 毫无限制 |
| （10）自己洗澡、穿衣 | ① 限制很大　② 有些限制　③ 毫无限制 |

（续表）

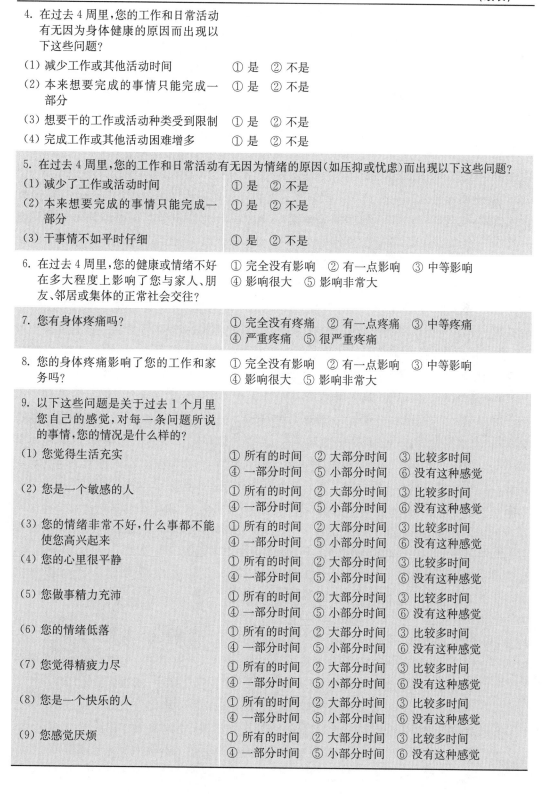

4. 在过去 4 周里,您的工作和日常活动
有无因为身体健康的原因而出现以
下这些问题?

（1）减少工作或其他活动时间　　　① 是　② 不是

（2）本来想要完成的事情只能完成一　① 是　② 不是
部分

（3）想要干的工作或活动种类受到限制　① 是　② 不是

（4）完成工作或其他活动困难增多　　① 是　② 不是

5. 在过去 4 周里,您的工作和日常活动有无因为情绪的原因(如压抑或忧虑)而出现以下这些问题?

（1）减少了工作或活动时间　　　　　① 是　② 不是

（2）本来想要完成的事情只能完成一　① 是　② 不是
部分

（3）干事情不如平时仔细　　　　　　① 是　② 不是

6. 在过去 4 周里,您的健康或情绪不好　① 完全没有影响　② 有一点影响　③ 中等影响
在多大程度上影响了您与家人、朋　④ 影响很大　⑤ 影响非常大
友、邻居或集体的正常社会交往?

7. 您有身体疼痛吗?　　　　　　　　　① 完全没有疼痛　② 有一点疼痛　③ 中等疼痛
④ 严重疼痛　⑤ 很严重疼痛

8. 您的身体疼痛影响了您的工作和家　① 完全没有影响　② 有一点影响　③ 中等影响
务吗?　　　　　　　　　　　　　　　④ 影响很大　⑤ 影响非常大

9. 以下这些问题是关于过去 1 个月里
您自己的感觉,对每一条问题所说
的事情,您的情况是什么样的?

（1）您觉得生活充实　　　　　　　　① 所有的时间　② 大部分时间　③ 比较多时间
④ 一部分时间　⑤ 小部分时间　⑥ 没有这种感觉

（2）您是一个敏感的人　　　　　　　① 所有的时间　② 大部分时间　③ 比较多时间
④ 一部分时间　⑤ 小部分时间　⑥ 没有这种感觉

（3）您的情绪非常不好,什么事都不能　① 所有的时间　② 大部分时间　③ 比较多时间
使您高兴起来　　　　　　　　　　④ 一部分时间　⑤ 小部分时间　⑥ 没有这种感觉

（4）您的心里很平静　　　　　　　　① 所有的时间　② 大部分时间　③ 比较多时间
④ 一部分时间　⑤ 小部分时间　⑥ 没有这种感觉

（5）您做事精力充沛　　　　　　　　① 所有的时间　② 大部分时间　③ 比较多时间
④ 一部分时间　⑤ 小部分时间　⑥ 没有这种感觉

（6）您的情绪低落　　　　　　　　　① 所有的时间　② 大部分时间　③ 比较多时间
④ 一部分时间　⑤ 小部分时间　⑥ 没有这种感觉

（7）您觉得精疲力尽　　　　　　　　① 所有的时间　② 大部分时间　③ 比较多时间
④ 一部分时间　⑤ 小部分时间　⑥ 没有这种感觉

（8）您是一个快乐的人　　　　　　　① 所有的时间　② 大部分时间　③ 比较多时间
④ 一部分时间　⑤ 小部分时间　⑥ 没有这种感觉

（9）您感觉厌烦　　　　　　　　　　① 所有的时间　② 大部分时间　③ 比较多时间
④ 一部分时间　⑤ 小部分时间　⑥ 没有这种感觉

（续表）

| 10. 不健康影响了您的社会活动 | ① 所有的时间　② 大部分时间　③ 比较多时间<br>④ 一部分时间　⑤ 小部分时间　⑥ 没有这种感觉 |
| --- | --- |
| 11. 请看下列每一条问题,哪一种答案<br>　　最符合您的情况? | |
| (1) 我好像比别人容易生病 | ① 绝对正确　② 大部分正确　③ 不能肯定<br>④ 大部分错误　⑤ 绝对错误 |
| (2) 我跟周围人一样健康 | ① 绝对正确　② 大部分正确　③ 不能肯定<br>④ 大部分错误　⑤ 绝对错误 |
| (3) 我认为我的健康状况在变坏 | ① 绝对正确　② 大部分正确　③ 不能肯定<br>④ 大部分错误　⑤ 绝对错误 |
| (4) 我的健康状况非常好 | ① 绝对正确　② 大部分正确　③ 不能肯定<br>④ 大部分错误　⑤ 绝对错误 |

### (二) 欧洲五维健康量表(European quality of life five dimensions questionnaire，EQ-5D)

EQ-5D量表由欧洲生命质量学会(EuroQol)于1987年开发,由问卷和效用值换算表两部分组成。问卷又可分为 EQ-5D 健康描述系统和 EQ-VAS(EuroQol visual analogue scale，EQ-VAS)两个部分。EQ-5D 健康描述系统包括:行动(mobility)能力、自我照护(self-care)能力、日常活动(usual activities)能力、疼痛或不舒服(pain/discomfort)、焦虑或抑郁(anxiety/depression)共五个维度。每个维度分又包含三个水平:没有任何困难、有些困难、有极度困难。EQ-VAS 是一个长20 cm 的垂直的视觉刻度尺。顶端为100分代表"心目中最好的健康状况",底端为0分代表"心目中最差的健康状况"。效用值换算表可以看作是一个计算公式,通过这个计算公式,可以根据受访者在问卷中五维度三水平上做出的选择,计算出 EQ-5D 指数得分。该得分代表了受访者的健康状况在普通民众看来的好坏程度。测量慢性病患者的健康相关生命质量的方法主要是通过填写 EQ-5D 量表,再运用公式计算得分确定。目前,适用于我国的 EQ-5D-5L 量表的得分体系公式尚未确定下来,国内学者普遍运用英国或日本的得分体系进行计算分析(表1-4-20)。然而,EQ-OL-5D 用于测量中国人的健康状况是一个有效的工具,但存在明显的天花板效应(表1-4-21、表1-4-22)。

表1-4-20　英国、美国与日本的时间权衡法(time trade-off，TTO)效用值换算表

| 维度 | 水平 | 系数 | | |
| --- | --- | --- | --- | --- |
| | | 英国 | 美国 | 日本 |
| 行动能力 | 1 | 0.000 | 0.000 | 0.000 |
| | 2 | 0.069 | 0.146 | 0.075 |
| | 3 | 0.314 | 0.558 | 0.418 |
| 自我照护能力 | 1 | 0.000 | 0.000 | 0.000 |
| | 2 | 0.104 | 0.175 | 0.054 |
| | 3 | 0.214 | 0.471 | 0.102 |

（续表）

| 维度 | 水平 | 系数 | | |
|---|---|---|---|---|
| | | 英国 | 美国 | 日本 |
| 日常活动能力 | 1 | 0.000 | 0.000 | 0.000 |
| | 2 | 0.036 | 0.140 | 0.044 |
| | 3 | 0.094 | 0.374 | 0.133 |
| 疼痛或不舒服 | 1 | 0.000 | 0.000 | 0.000 |
| | 2 | 0.123 | 0.173 | 0.080 |
| | 3 | 0.386 | 0.537 | 0.194 |
| 焦虑或抑郁 | 1 | 0.000 | 0.000 | 0.000 |
| | 2 | 0.071 | 0.156 | 0.063 |
| | 3 | 0.236 | 0.450 | 0.112 |
| 常数项 | | 0.081 | — | 0.152 |
| N3 | | 0.269 | — | — |
| D1 | | — | −0.140 | — |
| I2 平方 | | — | 0.011 | — |
| I3 | | — | −0.122 | — |
| I3 平方 | | — | −0.015 | — |

表 1-4-21　健康问卷供中国地区使用之中文版（Chinese version for China）

EQ-5D 健康描述系统

请在下列各组选项中,指出哪一项最能反映您今天的健康状况,并在空格内打钩(√)。

**行动**

我可以四处走动,没有任何困难

我行动有些不方便

我不能下床活动

**自我照护**

我能自己照顾自己,没有任何困难

我在洗脸、刷牙、洗澡或穿衣方面有些困难

我无法自己洗脸、刷牙、洗澡或穿衣

**日常活动(如工作、学习、家务事、家庭或休闲活动)**

我能进行日常活动,没有任何困难

我在进行日常活动方面有些困难

我无法进行日常活动

**疼痛或不舒服**

我没有任何疼痛或不舒服

我觉得中度焦虑或不舒服

（续表）

| 我觉得极度焦虑或不舒服 |
| --- |
| **焦虑**（如担心、不安等）或**抑郁**（如做事缺乏兴趣、没乐趣、提不起精神等） |
| 我不觉得焦虑或抑郁 |
| 我觉得中度焦虑或抑郁 |
| 我觉得极度焦虑或抑郁 |

表 1 - 4 - 22　EQ - VAS

为了帮助您反映健康状况的好坏，我们画了一个刻度尺（有点像温度计），在这刻度尺上，100 代表您心目中最好的状况，0 代表您心目中最差的状况。

请在右边的刻度尺上标出您今天的健康状况。请从下面方格中画出一条线，连到刻度尺上最能代表您今天健康状况好坏的那一点。

您今天的
健康状况

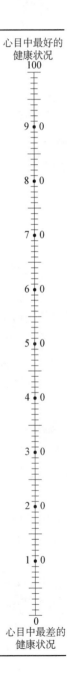

### (三) WHO 生存质量评分表(WHO quality of life scale，WHOQOL)

该量表为自评量表,在全世界范围广泛使用。由于 WHOQOL - 100 条目较多,多采用简表(WHO quality of life-BREF，WHOQOL - BREF)测评。WHOQOL - BREF 包括 4 个维度:躯体健康、心理功能、社会关系和环境 4 个领域 26 个条目,得分越高,则生活质量越高。一般可在 15~30 分钟内完成。WHOQOL - BREF 使用方便简洁,普适性较高,已被我国政府列为卫生行业标准的生活质量量表(表 1 - 4 - 23)。

表 1 - 4 - 23　WHO 生存质量评分表(WHOQOL - BREF)

| 有关您的个人情况 | |
| --- | --- |
| 1. 您的性别 | 男　女 |
| 2. 年龄 | |
| 3. 您的出生日期 | 年　月　日 |
| 4. 您的最高学历 | 小学　初中　高中或中专　大专　大学本科　研究生 |
| 5. 您的婚姻状况 | 未婚　已婚　同居　分居　离异　丧偶 |
| 6. 现在您正生病吗? | 是　否 |
| 7. 目前您有什么健康问题? | |
| 8. 您的职业 | 工人　农民　行政工作者　服务行业　知识分子　其他 |

**填表说明:**

这份问卷是要了解您的生存质量、健康情况及日常活动的感觉如何,**请您一定回答所有问题。**如果某个问题您不能肯定如何回答,就选择最接近您自己真实感觉的那个答案。

所有问题都请按照您自己的标准、愿望或感觉来回答。注意所有问题都只是**您最近两周内**的情况。

例如,您能从他人那里得到您所需要的支持吗?

| ① 根本不能 | ② 很少能 | ③ 能(一般) | ④ 多数能 | ⑤ 完全能 |
| --- | --- | --- | --- | --- |

请您根据两周来您从他人处获得所需要的支持的程度在最适合的数字处打一个"√",如果您多数时候能得到所需要的支持,就在数字"④"处打一个"√",如果根本得不到所需要的帮助,就在数字"①"处打一个"√"。

请阅读每一个问题,根据您的感觉,选择最适合您情况的答案。

| 1. (G1)您怎样评价您的生存质量? | | | | |
| --- | --- | --- | --- | --- |
| ① 很差 | ② 差 | ③ 不好也不差 | ④ 好 | ⑤ 很好 |

| 2. (G4)您对自己的健康状况满意吗? | | | | |
| --- | --- | --- | --- | --- |
| ① 很不满意 | ② 不满意 | ③ 既非满意也非不满意 | ④ 满意 | ⑤ 很满意 |

| 下面的问题是关于您两周来经历某些事情的感觉 | | | | |
| --- | --- | --- | --- | --- |
| 1.(F1.4)您觉得疼痛妨碍您去做自己需要做的事情吗? | | | | |
| ① 根本不妨碍 | ② 很少妨碍 | ③ 有妨碍(一般) | ④ 比较妨碍 | ⑤ 极妨碍 |

2. (F11.3)您需要依靠医疗的帮助进行日常生活吗？

| ① 根本不需要 | ② 很少需要 | ③ 需要(一般) | ④ 比较需要 | ⑤ 极需要 |

3. (F4.1)您觉得生活有乐趣吗？

| ① 根本没乐趣 | ② 很少有乐趣 | ③ 有乐趣(一般) | ④ 比较有乐趣 | ⑤ 极有乐趣 |

4. (F24.2)您觉得自己的生活有意义吗？

| ① 根本没意义 | ② 很少有意义 | ③ 有意义(一般) | ④ 比较有意义 | ⑤ 极有意义 |

5. (F5.3)您能集中注意力吗？

| ① 根本不能 | ② 很少能 | ③ 能(一般) | ④ 比较能 | ⑤ 极能 |

6. (F16.1)日常生活中您感觉安全吗？

| ① 根本不安全 | ② 很少安全 | ③ 安全(一般) | ④ 比较安全 | ⑤ 极安全 |

7. (F22.1)你的生活环境对健康好吗？

| ① 根本不好 | ② 很少好 | ③ 好(一般) | ④ 比较好 | ⑤ 极好 |

**下面的问题是关于两周来您做某些事情的能力**

1. (F2.1)您有充沛的精力去应付日常生活吗？

| ① 根本没精力 | ② 很有精力 | ③ 有精力(一般) | ④ 多数精力 | ⑤ 完全有精力 |

2. (7.1)您认为自己的外形过得去吗？

| ① 根本过不去 | ② 很少过得去 | ③ 过得去(一般) | ④ 多数过得去 | ⑤ 完全过得去 |

3. (F18.1)您的钱够用吗？

| ① 根本不够用 | ② 很少够用 | ③ 够用(一般) | ④ 多数够用 | ⑤ 完全够用 |

4. (F20.1)在日常生活中您需要的信息都齐备吗？

| ① 根本不齐备 | ② 很少齐备 | ③ 齐备(一般) | ④ 多数齐备 | ⑤ 完全齐备 |

5. (F21.1)您有机会进行休闲活动吗？

| ① 根本没机会 | ② 很少有机会 | ③ 有机会(一般) | ④ 多数有机会 | ⑤ 完全有机会 |

6. (F9.1)您行动的能力如何？

| ① 很差 | ② 差 | ③ 不好也不差(一般) | ④ 好 | ⑤ 很好 |

**下面的问题是关于两周来您对自己日常生活各个方面的满意度**

1. (F3.3)您对自己的睡眠情况满意吗？

| ① 很不满意 | ② 不满意 | ③ 既非满意也非不满意 | ④ 满意 | ⑤ 很满意 |

2. (F10.3)您对自己做日常生活事情的能力满意吗？

| ① 很不满意 | ② 不满意 | ③ 既非满意也非不满意 | ④ 满意 | ⑤ 很满意 |

3.（F12.4）您对自己的工作能力满意吗?

| ① 很不满意 | ② 不满意 | ③ 既非满意也非不满意 | ④ 满意 | ⑤ 很满意 |
|---|---|---|---|---|

4.（F6.3）您对自己满意吗?

| ① 很不满意 | ② 不满意 | ③ 既非满意也非不满意 | ④ 满意 | ⑤ 很满意 |
|---|---|---|---|---|

5.（F13.3）您对自己的人际关系满意吗?

| ① 很不满意 | ② 不满意 | ③ 既非满意也非不满意 | ④ 满意 | ⑤ 很满意 |
|---|---|---|---|---|

6.（F15.3）您对自己的性生活满意吗?

| ① 很不满意 | ② 不满意 | ③ 既非满意也非不满意 | ④ 满意 | ⑤ 很满意 |
|---|---|---|---|---|

7.（F14.4）您对自己从朋友那里得到的支持满意吗?

| ① 很不满意 | ② 不满意 | ③ 既非满意也非不满意 | ④ 满意 | ⑤ 很满意 |
|---|---|---|---|---|

8.（F17.3）您对自己居住地的条件满意吗?

| ① 很不满意 | ② 不满意 | ③ 既非满意也非不满意 | ④ 满意 | ⑤ 很满意 |
|---|---|---|---|---|

9.（F19.3）您对得到卫生保健服务的方便程度满意吗?

| ① 很不满意 | ② 不满意 | ③ 既非满意也非不满意 | ④ 满意 | ⑤ 很满意 |
|---|---|---|---|---|

10.（F23.3）您对自己的交通情况满意吗?

| ① 很不满意 | ② 不满意 | ③ 既非满意也非不满意 | ④ 满意 | ⑤ 很满意 |
|---|---|---|---|---|

**下面是关于两周来您经历某些事情的频繁程度**

1.（F8.1）您有消极感受吗?

| ① 没有消极感受 | ② 偶尔有消极感受 | ③ 时有时无不满意 | ④ 经常有消极感受 | ⑤ 总是有消极感受 |
|---|---|---|---|---|

此外,还有三个问题:

2.家庭摩擦影响您的生活吗?

| ① 根本不影响 | ② 很少影响 | ③ 影响(一般) | ④ 有比较大影响 | ⑤ 有极大影响 |
|---|---|---|---|---|

3.您的食欲怎么样?

| ① 很差 | ② 差 | ③ 不好也不差 | ④ 好 | ⑤ 很好 |
|---|---|---|---|---|

4. 如果让您综合以上各方面(生理健康、心理健康、社会关系和周围环境等方面)给自己的生存质量打个总分,您打多少分(满分100分)? _____分

您是在别人的帮助下填完这份调查表的吗? 是 否

您花了多长时间填完这份调查表? _____分钟

**（四）纽芬兰纪念大学幸福度量表**（Memorial University of Newfoundland scale of happiness，MUNSH）

该量表由 Kozma 等制定，为自评量表（表 1-4-24）。该量表包括 24 个条目，10 个条目反映正性和负性情感，其中 5 个条目反映正性情感（PA），5 个条目反映负性情感（NA），14 个条目反映正性和负性体验，其中 7 个条目反映正性体验（PE），另 7 个条目反映负性体验（NE）。总的幸福度＝PA－NA＋PE－NE。每项目回答"是"，计 2 分，答"不知道"，计 2 分，答"否"，计 0 分；总分＝PA－NA＋PE－NE，计分范围－24～＋24。计算结果加上常数 24，计分范围 0～48 分，分数越高表示越幸福。中文版 MUNSH 在农村福利院老年人中测得总量表的克隆巴赫系数为 0.88，分量表克隆巴赫系数为 0.67～0.75；总量表内容效度与结构效度良好，但各分量表结构效度欠佳。

表 1-4-24　纽芬兰纪念大学幸福度量表（MUNSH）

| 我们想问一些关于您的日子过得怎么样的问题，如果符合您的情况，请回答"是"，如果不符合您的情况，回答"否"，最近几个月里，您感到： | 是 | 否 | 不知道 |
|---|---|---|---|
| 1. 满意到极点吗？（PA） | | | |
| 2. 情绪很好吗？（PA） | | | |
| 3. 对您的生活特别满意吗？（PA） | | | |
| 4. 很走运吗？（PA） | | | |
| 5. 烦恼吗？（NA） | | | |
| 6. 非常孤独或与人疏远吗？（NA） | | | |
| 7. 忧虑或非常不愉快吗？（NA） | | | |
| 8. 担心，因为不知道将会发生什么情况（NA） | | | |
| 9. 感到您的生活处境变得艰苦吗？（NA） | | | |
| 10. 一般说来，生活处境变得使您感到满意吗？（PA） | | | |
| 11. 现在是您一生中最难受的时期吗？（NE） | | | |
| 12. 您像年轻时一样高兴吗？（PE） | | | |
| 13. 您所做的大多数事情都令人厌烦或单调吗？（NE） | | | |
| 14. 您做的事像以前一样使我感兴趣吗？（PE） | | | |
| 15. 当您回顾自己的一生时，您感到相当满意。（PE） | | | |
| 16. 随着年龄的增长，一切事情更加糟糕吗？（NE） | | | |
| 17. 您感到孤独的程度如何？（NE） | | | |
| 18. 今年一些事情使您烦恼。（NE） | | | |

（续表）

| 我们想问一些关于您的日子过得怎么样的问题,如果符合您的情况,请回答"是",如果不符合您的情况,回答"否",最近几个月里,您感到: | 是 | 否 | 不知道 |
|---|---|---|---|
| 19. 如果您能到自己想住的地方去住,您愿意到那里去住吗?（PE） | | | |
| 20. 有时您感到活着没意思吗?（NE） | | | |
| 21. 您现在像您年轻时一样高兴吗?（PE） | | | |
| 22. 大多数时候您感到生活是艰苦的。（NE） | | | |
| 23. 您对自己当前的生活满意吗?（PE） | | | |
| 24. 您的健康情况和您的同龄人相比与他们相同甚至还好些吗?（PE） | | | |
| 总分 | | | |

### （五）阿尔茨海默病生活质量测评量表(quality of life-Alzheimer's disease, QOL‐AD)

QOL‐AD 量表(表 1‐4‐25)是美国华盛顿大学 Logsdon 等于 1999 年研制,后被各国学者翻译成各种语言版本使用。该量表是目前唯一较广泛适用于轻-重度痴呆患者进行自评生活质量的量表,信效度良好(表 1‐4‐25)。该量表采用患者自评和照护者代评相结合的方式评定老年期痴呆患者的生命质量,涵盖行为能力、生理功能、心理状态、人际环境等领域的情况。包含 13 个条目,所有条目均有四个选项:"差""一般""好""非常好",计分时相应转化为 1~4 分,总分 13~52 分,得分越高,生活质量越好。Edelman 等在删除原量表 2 个条目、新增 4 个条目后形成适用于机构老年人的修订版本。修订版 QOL‐AD 包含 15 个条目,采用 4 级评分,1 分代表差,4 分代表非常好。总分 15~60 分,得分越高,生活质量越好。QOL‐AD 在国外对养老机构痴呆人群的研究应用广泛,语言简洁,条目较少,操作方便,是国际上使用最广泛的痴呆老年人自我报告生活质量评估工具,已被多个国家翻译使用(表 1‐4‐26)。

表 1‐4‐25　QOL‐AD‐患者自评版

| 患者自评版 | 差 | 一般 | 好 | 非常好 |
|---|---|---|---|---|
| 1. 身体健康状况 | | | | |
| 2. 精力状况 | | | | |
| 3. 情绪状况 | | | | |
| 4. 居住状况 | | | | |
| 5. 记忆力 | | | | |
| 6. 与家人的关系 | | | | |

（续表）

| 患者自评版 | 差 | 一般 | 好 | 非常好 |
|---|---|---|---|---|
| 7. 婚姻状况 | | | | |
| 8. 与朋友的关系 | | | | |
| 9. 对自己的整体感觉 | | | | |
| 10. 做家务的能力 | | | | |
| 11. 进行娱乐活动的能力 | | | | |
| 12. 经济状况 | | | | |
| 13. 生活的整体状况 | | | | |
| 得分 | | | | |

表 1-4-26　QOL-AD-照护者代评版

| 照护者代评版 | 差 | 一般 | 好 | 非常好 |
|---|---|---|---|---|
| 1. 身体健康状况 | | | | |
| 2. 精力状况 | | | | |
| 3. 情绪状况 | | | | |
| 4. 居住状况 | | | | |
| 5. 记忆力 | | | | |
| 6. 与家人的关系 | | | | |
| 7. 婚姻状况 | | | | |
| 8. 与朋友的关系 | | | | |
| 9. 对自己的整体感觉 | | | | |
| 10. 做家务的能力 | | | | |
| 11. 进行娱乐活动的能力 | | | | |
| 12. 经济状况 | | | | |
| 13. 生活的整体状况 | | | | |
| 得分 | | | | |

## （六）Qualidem 量表

该量表为他评量表，有 2 个版本，完整版包括 37 个条目，适用于轻至中度痴呆老年人；对重度痴呆老年人，可用 18 个条目的简版替代。完整版 Qualidem 量表共 9 个维度：

与照护者关系、正性情感、负性情感、焦躁不安的紧张行为、积极的自我形象、社会关系、社会隔离、家的感觉、有事情可做。该量表缺少对躯体健康状态的测量,但该量表的开发基于理论支撑和养老机构环境,涵盖内容较广泛,有充分的整体测量属性,能用于不同程度的痴呆老年人。采用4级评分法,0分代表从不,3分代表经常,得分越高,生活质量越好。完成该问卷大约需要15分钟。但该量表目前在国内应用较少。

## 参考文献

［1］ 杜新建,高余英,王文杰,等.中文版 Braden-Q+P 手术患儿压力性损伤风险评估量表信效度检验［J］.齐鲁护理杂志,2019,25(6):62-65.

［2］ 国家体育总局.国民体质测定标准手册［M］.北京:人民体育出版社,2003:15-16.

［3］ 李明晖,罗南.欧洲五维健康量表(EQ-5D)中文版应用介绍［J］.中国药物经济学,2009(01):49-57.

［4］ 刘杰,王瑛,王晓慧,等.中文版老年抑郁量表在城市社区老年人群中应用的信效度研究［J］.中国临床心理学杂志,2013,21(01):39-41.

［5］ 洼田俊夫,三岛博信.脳血管障害における麻痺性咽下障害［J］.总合リハ,1982,10(4):271-276.

［6］ 汪文新,毛宗福,李贝,等.纽芬兰纪念大学幸福度量表在农村五保老人幸福度调查的信度和效度［J］.中国老年学杂志,2005(11):46-48.

［7］ 王阳,邹明雷,贺新爱,等.以数字分级法为基础的患者报告结局量表在癌痛评估中的应用［J］.中国临床研究,2015,28(02):181-183.

［8］ 武文娟,毕霞,宋磊,等.洼田饮水试验在急性脑卒中后吞咽障碍患者中的应用价值［J］.上海交通大学学报(医学版),2016,36(7):1049-1053.

［9］ 杨琛,王秀华,刘莉.Tinetti 平衡与步态量表在移动及平衡能力评估中的应用进展［J］.中国康复医学杂志,2019,34(05):601-606.

［10］ 张慧敏,艾永梅,吴燕萍,等.阿尔茨海默病生命质量测评量表(QOL-AD)中文版信度和效度分析［J］.中国卫生统计,2013,30(01):57-59.

［11］ 中国肥胖问题工作组.中国成人超重和肥胖症预防与控制指南(节录)［J］.营养学报,2004,26(1):1-4.

［12］ 周忠良,周志英,厉旦,等.陕西省城乡居民健康相关生命质量研究:基于 EQ-5D 量表效用值的测算［J］.中国卫生经济,2015,34(02):13-16.

［13］ Andresen E M, Gravitt G W, Aydelotte M E, et al. Limitations of the SF-36 in a sample of nursing home residents ［J］. Age and Ageing, 1999,28(6):562-566.

［14］ Bouman A I, Ettema T P, Wetzels R B, et al. Evaluation of Qualidem:a dementia-specific quality of life instrument for persons with dementia in residential settings:scalability and reliability of subscales in four Dutch field surveys ［J］. Int J Geriatr Psychiatry, 2011,26(7):711-722.

［15］ Chen S, Chiu H, Xu B, et al. Reliability and validity of the PHQ-9 for screening late-life depression in Chinese primary care ［J］. Int J Geriatr Psychiatry, 2010,25(11):1127-1133.

［16］ Edelman P, Fulton B R, Kuhn D, et al. A comparison of three methods of measuring dementia-specific quality of life:perspectives of residents, staff, and observers ［J］. Gerontologist, 2005,45 Spec No 1(1):27-36.

［17］ Guigoz Y, Vellas B, Garry P J. Assessing the nutritional status of the elderly:the mini-nutritional assessment as part of the geriatric evaluation ［J］. Nutr Rev, 1996,54(1 Pt 2):S59-S65.

［18］ Harrison A M, Lynch J M, Dean J M, et al. Comparison of simultaneously obtained arterial and capillary blood gases in pediatric intensive care unit patients ［J］. Crit Care Med, 1997,25(11):1904-

1908.

[19] Kondrup J, Allison S P, Elia M, et al. ESPEN guidelines for nutrition screening 2002[J]. Clin Nutr, 2003,22(4): 415 - 421.

[20] Kozma A, Stones M J. The measurement of happiness: development of the Memorial University of Newfoundland Scale of Happiness (MUNSH) [J]. J Gerontol, 1980,35(6): 906 - 912.

[21] Logsdon R G, Gibbons L E, McCurry S M, et al. Quality of life in Alzheimer's disease: patient and caregiver reports [J]. Journal of Mental Health and Aging, 1999, 5(1) : 21 - 32.

[22] Morris J C, Ernesto C, Schafer K, et al. Clinical dementia rating training and reliability in multicenter studies: the Alzheimer's disease cooperative study experience [J]. Neurology, 1997,48 (6): 1508 - 1510.

[23] Nasreddine Z S, Phillips N A, Bédirian V, et al. The montreal cognitive assessment, MoCA: a brief screening tool for mild cognitive impairment [J]. J Am Geriatr Soc, 2005,53(4): 695 - 699.

[24] Rubenstein L Z, Harker J O, Salvà A, et al. Screening for undernutrition in geriatric practice: developing the short-form mini-nutritional assessment (MNA - SF) [J]. J Gerontol A Biol Sci Med Sci, 2001,56(6): M366 - M372.

[25] Wind A W, Schellevis F G, Van Staveren G, et al. Limitations of the mini-mental state examination in diagnosing dementia in general practice [J]. Int J Geriatr Psychiatry, 1997,12(1): 101 - 108.

# 第五章 安 全 管 理

## 第一节 环 境 安 全

　　环境是指影响人类生存和发展的各种天然的和经过人工改造的自然因素的总体。人类与环境之间相互依存、相互作用。人类的健康也与环境息息相关,良好的环境条件有助于患者康复,并且促进其健康发展。同时环境也是护理学的四个基本概念之一。护理学创始人南丁格尔认为,环境是"影响生命和有机体发展的所有外界因素的总和,这些因素能够延缓或加速疾病和死亡的过程"。因此,护理环境安全对患者的身心健康也是重中之重。

### 一、环境安全因素分析

#### (一) 疾病因素

　　老年人本身年龄较大,体质较差,再加上疾病因素,意外风险发生率也会增加。老年人本身也可能存在不同程度的视力、听力、触觉、嗅觉及认知障碍,造成自我保护能力不完善。还有一些疾病会影响到活动能力,造成老年人不能行走或驱使轮椅,或者存在部分身体瘫痪,也会使老年人行动迟缓和不便。在紧急情况下,他们虽然可能知道已有的危险,但是无法自行移动到安全区域。因此,医护人员要识别潜在的和客观存在的不安全因素,杜绝护理风险,防患于未然。

#### (二) 药物因素

　　老年人住院期间会配合治疗服用医嘱药物,但是,药物普遍具有不良反应,包括导致平衡能力下降、嗜睡和失调、意识下降、神志不清和无法辨明方向等。这些药物不良反应可能会给老年人带来一定恐惧感,致使其不能完全配合医疗护理服务。

### （三）心理因素

生理方面的不适会导致负面心理情绪产生，而负面心理则会对疾病治疗效果产生消极影响。由于受到自身疾病等因素的影响，老年人的心理情绪时常波动。部分患者也可能因为过于担心病情，易出现焦虑、抑郁心理，治疗依从性降低，甚至有患者出现抵触治疗的情况，严重影响疾病预后。

### （四）护理人员缺乏专业知识

护理人员业务知识缺乏，经验不足，技术水平低或不熟练，操作中失误给老年患者造成不良影响。表现为专业理论知识缺乏，对病情观察不细致、不周到、不及时，护理记录不够详细；新药品种多，更新快，护士对药物的用途、不良反应不明；对一些新的医疗产品的认识不够，使用时考虑不周；对急救设备不会熟练使用，使抢救不得力等。面对老年人突发疾病的处理不知所措或缺乏一定的应变能力，易发生护理差错。如果护士未掌握护理工作中正确的步骤及措施，可能会简化或省略操作步骤，对护理过程及结果造成影响。此外，护理人员的巨大工作量，使护理人员身心疲惫，身体功能降低，甚至出现职业性疲劳，降低了工作质量及进度。

### （五）家庭方面

老年人入院时，如果护士没有对老年患者及其家属进行全面的入院宣教，如饮食指导、运动指导、心理护理、用药注意事项、如何配合护士的治疗及护理、安全防跌倒等知识，缺乏知识的老年患者及其家属可能会产生不安的心理情绪，与护理人员建立不了信任感，依从性也相对较差。

## 二、预防措施

### （一）完善设备

医院管理部门应当将基础护理设施定期更新，定期进行检查和维修。在保证老年患者安全的条件下，根据患者的具体临床特点，在病房内有针对性地设置辅助设施。如建立病房区域的基础设施，在走廊、厕所等光滑易摔倒处设栏杆，让地面保持平整，清除障碍物，保证床旁传呼系统性能良好；每间隔离病房不应多于2张床；浴室、卫生间设施应适合老年人使用，桌椅角及墙角均设有防护；加强消毒措施，无死角地进行消毒操作。尽量使用一次性物品，用过的物品按医院感染管理制度分类处理，如生活垃圾放黑色垃圾袋，医疗垃圾放黄色垃圾袋。

### （二）病房管理

预防老年患者跌倒首先应保持周围环境安全。病房内要有充足的光线，为了满足病室夜间照明及保证特殊检查和治疗护理的需要，病室必须备妥人工光源，普通病室除一般吊灯外还应有地灯装置，既不打扰患者的睡眠，又可以保证夜间巡视工作的进行。应保持地面清洁干燥无障碍物,如有积水,应及时通知保洁人员处理。嘱患者避免穿大小不合适的鞋及过长的衣裤,鞋底应防滑。医院工作人员应在危险环境和易于摔倒的地方设有警示标识和提示。合理安置床、椅,收起的轮椅、助行器放在指定放置的位置。嘱患者睡觉拉起床栏,离床活动时应有人陪护。呼叫器置于老年患者易取位置。护理人员应定时进行巡视。教会家属选择合适的助行器具,并指导正确的使用方法。必要时,遵医嘱进行身体约束。嘱患者不得擅自调节医疗设备,不得私自换床。

### (三)心理护理

当老年人住院后,医护人员要积极热情主动地进行接诊,同时向老年人及其家属详细地介绍医院内环境及护理工作的详细情况。丰富患者的业余生活,减轻患者生病后因住院所导致的恐惧感,使老年人能尽快消除陌生感,熟悉环境。护理人员还要与老年患者建立良好的护患关系。在护理工作中,护士要热情、主动、友好地向患者介绍自己,消除与患者之间的陌生感,从而拉近护患关系。对待患者要像对待亲人一样,在工作中做任何治疗和检查都要先向患者进行详细的说明,从而消除他们心中的恐惧感。老年人由于思维反应相对比较迟钝,语言与记忆力都有所下降,往往交代一件事情说了几遍还是记不住。如果在护理中遇到此类情况,护理人员要耐心解释、态度和蔼、不急不躁,说话的语速要尽量放慢。要耐心地听从患者的倾诉,要经常询问患者的病情及是否需要帮助。此外,关注患者心理的同时也应积极做好家属的心理护理,了解家属的顾虑,解除其焦虑情绪。与家属建立良好的关系,取得患者与家属的信任,为进一步的护理做好铺垫。让家属做好护士的帮手,帮助老年患者快速适应环境,积极参与到疾病康复治疗中去。

### (四)健康教育

健康教育目前已作为一种重要手段应用于临床,作为一名医疗护理人员,首先要树立现代护理观,明确健康教育的重要性、必要性、长期性和复杂性,切实把健康教育作为一种自觉行为。在健康教育的获得途径上,除了进行个人教育、指导、编写科普手册、阅读、知识讲座等,还可开展生动且易于接受的电视、录像等教育。而患者最易接受的是护患交流,接受率达 93%。健康教育内容可涉及如入院教育、饮食、用药、心理护理、术前术后康复指导、行为实践、自我护理技能等。为了避免健康教育内容千篇一律,护理人员可有针对性,突出重点,针对教育对象身心所处的不同阶段选择教育内容。最重要的是,使患者能够分清轻、重、缓、急,易于接受,知道该怎么做,不该怎么做,为什么这么做。

### (五)提高医护人员素质

加强职业道德修养和工作责任心:良好的职业道德修养和责任感是做好护理工作的前提,培养慎独精神和利他精神,遵循患者至上的宗旨,才能圆满完成工作。重视专业理论学习和技术操作训练:医院应定期对工作人员开展专业知识培训,及时考核护理工作者的基础操作,通过应急演练和急救临床实践考核来加强护理人员的急救队伍建设,提高护理质量。加强管理、履行管理职能：护士长要勤检查、勤督促，对隐患早预防、早发现、早杜绝；工作繁忙时合理调配人员和分配工作任务；充分调动护理人员的主观能动性。此外，熟悉操作设备及抢救器材可减少不少安全隐患。要熟练掌握康复科护理技术操作，减少患者的痛苦和不必要的伤害。

## 第二节　识别服务对象的身份

为了确保医院医疗安全，同时使服务对象（患者）权益及生命安全得到最大限度的保障，识别服务对象的身份是护理活动中非常重要的一部分。医务人员在给患者用药、使用血液和血液制品、采集血液和其他标本，以及为患者提供其他的诊疗之前，均应对患者身份进行识别，只有在确保准确无误后，方可从事诊疗活动。

### 一、手腕带识别

所有住院患者统一佩戴手腕带，医务人员在进行各项诊疗操作前应认真查对手腕带上患者信息。手腕带记载服务对象的信息包括：科别、床号、住院号、姓名、性别、年龄、诊断等，其内容由病房护士负责填写。对于无法有效沟通的（如昏迷、神志不清、无自主能力等）老年患者，建议使用手腕带，作为住院患者的识别制度，在进行各项诊疗操作前，要认真核对患者腕带上的信息，准确确认服务对象的身份。如果手腕带上的信息因各种原因造成缺损或信息不全，应嘱咐患者及时通知医护人员更换新的手腕带。同时要确保服务对象的手腕带松紧度适宜，不可过松或过紧，能放入1～2根手指即可。

### 二、床头卡识别

在医院住院部，每位患者的床头都有床头卡。床头卡是医院挂在患者床头的一块小牌，是医院治疗和护理工作规范化的一项内容。上面标明了患者的姓名、年龄、性别、疾病名称、护理级别、病情等内容，是卫生行政主管部门规定的入院制度内容之一，也是医院沿用多年的一种制度。设置床头卡主要有三个作用：一是公示病情，让患者清楚自己所患疾病，维护患者的知情权；二是方便护理，护士可以根据床头卡上的信息，按护理级别提供有针对性的护理；三是方便医师查房，及时了解患者的病情发展情况。

### 三、称呼或询问服务对象的名字

称呼或询问患者的名字是护理核对环节中非常重要的一点，特别要注意的是，在使用患者姓名进行识别时，不可以问"您是××吗"，而是要询问患者"请问您叫什么名字"，让患者自己回答，然后将患者的回答与手中的信息进行核对。有的患者可能会对护理人员多次询问识别自己的身份很不耐烦。患者可能会认为护理人员不尊重自己，回答多次后都记不住自己的名字,自我存在感降低。当患者提出"为什么记不住我的名字"这一问题时,护理人员一定要礼貌地解释识别服务对象身份的理由。你可以说:"核查患者姓名非常重要,能够确保我给您提供正确的护理,这是为了您的安全。"

# 第三节 防止烧伤

烧伤泛指由热力、电流、化学物质、激光、放射线等所造成的组织损伤。热力烧伤是由火焰、蒸汽、热固体等引起的组织损伤。通常采用中国新九分法评估烧伤的面积,将成人全身体表面积分为 11 个 9% 的等分,另加 1%,其中头面颈部为 9%(1 个 9%),双上肢为 18%(2 个 9%),躯干包括会阴为 27%(3 个 9%),双下肢包括臀部,56%(5 个 9%+1%)。烧伤面积超过 30%,Ⅲ度烧伤面积超过 10% 即为重度烧伤,若处理不当会造成死亡。

## 一、烧伤深度的分类和表现

目前普遍采用 3 度 4 分法,即Ⅰ度、浅Ⅱ度、深Ⅱ度、Ⅲ度。其中Ⅰ度及浅Ⅱ度属于轻度烧伤;深Ⅱ度和Ⅲ度烧伤属于重度烧伤。

1. **表皮浅层(Ⅰ度)** 局部表现为皮肤红斑,干燥、灼痛,无水疱,3~7 日可脱屑痊愈。

2. **表皮全层、真皮浅层(浅Ⅱ度)** 红肿明显,疼痛剧烈;有大小不一的水疱,疱壁薄,创面基底潮红。1~2 周内痊愈,多有色素沉着,无瘢痕。

3. **真皮深层(深Ⅱ度)** 水肿明显,痛觉迟钝,拔毛痛;水疱较小,疱壁较厚,创面基底发白或白红相间。3~4 周愈合,常有瘢痕形成和色素沉着。

4. **皮肤全层,皮下、肌肉或骨骼(Ⅲ度)** 痛觉消失,创面无水疱,干燥如皮革样坚硬,呈蜡白色或焦黄色甚至碳化,形成焦痂,痂下可见树枝状栓塞的血管。3~4 周后焦痂自然脱落,愈合后留有瘢痕或畸形。

## 二、预防烧伤的措施

### (一)合理使用电器

(1)不赤手赤脚去修理或移动家中带电的线路或设备,如台扇、洗衣机、电视机等,以免触电。

(2)不用金属碰电,手湿不碰电源,不用湿布擦灯具、开关等电器用具。

(3)正确安装三孔插座,不随意将三眼插头改成两眼插头。

(4)正确使用电源线,不乱拉、乱接电线,不私自在原有的线路上增加用电器具。

(5)正确使用家用电器。不使用不合格的用电设备。

(6)在无人看管的情况下,将电熨斗、电吹风、电炉等电器电源插头拔下。

（7）正确使用电源线，禁止用铅线、铜线等替代熔线用作保险丝等。

（8）使用漏电保护器，预防人身触电和电气火灾的发生。

**（二）合理饮食**

（1）根据需要协助进食进饮，防止溢出的热食或液体引起烧伤。

（2）端着热的食物和液体的时候要特别小心，特别是有老年人在旁边的时候。

（3）倒茶时应打招呼，以免烫到别人。

（4）桌布不宜太长，以免把桌布拖到地上，被上面的热食物烫伤。

（5）将食物放入微波炉或烤箱加热后，先切断电源，然后戴上绝缘手套，取出食物。

**（三）热水**

（1）家中的热水瓶不要放在地上，容易被踢翻，要放在安全的地方。

（2）洗澡时，要养成先测水温的习惯。

## 三、处理原则

（1）迅速脱离热源，如火焰烧伤应尽快脱离火场，脱去燃烧的衣物，就地翻滚或是跳入水池灭火。可就近用非易燃物品（如棉被、毛毯）覆盖，以隔绝灭火。或就地卧倒打滚压灭，或用各种物体扑盖灭火，最有效的是用大量的水灭火。忌奔跑或用双手扑打火焰和站立喊叫或奔跑呼救，以防头面部及呼吸道吸入火焰造成损伤。小面积烧伤立即用冷水连续冲洗或浸泡，既可减轻疼痛，又可防止余热继续损伤组织。

（2）保护创面，剪开取下伤处的衣裤，不可剥脱；创面可用干净敷料或布类简单包扎后送医院处理，避免受压，防止创面再损伤和污染。避免使用有色药物涂抹，以免影响对烧伤深度的判断。

（3）当触电后应立即关闭电源，应将伤员转移至通风处，松开衣服。检查发现呼吸停止时，施行人工呼吸；心脏停止跳动时，施行胸外按压，呼吸心跳均停止时，同时进行人工呼吸及胸外按压，并及时送附近医院进一步抢救。

（4）当化学物质接触皮肤后，应首先将浸有化学物质的衣服迅速脱去，并用大量水冲洗，以便于稀释和清除创面上的化学物质。磷烧伤应迅速脱去染磷的衣服并用大量水冲洗创面，或将创面浸泡在水中隔绝空气并洗去磷粒。

# 第四节 防 止 中 毒

中毒是指患者在一次或多次摄入某物后，出现意识障碍、幻觉、情绪不稳、冲动性行为、注意或记忆障碍等精神症状和言语不清、共济失调、步态不稳、肌肉抽搐、瞳孔变化和自主神经功能紊乱等躯体症状和体征,其社会功能也会受损。老年人代谢功能随着年龄的增长而降低,发生中毒的可能性也较大。

## 一、药物中毒

药物中毒是用药剂量超过极量而引起的中毒。误服或服药过量及药物滥用均可引起药物中毒。药物种类不同,临床表现也不同。常见药物中毒的临床表现包括:①苯巴比妥、异戊巴比妥、司可巴比妥中毒,患者初期表现为兴奋、狂躁、惊厥,随后转为抑制、嗜睡、神志模糊、口齿不清、蒙眬深睡及深度昏迷。②洋地黄类药物主要用于治疗充血性心力衰竭,但其治疗剂量与中毒剂量十分接近,老年人耐量差,极易发生中毒。洋地黄类药物中毒时,患者有头痛、头晕、眼花、黄视、厌食、恶心、呕吐、腹泻及各种心律异常,如室性期前收缩、阵发性房性心动过速、房室传导阻滞。③水杨酸钠、阿司匹林中毒,患者可因药物对胃肠道的刺激腐蚀作用出现恶心、呕吐、胃痛,同时有眩晕、出汗、面色潮红和胃肠道出血,继之代谢性酸中毒、脱水、失钾。④氯丙嗪类药物中毒患者可出现头晕、嗜睡、表情淡漠、乏力,有时可引起精神失常,乱语乱动;还可发生流涎、恶心、呕吐、腹痛、腹胀、黄疸、肝大等。

药物中毒预防:①加强毒物宣传,普及有关中毒的预防和急救知识;②加强毒物管理,严格遵守毒物的防护和管理制度,加强毒物的保管,防止毒物外泄;③防止误食毒物或用药过量,药物和化学物品的容器要另贴标签,医院用药要严格执行查对制度,以免误服或用药过量。

## 二、有机磷中毒

有机磷农药是我国使用范围最广、用量最大及药性最大的杀虫剂。近几年来,对有机磷农药的使用量居高不下,导致急性有机磷中毒的事件频频发生。急性有机磷中毒是指人体体内在短期内进入大量的有机磷农药,对机体神经系统造成损害。

临床表现主要包括急性中毒患者表现的胆碱能兴奋或危象。有机磷农药进入人体后往往病情发展迅速,患者很快出现以下情况:①毒蕈碱样症状:主要是副交感神经末梢兴奋所致的平滑肌痉挛和腺体分泌增加。临床表现为恶心、呕吐、腹痛、多汗、流泪、流涕、流涎、腹泻、尿频、大小便失禁、心率减慢和瞳孔缩小、支气管痉挛和分泌物增加、咳嗽、气急,严重患者出现肺水肿。②烟碱样症状:乙酰胆碱在横纹肌神经肌肉接头处过度蓄积和刺激,使面、眼睑、舌、四肢和全身横纹肌发生肌纤维颤动,甚至全身肌肉强直性痉挛。患者常有全身紧束和压迫感,而后发生肌力减退和瘫痪。严重者可有呼吸肌麻痹,造成周围性呼吸衰竭。此外,由于交感神经节受乙酰胆碱刺激,其节后交感神经纤维末梢释放儿茶酚胺使血管收缩,引起血压增高、心跳加快和心律失常。③中枢神经系统症状:中枢神经系统受乙酰胆碱刺激后有头晕、头痛、疲乏、共济失调、烦躁不安、谵妄、抽搐和昏迷等症状。

有机磷中毒预防:①做好食品的卫生清洁工作是预防有机磷农药中毒的重要方式之一。有机磷农药被广泛应用于农业生产的过程中,很多农作物上都会残留一些有机磷农药。嘱服务对象在食用农作物产品时一定要注意仔细进行清洗,将农产品上面所残留的有机磷农药清洗干净,避免食用被有机磷农药污染的食物,可有效防止受到有机磷农药中毒的侵害。②加强有机磷农药的管理工作也可以有效预防有机磷农药中毒的发生。不要将农药和各种生活用品、食物及饲料等物品放在一起,一定要严格按照相关的规定来配药及使用药物,装药所使用的器具一定要注意妥善处理。③另外,在使用有机磷农药时一定要注意做好相关的防护隔离工作,在配药及用药过程中一定要穿着合适的隔离服装。如果皮肤不小心被污染,要注意及时使用碱水来进行清洗,这对于有机磷农药中毒的预防来说有着重要的作用。

## 三、一氧化碳中毒

一氧化碳是最常见的窒息性气体,俗称煤气。它无色、无臭、无刺激性,但易燃、易爆。吸入一氧化碳能使人体出现不同程度的中毒症状,其浓度<10 ppm 一般不会对人体健康造成损害,一旦超标就会对健康造成威胁,轻度则出现头晕、头痛、恶心、呕吐;中度则出现呼吸急促、视力模糊;重度则出现昏迷、心肌缺血、惊厥。通常,一氧化碳中毒在冬春季较为高发,常发生于密闭空间。

一氧化碳中毒预防:①使用煤气、液化气时,要注意通风换气,经常查看煤气、液化气管道、阀门,如有泄漏,应及时请专业人员维修。②应注意热水器或煤气的正确使用方法及保养,并注意是否呈完全燃烧状态。若产生红色火焰,则表示燃烧不完全,产生的一氧化碳较多;若产生蓝色火焰,则燃烧较完全,产生的一氧化碳则较少。③注意检查连接煤气灶具的橡皮管是否松脱、老化、破裂、虫咬,防止漏气。④如果发生急性一氧化碳中毒,首先应开窗通风,关闭燃气,搬除火炉;对于昏迷的患者,要注意清除其口鼻呕吐物及分泌物;发现心搏骤停的患者,应就地进行心肺复苏,同时拨打"120"急救电话;尽快脱离中毒环境,及早送就近的医院就诊。对生命体征平稳的患者,应尽早、足疗程进行高压氧治疗。

## 四、酒精中毒

酒精中毒是由于摄入酒精(乙醇)过多,血中酒精的浓度升高而出现临床中毒症状。短时间内大量饮酒,会导致急性酒精中毒,中毒的严重程度与患者的饮酒速度、饮酒量、血中酒精浓度及个体耐受性有关。通常分为三期,兴奋期、共济失调期及昏睡期,就是人们常说的从"豪言壮语—胡言乱语—默默无语",表现为先兴奋后抑制。根据血中酒精浓度的高低,临床症状表现为:约 0.05%,颜面潮红,疲劳感减轻;0.05%~0.15%,呼吸、脉搏加快,四肢活动活泼、多语,兴奋状态;0.15%~0.25%,运动失调,呼吸急促,言语障碍;0.25%~0.35%,循环障碍(面色苍白、脉搏微弱),呕吐,步行困难,意识混乱;0.35%~0.5%,可出现意识丧失,呼吸麻痹,二便失禁,休克,严重时可引起死亡。

酒精中毒预防:①不要空腹饮酒,因为空腹时酒精吸收快,人容易喝醉,而且空腹喝酒对胃肠道伤害大,容易引起胃出血、胃溃疡。最好的预防方法就是在喝酒之前,先行食用油质食物,如肥肉、蹄髈等,或饮用牛奶。利用食物中脂肪不易消化的特性来保护胃部,以防止酒精渗透胃壁。②饮酒时宜多以豆腐类菜肴作为下酒菜。因为豆腐中的半胱氨酸是一种主要的氨基酸，它能解乙醛毒，食后能使之迅速排出。③可用梨、西瓜、萝卜等解酒（不可用浓茶、咖啡解酒）；或用刺激咽喉等方法催吐（要防止呕吐物阻塞呼吸道），然后安排其休息，并注意保暖。若无特别症状，一觉醒来会自行康复。如果发现其脉搏明显加快、呼吸减缓等，则应急送医院抢救。

# 第五节 防止窒息

随着年龄的增加，喉腔黏膜萎缩变薄，神经末梢感受器的反射功能渐趋迟钝，咽和食管的蠕动能力减弱，这些衰老的退行性变化容易导致老年人吞咽功能障碍，发生误吸。窒息是指呼吸道堵塞，不能进行正常的气体交换。窒息可使血液和组织缺氧，二氧化碳浓度增高，且兼有闭气和昏迷的感觉。窒息可分为阻塞性窒息和吸入性窒息两种，阻塞性窒息可因异物、血凝块、碎骨片、组织移位、舌后坠及口底、舌根的水肿或血肿等原因堵塞呼吸道。吸入性窒息主要见于昏迷患者直接将血液、呕吐物或其他异物吸入气管、支气管甚至肺泡而引起的窒息。窒息的前驱症状有：烦躁不安、出汗、鼻翼扇动、吸气长于呼气，或出现喉鸣音。窒息严重时出现发绀，吸气时锁骨上凹，剑突下、肋间隙及上腹部内陷，呼吸快而浅，继而出现脉弱、脉速、血压下降、瞳孔散大，甚至可以因此而死亡。

## 一、发生窒息的应急处理

### （一）第一步：清理呼吸道

立即清除口咽部食物，疏通呼吸道，就地抢救，分秒必争，迅速用筷子、牙刷、压舌板等物分开口腔，清除口内积食，对清醒的患者用上述物品刺激咽部催吐，同时轻拍患者背部，协助其吐出食物；不清醒的或催吐无效的，要立即用示、中二指伸向口腔深部，将食物一点一点掏出，越快越好。

### （二）第二步：海姆立克急救法

如患者意识清晰，但不能说话或咳嗽，也没有呼吸运动，采取以下措施。
（1）观察患者的面色，让患者知道有人在身边帮助他。
（2）不要急于拍打患者背部。
（3）站在窒息患者的后面，用手臂环抱患者的腰部，找到脐和剑突部位。
（4）左手握拳，再用右手包住左拳，置于患者的脐和剑突之间，用左手拇指紧压在腹部。
（5）迅速向上、向内推压，拳头推进肋缘下，朝肩胛骨方向上推压。

（6）持续此动作直到患者的气道通畅,否则患者会意识丧失。

如果患者意识丧失,则采取以下方法。

（1）让患者平躺在地板上。

（2）使患者的头部后仰并抬起下颌,以便打开气道。一只手放在前额上,另一只手的两指放在下颌处,使下颌向前,使舌向外移出气道,手压在前额上,使头向后倾斜。

（3）在口腔内寻找阻塞气道的异物。若能找到,将其取出,若看不到异物,用两指在口内搜寻,以便将看不到的异物取出。

（4）横跨在患者的髋部,面对其上身。

（5）一只手紧扣,另一只手放在手背上,将掌面放在患者的腹部,双手置于患者的脐和剑突之间。

（6）向上推压。

（7）移动头部,用双手指清除口腔,看是否有可移动的异物。

（8）试着捏住患者的鼻子,同时向口内吹气,帮助通气。

（9）重复上述动作直至气道通畅,一旦气道畅通,立刻检查脉搏,若没有脉搏,继续进行心肺复苏。

### （三）第三步：心肺复苏

心肺复苏是对由外伤、疾病、中毒、意外低温、淹溺和电击等各种原因,导致呼吸停止、心搏骤停,必须紧急采取重建和促进心脏、呼吸有效功能恢复的一系列措施。

（1）确认现场安全。

（2）识别心搏骤停：双手轻拍患者,并在患者耳边大声呼喊,无呼吸或仅有喘息,10秒内可同时检查呼吸和脉搏。

（3）启动应急预案：呼叫旁人帮忙/通过移动通信设备呼救。

（4）启动复苏：①如果没有正常呼吸,有脉搏,给予人工呼吸,每5～6秒1次呼吸,或每分钟10～12次;②没有呼吸(或仅有喘息)无脉搏,启动心肺复苏。

（5）摆放体位：仰卧位于硬板床或地上,如果是卧于软床上的患者,其肩背下需垫心脏按压板,去枕,头后仰。

（6）解开衣领口、领带、围巾及腰带。

（7）胸外心脏按压术(单人法)：①抢救者站在或跪于患者一侧。②按压部位及手法：以两乳头中点为按压点;定位手掌根部接触患者胸部皮肤,另一只手搭在定位手手背上,双手重叠,十指交叉相扣,定位手的5个手指翘起。③按压方法：双肘关节伸直,依靠操作者的体重、肘及臂力,有节律地垂直施加压力;每次按压后迅速放松,放松时手掌根不离开胸壁使胸廓充分回弹。④按压深度：成人5～6 cm(即不少于5 cm,也不超过6 cm),儿童、婴儿至少为胸部前后径的1/3,儿童大约5 cm,婴儿大约4 cm。⑤按压频率：每分钟100～120次。

（8）人工呼吸：①开放气道：清除口腔、气道内分泌物或异物,有义齿者应取下;②人工呼吸频率：每5～6秒1次呼吸，按压与人工呼吸的比例为30∶2。

## 二、窒息的预防措施

（1）老年人进食以半流质为宜，如粥、蛋羹、菜泥、面糊、烂面条等，避免摄入容易引起呛咳的汤、水类食物及容易引起吞咽困难的黏性食物，如年糕等。

（2）加强护理成员（如家属或护工）有关误吸、窒息的预防，以及现场正确抢救的培训，能够在第一时间有效地清理呼吸道。

（3）在提供食物之前，查看患者的护理计划信息中是否记录有吞咽问题。如果服务对象有吞咽问题，请立即向护士汇报。

（4）对于装有义齿的老年人，在进餐之前确保义齿妥当安装；同时观察老年人在进餐过程中有无牙齿松动和义齿脱落的现象。

（5）确保患者在浴缸里或淋浴时有人随时看管，防止溺水发生。

# 第六节　防止设备事故

医院的医疗设备是医院现代化程度的标志，是医疗、科研、教学工作的重要硬件保障，也是医院发展规模及临床学科发展的决定因素和物质基础。预防、诊断和治疗疾病，不仅依赖医学工作者的知识经验，在很大程度上也依赖于先进的医疗设备做出准确的诊断及高效的治疗。因此，医院医疗设备管理已成为医院管理中一个重要的部分。如果设备损坏、使用方法不正确或设备不正常工作，都是不安全的。

## 一、设备事故预防措施

### （一）加强医疗设备的日常维护

若想提高医疗设备风险管理的质量和效率，首先要加强对医疗设备的日常维护力度。医疗设备在医疗机构临床治疗中的使用频率高，因此，在使用之前和使用之后都要对医疗设备进行预防性维护，排除医疗设备内部结构的潜在风险，为患者的生命安全提供保障。其次，在医疗设备使用过程中要定期对其进行风险评估，风险评估内容包括器械系统、使用次数、使用情况、电源系统等，评估完成后要保存记录。医疗设备评估记录有两种用处：第一，利用评估结果能对医疗设备进行针对性养护和维修；第二，评估结果能为下次的故障报错或维修提供参考依据。

### （二）提高管理人员的风险意识

管理人员须对医疗设备风险管理有全面、正确的认识。提高管理人员的风险防范意识有利于降低工作人员的器械操作失误概率,还有利于提高医疗设备的安全性。医疗设备管理人员风险防范意识提高的一个重要表现为建立完整的医疗设备风险管理制度。管理制度的完善和优化不仅为管理人员提供了工作依据,还提高了风险防范工作的质量和水平。由于医护人员接触到医疗设备的次数最多,因此要定期对医护人员进行培训,提高医护人员对医疗设备操作步骤的了解和认识。

### (三)提高医疗设备风险管理的监管力度

监督也是提高医疗设备风险管理质量的重要环节之一。例如,在进行大型设备维修管理时,有专业人员在旁监督,不仅能够提高医疗设备检修质量,还有利于强化管理人员的风险管理意识。提高医疗设备风险管理的监管力度还能加快风险管理制度的落实。由于医疗机构内部较为复杂,其中不乏浑水摸鱼的人员,监管力度的加强有效提高了医疗设备风险管理过程中的透明度,为医疗设备的安全管理提供了保障。

### (四)提高管理人员的专业知识

由于医疗设备管理人员的专业知识不足,会频繁出现因错误操作造成的设备故障。医疗设备应用范围广且内部结构复杂,医疗工作人员操作失误引发故障的可能性极大。由此可见,医疗设备使用和管理人员必须具备一定的专业知识。如果医疗设备管理人员专业程度不足,未具备医疗设备管理知识,就很难保障医疗设备风险管理的全面落实。

## 二、电器设备

电既能造福于人,又有潜在的危险。如果不了解用电常识,违反操作规程,没有防范措施,一旦使用和操作不当,就会损害电器、设备,甚至给人身安全带来伤害。所以安全用电在医疗活动中至关重要。

(1)在经济条件许可的前提下,应投入资金改造医院的供电线路,使线路尽可能地合理化、规范化,并根据医院的实际情况配置应急供电系统,一旦市电供应停止,能够保证医院的医疗活动及时、正常地进行。

(2)做好安全用电的宣传教育工作,做到人人都树立安全用电、节约用电的意识,营造一个良好的安全用电环境。建立健全安全用电制度,并确保落到实处,做到责任到人,这样才能有效地防患于未然。

(3)切实做好供电线路的维护工作。这是一项经常性、及时性、持久性的工作。电工维修人员要尽最大能力把安全隐患降到最低限度,以保障患者和医护人员的人身安全,保证医护人员工作的准确性、及时性,给患者一个安全舒适的诊疗环境。

(4)在所有病房及各医疗单元中都要安装等电位接地系统,即所有插座都要集中在接地主线上,一点接地能有效防止触电事故的发生,严禁为了省事,将水龙头、水管等接地线,这样若有一台设备外壳漏电,则水龙头、水管就成为带电体,容易发生触电事故。

(5)严禁不按规定接线,火线、零线、地线不可调换,特别注意零线、地线不可接错,不可把地线、零线串接,否则会造成仪器容易出事故及地线打火现象的发生,存在安全隐患。

(6)安装保护器。在各分电流前安装电流电压双功能的保护器,使仪器设备在漏电、人身触电、供电电压太高或太低时自动跳闸,切断电源保护人身和仪器设备的安全。

(7)严禁用金属丝或粗保险丝代替已熔断的保险丝。因保险丝熔断电流与仪器安全电流相匹配,过大的保险丝或金属丝不能在仪器过热或过载电流下熔断,从而使仪器更易发生电击危险。

(8)插拔电器、设备插头时,动作要准确轻缓,不易插入的插头不能使劲猛插或敲打插入。严禁手指碰到插头金属部分或直接拉电线来拔插头。

(9)使用科室要做好日常保养检查工作,要求维修人员做好定期功能检查,例如,电器、医疗设备运转有无异常或异味,零件有无松动,地线连接是否完好,电线插头、插座有无破损,发现问题及时维修更换。

# 第七节  处理有害物质

有害物质是指有害于人体健康的物质。人类通过实践逐渐区分出可食用物品和有害有毒物质,但又很难划出一条明确的界限。大部分可食用物品,当摄入量正常时可用来维持人体的代谢活动,而一旦过量摄入则同样可以危害人体健康,尤其是各种化学元素。

## 一、有害物质的危害

1. 持久性  在自然中不容易通过生物降解或其他进程分解。
2. 生物蓄积性  能够在生物体内蓄积,甚至在食物链内蓄积。
3. 毒性,致癌性  会导致癌症。
4. 基因诱变性  致变异和致畸。
5. 生殖系统毒性  毒害生殖系统。
6. 干扰内分泌  即使剂量极低,也有类激素作用或能改变激素系统。
7. 神经系统毒性  毒害神经系统。

## 二、有害物质分类

1. 危险化学品  危险化学品是指具有毒害、腐蚀、爆炸、燃烧、助燃等性质,对人体、设施、环境具有危害的剧毒化学品和其他化学品。
2. 化疗药物  化疗药物是对病原微生物、寄生虫、某些自身免疫性疾病、恶性肿瘤所致疾病的治疗药物。
3. 有害废弃物  有害废弃物包括化学废弃物、医疗废弃物。
(1)化学废弃物:是指易爆易燃的、有毒的、腐蚀性的或刺激性的物质、氧化剂、致癌物及化疗药物,残留或过期的药物等。

(2)医疗废弃物:是指医疗卫生机构在医疗、预防、保健及其他相关活动中产生的具有直接或间接感染性、毒性及其他危害性的废物。包括化验标本、组织标本、培养物/皿、疫苗、任何沾染血液/体液的物品、注射针、刀片和破碎的玻璃器皿等锐性废物。

### 三、标识明确

1. **警示标识**  有害物质容器包括袋子、桶、瓶子、箱子、罐子、缸、圆桶及储存罐。所有容器都需要贴由制造商提供的警示标签。

2. **化学品安全说明书**  每个有害物质都有化学品安全说明书,它提供了该物质的详细信息。

### 四、安全措施

(1)危险化学品启封后加贴启封标签,注明启用日期。危险化学品分装后也须加贴分装标签,注明分装日期。

(2)存在危险化学品的部门需熟知部门内危险化学品的特性、正确的使用方法,以及急救措施。如果对发生泄漏溢出的危险化学品性质不清,可查询 MSDS(化学品安全技术说明书)溢出处理流程,并及时报告总务部。

(3)存在化疗药物的部门需配备化疗药物溢出处理包,使用人员应熟知正确的使用方法,以及急救措施。

(4)在照 X 线或放射治疗期间,站在铅罩的后面。当有服务对象在进行 X 线或放射治疗时,注意不要进入房间。

(5)在处理完有害物质后洗手。

# 第八节 消防安全

消防工作不仅是保证我们正常生活、正常工作的强有力管控措施,也是影响整个社会经济健康发展的重要环节。随着城市化进程的不断发展,人口密度和高层建筑数量不断增加,一旦发生火灾等重大事故,很容易造成不可估量的损失。从火灾的三要素出发,控制好三要素即可燃物、助燃剂和点火源,也就控制了火灾的发生。

### 一、家庭护理的消防安全

(1)养成良好习惯,不要随意乱扔未熄灭的烟头和火种;不能在酒后、疲劳状态和临睡前在床上和沙发上吸烟。

(2)室内装修装饰不宜采用易燃可燃材料。

（3）夏天点蚊香应放在专用的架台上，不能靠近窗帘、蚊帐等易燃物品。

（4）不随意存放汽油、酒精等易燃易爆物品，使用时要加强安全防护。

（5）使用明火要特别小心，火源附近不要放置可燃、易燃物品。

（6）发现煤气泄漏，速关阀门，打开门窗，切勿触动电器开关盒和使用明火，应迅速通知专业维修部门来处理。

（7）在家中准备一些消防器材，如灭火器、防烟面具等，防患于未然。

（8）要经常检查电气线路，防止老化、短路、漏电等情况，电器线路破旧、老化要及时修理更换。

（9）家用电器着火后不可用水扑灭，要及时拉下电闸开关，切断电源，再用干粉灭火器灭火。

（10）安装烟雾探测器，将其安置在每间卧室及每一层楼，并确保它们可以正常工作。

（11）电路保险丝（片）熔断，切勿用铜线、铁线代替，提倡安装自动空气开关。

（12）不能超负荷用电，不乱拉、乱接电线。

（13）离开住处或睡觉前要检查用电器具是否断电，总电源是否切断，燃气阀门是否关闭，明火是否熄灭。

（14）切勿在走廊、楼梯口、消防通道等处堆放杂物，要保证通道和安全出口的畅通。

## 二、发生火灾时的应对措施

（1）要了解居住地点的安全出口，安全出口须通畅无障碍物。

（2）如果发生火灾，在场人员须全部尽快离开着火地点。

（3）一定不要乘坐电梯离开。

（4）迅速告知楼里的其他人发生了火灾，一边使用火警系统报警，一边在走廊里大叫"着火了"。

（5）在离开建筑物时，迅速打电话给火警部门。

（6）了解火场情况的人，应及时将火场内被围人员及易燃易爆物品情况告诉消防人员。

（7）必须穿过浓烟逃生时，应尽量用浸湿的衣物包裹身体，捂住口鼻，贴近地面。

（8）身上着火，可就地打滚，或用厚重衣物覆盖压灭火苗。

（9）大火封门无法逃生时，可用浸湿的被褥、衣物等堵塞门缝、泼水降温，呼救待援。

（10）不要再次回到建筑物内。

## 三、如何使用和选择家用灭火器材

根据我国相关消防法规的要求，建筑物应当配备规范、齐全、有效的消防设施。常见的可供家庭使用的灭火器主要有手提式泡沫灭火器、手提式干粉（超细干粉）灭火器和手提式二氧化碳灭火器。

### (一) 手提式泡沫灭火器

适宜扑灭油类及一般物质的初起火灾。使用时,用手握住灭火器的提环,平稳、快捷地提往火场,不要横扛、横拿。灭火时,一手握住提环,另一手握住筒身的底边,将灭火器颠倒过来,喷嘴对准火源,用力摇晃几下,即可灭火。泡沫灭火器使用不慎会使盖、底弹出,伤及人身;若与水同时喷射在一起,会影响灭火效果;扑灭电器火灾时则容易导致人员触电,具有一定的风险。

### (二) 手提式干粉(超细干粉)灭火器

适宜扑灭油类、可燃气体、电器设备等初起火灾。使用时,先打开保险栓,一手握住喷管,对准火源,另一手拉动拉环,即可扑灭火源,使用十分方便。

### (三) 手提式二氧化碳灭火器

适宜扑灭精密仪器、电子设备及 600 V 以下的电器初起火灾。手提式二氧化碳灭火器有两种使用方式,即手轮式和鸭嘴式。手轮式需一手握住喷筒把手,另一手撕掉铅封,将手轮按逆时针方向旋转,打开开关,二氧化碳气体即会喷出;鸭嘴式则需一手握住喷筒把手,另一手拔去保险栓,将扶把上的鸭嘴压下,即可灭火。灭火时要注意,人员应站在上风处;持喷筒的手应握在胶质喷管处,防止冻伤;室内使用后,应加强通风,否则反而会使人员产生窒息。

## 四、如何正确使用灭火器

灭火器是一种可携式灭火工具。灭火器内放置化学物品,用以救灭火灾。灭火器是常见的防火设施之一,存放在公众场所或可能发生火灾的地方,不同种类的灭火器内装填的成分不一样,是专为不同的火灾起因而设。使用时必须注意,以免产生反效果及引起危险。使用灭火器的流程,应记住国家消防协会推荐使用的"PASS"这个词。

1. 拉开保险栓(pull,P)  一般可以迅速打开很多类型灭火器的手柄。
2. 对准着火点(aim,A)  把软管和喷嘴直接对准火源底部,注意不要喷射火焰的上部。
3. 挤压按钮(squeeze,S)  挤压或按下杠杆、手柄或按钮以启动喷雾。
4. 扫射(sweep,S)  在火的根部前后扫动喷雾。

# 第九节  灾  难

灾难是自然或人为的严重损害、灾祸造成的苦难。目前在学术界较为公认的概念是

2002 年世界卫生组织的界定,即灾难是对一个社区或社会功能的严重破坏,包括人员、物资、经济或环境的损失和影响,这些影响超过了受灾社区或社会应用本身资源应对的能力。世界卫生组织的灾难定义强调了不管是自然灾害还是人为事件,其破坏的严重性超出了受灾地区本地资源所能应对的限度,需要国内或国际的外部援助以应对这些后果,而一般本地可以应对的突发事件就不属于灾难的范畴。

## 一、灾难的具体分类

1. 自然灾害相关灾难　自然灾害相关灾难包括地震、火山活动、滑坡、海啸、热带风暴和其他严重的风暴、龙卷风和大风、洪水、大火灾、干旱、沙尘暴和传染病等。

2. 人为灾难　人为灾难包括火灾、爆炸、交通事故、建筑物事故、工伤事故等所致灾难,卫生灾难,矿山灾难,科技事故灾难,以及战争及恐怖袭击所致灾难等。

## 二、灾难应急预案

(1) 明确本单位灾害事故应急处置组织机构、指挥体系及其工作职责,明确人员疏散、报警、指挥程序及现场抢救程序等事项,做到分工细致、职责明确。

(2) 单位全体工作人员应在发生灾害事故时主动及时到达现场,在现场指挥部统一指挥下投入救灾与抢险救援工作,有组织地开展医疗救护工作。

(3) 应将人员的疏散、转移和应急救治作为预案的重点内容,尽最大可能避免和减少人员伤亡。

(4) 对在灾难或突发事件中受伤的人员及转移出的患者进行检伤分类,便于医务人员采取相应的救护措施。

(5) 明确规定伤病员转送至其他医疗机构的原则、转运途中救护措施、交接手续等。

(6) 定期对本单位全体人员进行灾害事故应急处置知识、技能培训,并组织灾害事故应急预案模拟演练。

## 三、地震

(1) 保持冷静,迅速分析情况。

(2) 就近寻找逃生的工具。

(3) 设法脱离险境。如果找不到脱离险境的通道,尽量保存体力,用石块敲击能发出声响的物体,向外发出呼救信号,不要哭喊、急躁和盲目行动,这样会大量消耗精力和体力,尽可能控制自己的情绪或闭目休息,等待救援人员到来。

(4) 如果受伤,要想法包扎,避免流血过多。

(5) 维持生命。如果被埋在废墟下的时间比较长,救援人员未到,或者没有听到呼救信号,就要想办法维持自己的生命,防震包的水和食品一定要节约,尽量寻找食品和饮用水,必要时自己的尿液也能起到解渴作用。

(6) 如果在家里,千万不能滞留在床上或站在房间中央,更不能躲在窗户边,不要靠近不结实的墙体,不要破窗而逃。应该飞速跑到承重墙墙角、卫生间等开间小,有支撑的房间,或躲在低矮牢固的家具处。住在平房可躲在炕沿下,但要避开大梁。

(7) 住楼房者,发生地震时千万不能到阳台、楼梯或去乘电梯,更不能跳楼。

## 四、洪水

(1) 为防止洪水涌入屋内,首先要堵住大门下面所有空隙。最好在门槛外侧放上沙袋,沙袋可用麻袋、草袋或布袋、塑料袋,里面塞满沙子、泥土、碎石。如果预料洪水还会上涨,那么底层窗槛外也要堆上沙袋。

(2) 如果洪水不断上涨,应在楼上储备一些食物、饮用水、保暖衣物及烧开水的用具。

(3) 如果水灾严重,水位不断上涨,就必须自制木筏逃生。任何入水能浮的东西,如床板、箱子及柜子、门板等,都可用来制作木筏。如果一时找不到绳子,可用床单、被单等撕开来代替。

(4) 在爬上木筏之前,一定要试试木筏能否漂浮,收集食品、发信号用具(如哨子、手电筒、旗帜、鲜艳的床单)、划桨等是必不可少的。在离开房屋漂浮之前,要吃些含较多热量的食物,如巧克力、糖、甜糕点等,并喝些热饮料,以增强体力。

(5) 在离开家门之前,还要把煤气阀、电源总开关等关掉,时间允许的话,将贵重物品用毛毯卷好,收藏在楼上的柜子里。

## 五、飓风

(1) 强风会吹落高空物品,要及时搬移屋顶、窗口、阳台处的花盆、悬吊物等;在台风来临前,最好不要出门,以防被砸、被压、触电等不测;检查门窗、室外空调、保笼、太阳能热水器的安全,并及时进行加固。

(2) 准备手电、食物及饮用水,检查电路,注意炉火、煤气,防范火灾。

(3) 在做好以上防风工作的同时,要做好防暴雨工作。

(4) 关好门窗,检查门窗是否坚固;取下悬挂的东西;检查电路、炉火、煤气等设施是否安全。

(5) 将养在室外的动植物及其他物品移至室内,特别是要将楼顶的杂物搬进来;室外易被吹动的东西要加固。

# 第十节　工作场所暴力

工作场所暴力是指员工在其工作环境中,其安全与健康遭受来自外部或内部威胁的攻击、虐待、骚扰等事件。可能是身体侵害、心理胁迫或损毁财物的行为。工作场所暴力被认为是一个严重的公共卫生问题,也是职业卫生领域的一个新话题。主要包括:谋杀,殴打,刺伤和枪击,强奸和性侵犯,使用武器如火器、炸弹、刀等实施绑架、抢劫、威胁等。

第一,按暴力类型分类,分为强奸和性骚扰、抢劫、重度伤害、轻度伤害;第二,按暴力的表现方式分类,分为语言暴力、行为暴力;第三,按暴力的施加者与施加对象分类,分为同事间暴力、客户施加暴力、亲属/朋友施加暴力、陌生人施加暴力(如匪徒等)。

# 一、医护人员工作场所暴力的影响因素

## (一) 经济因素

患者的维权和自我保护意识增强,对医院的期望值也越来越高,患者在花钱看病的同时,也在评估其所得到的医疗服务是否"规范"。当疾病没有治好或未达到患者预期时,患者就可能认为医疗过程中服务态度和服务方式存在不妥之处,导致医疗纠纷和医院工作场所暴力。

## (二) 受教育程度

中国医院协会对全国 30 个省、自治区、直辖市、军队医院中抽取的数据显示,恶性伤医者大多受教育程度低,家庭多比较贫困,无业、农民、下岗及打工者占 70% 以上;约 40% 性格内向、孤僻、偏执,约 30% 有精神疾病病史;存在疾病无法治愈、支付医疗费困难等现象。医院、医务人员和患者都认为诊疗结果与患方期待落差大、医患沟通不到位、诊疗费用高出患方承受能力是事件发生的主要诱因,其中诊疗结果与患方期待落差大被排在了首位,如缺乏医患沟通、医务人员工作流程有待完善、患者及其家属期望值过高、候诊时间过长、医疗费用偏高等。

## (三) 其他因素

也有研究认为,医疗资源有限、医疗资源分布不合理、医师的超负荷工作、医院"以药养医"的经济导向是造成医患关系紧张的主要因素。轮班作业中,夜班时医疗活动较少,安排的工作人员也较少,因而更容易发生暴力事件,这也是医护人员工作场所暴力的重要影响因素。

# 二、工作场所暴力的预防措施

## (一) 对于躁动或有攻击性的服务对象

(1) 远离服务对象。评估服务对象的手臂和腿的长度,站足够远,防止服务对象打到或踢到你。

(2) 站在离门近的地方。不要被困在房间里。

(3) 迅速移走房间里有可能被用于武器的物品,如花瓶、电话、收音机、开信刀、皮带等。

（4）了解紧急按钮、信号灯、警铃、闭路监控和其他安全设备的位置。

（5）保持你的手不受约束。

（6）保持冷静。以冷静的方式和服务对象对话。不要大声争执，或教训、打断服务对象。

（7）注意你的肢体语言。不要用手指指着或盯着服务对象，不要把你的手放在屁股上。

（8）不要试图触碰服务对象。

（9）告诉服务对象你会让护士来与他或她沟通。

（10）尽快离开房间。确保服务对象是安全的。

（11）立即告诉护士或安保人员该事件，汇报房间内有可能被用作武器的物品。

**（二）设备安全**

（1）安装警报系统、闭路监控、紧急按钮、手控警报、无线电话、双向无线电及电话系统等。这些系统可直接联系安保人员或警察。

（2）进口处安装金属探测器来识别枪支、刀或其他武器。

（3）在走廊的汇合点和视觉盲点区域装曲面镜。

（4）在工作站安装防弹和抗震玻璃。

（5）大门的警铃保持打开的状态。

（6）不要和任何人分享安全保障密码。

**（三）避免暴力武器**

（1）不要佩戴有可能成为武器的珠宝和围巾。例如，服务对象会抓住耳环和手镯，或者服务对象会用项链或围巾缠住某人。

（2）扎起长发，不超过衣领。服务对象可能会拉扯长发并导致头部受伤。

（3）钥匙、剪刀、笔或可能会变成武器的其他物品放在服务对象看不见的地方。

（4）尽量减少画卷、花瓶和其他可能成为武器的物品的数量。

（5）移走维护人员或探视者留下的工具或有可能成为武器的物品。

# 第十一节 风险管理

风险管理主要包括识别和控制风险及影响该机构的安全隐患。目的是保护机构内的服务对象、入住者、探视者及员工；保护机构的财产不受损害；保护服务对象有价值的物品；防止事故和损伤的发生。

## 一、颜色编码腕带

标识腕带又叫身份识别带,在医院里,住院的病患手上都戴着一个标识腕带,主要起着标识患者身份的作用。一般来说,标识腕带的常见颜色有橙色、蓝色、粉红、黄色、绿色、红色等,医院在识别不同患者身份时,使用不同颜色的标识腕带,如濒危患者用红色腕带标识,危重患者使用黄色标识,急症用蓝色,非急症用绿色等,各种不同颜色的腕带有自己的标识作用,但是都要根据该医院的规定,并不是每家医院使用的颜色标识的病况都一样。外带的腕带可能和所在机构的腕带含义有所不同。所以,在护理过程中,如果有外来转院的患者,护理人员需要从该患者身上摘下其他机构的手腕带,并为其配上本机构适合该患者的手腕带。标识腕带颜色区分的目的是使护士能更快地识别患者,在繁忙的工作环境中按轻重缓急安排工作,快速、安全地开展工作,尽可能避免医疗事故的发生。

## 二、个人物品的保管

(1) 住院处接待人员及病房护士负责告知患者住院期间不要携带贵重物品。

(2) 护士在患者入院当日告知患者妥善保管并签字确认,提供物品存放柜。

(3) 医患双方清点物品后放入干净袋子,密封袋封口处双方共同签名,特殊情况下由两位经办人签名。

(4) 存放患者物品袋贴标签,写上患者姓名、住院号(ID 号)、日期,附物品清单。

(5) 患者出院或其陪护亲属到院时,将物品交予患方并签字确认。

## 三、风险管理措施

### (一)加强机构安全教育

医疗安全是医疗工作的生命线,医院必须将医疗安全教育置于首位,采取理论与实践相结合的方式,利用周例会、科室早交班会、新入职人员培训等时机坚持专题教育、日常性教育,让每个人心中都能意识到医疗安全的重要性。

### (二)加强规章制度学习

每一个医疗规章制度和操作规程的背后都有无数前人总结的血淋淋教训,坚持按照医疗规章制度和操作规程进行操作,便能避免绝大多数的医疗差错和事故。通过短期集中理论学习和计划性长期教育,定期开展讲评、进行通报、组织讨论、实施考核,根据效果及时调整教育方案,使每一名医护人员能够熟练掌握卫生法律法规、医疗规章制度和各项工作与之相关的操作规程。

### (三)加强沟通能力培训

医疗行为是一门与人打交道的学科,必然离不开人与人的沟通。将沟通能力培训贯穿至执业全过程,使用文明用语,开展"假如我是一名患者"的换位思考,做到己所不欲,勿施于人。除学习专业知识外,学习社会学知识,夯实知识的厚度和拓展知识的宽度,才能与患者有更好的交流,达到沟通的目的。

### (四)加强饮食安全管理

加强炊事人员定期体检,保持良好卫生习惯。注重炊事人员招聘,坚决杜绝有重大思想问题的人员从事炊事工作,防止主动投毒事件发生。主食、副食分区存放,存放环境地面干净、摆放整齐、湿度合适,加工过程中生熟分开、荤素分离。第一次患者取餐时询问食物过敏史,防止食物过敏发生。做好食品留样,便于追根溯源。教育患者注意外卖安全隐患,向饮食质量佳、民众口碑好的餐馆订餐,观察外卖的性状,有异常表现时切勿食用。

### (五)加强机构安全管理

各类房屋建设和装修方案的布局、物品配备要有安全角度考量。下雪冰冻天气时,在医疗大楼的各个入口、各交通要道铺放防滑布匹,放置提醒标识,预防跌倒发生。坚持随时汇报和责任部门定期巡查,及时发现损害设施、设备隐患,并建立挂账销账,对未及时修复的故障、全院公共区域设施存在危险的区域设立警示标语,建立防护设施。

### (六)提高医务人员的专业素质

在我国当前的医疗环境中,由于患者众多,医疗机构的压力比较大,而且医务人员比较紧缺。在为患者的治疗过程中,医务人员将更多的精力放在治疗患者身上,反而忽略了提升自身的专业素质。而且有些医师可能会从早忙到晚,在情绪处理上可能存在一定的问题,在面对比较多的患者时,很有可能会出现情绪不高或态度不够好的问题,这样会让患者心里感到不快,甚至质疑医师的诊断水平,很有可能对接下来的治疗产生不好的影响。因此,医院管理人员应该多了解掌握医师的工作情况,及时给予医师心理疏导,尽可能避免情绪问题的发生,进而提高医师的专业素质,让医师能够更好地为患者进行服务。

### 参考文献

[1] 陈晶.23例急性酒精中毒患者护理体会[J].大家健康(学术版),2015,9(12):185.
[2] 陈晶.谨防一氧化碳中毒[N].人民政协报,2021.
[3] 郭艳红.浅析医院设备管理中的数据统计[J].医学信息(上旬刊),2011,24(05):2503.
[4] 李小寒.基础护理学[M].北京:人民卫生出版社,2017.
[5] 肖方.日常防火及家用灭火器选择[J].中国消防,2017(08):64-66.
[6] 叶小民.浅谈医院安全用电管理[J].医疗装备,2009,22(4):48-49.
[7] 袁成.风险管理方法及其在医院管理工作中的应用[J].首都食品与医药,2020,27(17):116-117.
[8] 张波.急危重症护理学[M].北京:人民卫生出版社,2012.

［9］张呈宇.风险管理在医院医疗器械管理中的应用探讨［J］.健康之友,2021(4)：296.

［10］张亚娜.早期预防护理对急性重度有机磷中毒并发症的影响［J］.黑龙江中医药,2020,49(05)：317 - 318.

［11］赵金币,戚霁,邹建芳.医院工作场所暴力研究概况［J］.中华劳动卫生职业病杂志,2017,35(08)：638 - 640.

［12］朱晓华.浅谈如何实施医院风险管理［J］.临床医药文献电子杂志,2020,7(88)：195 - 196.

# 第六章 预防感染

感染是指病原微生物侵入机体并生长繁殖引起的一种病理反应。感染对服务对象的安全和健康是一个巨大的隐患。轻度感染能引起机体短时间的感染,而严重感染则会导致死亡。婴幼儿、老年人及残疾人都属于高危人群。医务人员遵循特定的做法和程序以防止感染的传播(感染控制),其目的是保护服务对象、探访者及工作人员不被感染。

## 第一节 微 生 物

微生物是微小的生物体,只有用显微镜才可以看见。微生物无处不在,口腔、鼻腔、呼吸道及胃肠道均有。它们附着在皮肤或黏膜上,并且存在于空气、土壤、水及食物里;它们也附着在动物、衣物和家具上。

导致感染的有害微生物被称为致病菌,非致病菌是指通常不会导致感染的微生物。

### 一、微生物的类型

微生物包括以下五种类型。

1. **细菌** 细菌是迅速繁殖的单细胞生物。通常被称为病菌,它们会导致任何一个身体系统的感染。

2. **真菌** 真菌是一种植物样的有机体,生存在其他植物和动物身上。蕈类、酵母菌和霉菌都是常见的真菌。真菌会在口腔、阴道、皮肤、足部和其他身体部位造成感染。

3. **原生生物** 原生生物是一种单细胞动物。它们会在血液、大脑、肠道和其他身体部位造成感染。

4. **立克次体** 立克次体存在于跳蚤、虱子、螨虫及其他昆虫体内。它们通过叮咬传播到人体,落基山斑疹热就是一个例子。患者会发热、寒战、头疼及起皮疹。

5. **病毒** 病毒在活细胞中生长。它们导致许多疾病,如普通感冒、疱疹、获得性免疫缺陷综合征(AIDS)等。

## 二、微生物的生存条件

微生物需要一个宿主来生长和繁殖。宿主是指微生物生长和繁殖的环境。人、植物、动物、土壤、食物和水都是常见的宿主。微生物需要从宿主获取水和养分,多数需要氧气来生存。大多数微生物在宿主体温环境中生长得更好。热量和光线会杀灭微生物。

## 三、正常菌群

正常菌群是在特定区域生长和繁殖的微生物。某些微生物寄居于呼吸道、肠道和皮肤上,当寄居在自然宿主身上时,它们是非致病菌;但是当非致病菌从其正常寄居部位转移到其他部位或另一位宿主(易位)时,它就变成致病菌。例如,大肠埃希菌通常寄居在结肠,如果它进入泌尿系统,便会导致泌尿系统感染。

## 四、多重耐药菌

多重耐药菌(MDRO)是能对抗菌药物耐药的微生物。抗菌药物可以杀死引起感染的某些特定微生物,但有些微生物会改变其自身结构,以致很难被杀灭,它们可以与抗菌药物共存。因此,它们造成的感染很难被控制。多重耐药菌的产生通常是由于抗菌药物的滥用,未规范使用抗菌药物或长时间使用也是原因之一。两种常见的多重耐药菌如下。

1. 耐甲氧西林金黄色葡萄球菌(MRSA) 金黄色葡萄球菌是一种通常附着在鼻腔和皮肤上的细菌,是对治疗金黄色葡萄球菌感染有效的抗菌药物耐药的一类细菌。耐甲氧西林金黄色葡萄球菌造成严重的伤口、血流及肺部感染。

2. 耐万古霉素肠球菌(VRE) 肠球菌通常存在于大肠和粪便里,它可以通过被污染的手、马桶座、护理设备及被污染的手触摸过的物品来传染给别人。当它们不在正常寄居部位(大肠)时,肠球菌会导致泌尿系统、伤口、盆腔及其他感染。万古霉素是一种时常被用来治疗此类感染的抗菌药物,对万古霉素耐药的肠球菌被称为耐万古霉素肠球菌。

# 第二节 感 染

局部感染是身体某一部分感染,全身感染涉及整个机体。

## 一、感染的症状和体征

(1) 发热(体温升高)。

(2) 寒战。

(3) 脉率增加。

(4) 呼吸频率增加。

（5）疼痛或触痛。

（6）疲劳及乏力。

（7）食欲减退（厌食）。

（8）恶心、呕吐。

（9）腹泻。

（10）皮疹。

（11）黏膜溃疡。

（12）身体局部红肿。

（13）被感染部位有分泌物或引流物。

（14）局部温度升高。

（15）部分机体功能受限。

（16）头痛。

（17）肌肉疼痛、关节疼痛。

（18）意识模糊。

免疫系统保护机体免受疾病和感染侵袭。就像其他身体系统一样，免疫系统功能随年龄增加而发生改变，因此老年人感染风险较高。

感染期间，老年人可能会有轻微发热或根本不会发热，红肿也可能是非常轻微的，可能没有疼痛的主诉，也可能发生意识模糊和谵妄。

老年人的感染一旦发展到有明显的症状和体征时，会危及生命。因此，需要警惕老年服务对象最细微的行为和状态的改变，一旦发现异常，立即向护士报告。

老年人康复时间相比年轻人要更长。感染会使老年服务对象康复过程延长，也影响他们的独立自主的生活能力和生活质量。

## 二、感染链

感染源、传播途径和易感宿主是医院发生感染的三个要素，三者同时存在并相互联系，就构成了感染链，缺少或切断任一要素，将不会发生医院感染。

### （一）感染源

感染源是指病原体自然生存、繁殖并排出的宿主（人或动物）或场所。主要分为两类。

1. 内源性感染源　患者本人。患者身体某些特定部位（皮肤、泌尿生殖道、胃肠道、呼吸道及口腔黏膜等）的常居菌或暂居菌，或来自外部环境并定植在这些部位的正常菌群，以及身体其他部位感染的病原微生物，在个体的抵抗力下降、菌群易位或菌群失调时，成为内源性感染的重要来源。可导致自身感染，也具有传播给他人的能力。

2. 外源性感染源　患者之外的宿主或医院环境。主要包括以下几种。

（1）已感染的患者及病原携带者。

（2）环境贮存：医院的空气、水源、设备、器械、药品及垃圾等。

（3）动物感染源：各种动物如鼠、蝇、蟑螂、蜱、螨等。

**（二）易感宿主**

易感宿主是指对某些疾病或传染病缺乏免疫力的人。如将易感者作为一个总体，则称为易感人群。医院是易感人群相对集中的地方，易发生感染且感染容易流行。

1. 常见的易感宿主

（1）婴幼儿或老年人。

（2）机体免疫功能严重受损者。

（3）接受各种免疫抑制剂治疗者。

（4）不合理使用抗生素者。

（5）接受各种侵入性诊疗操作者。

（6）营养不良者。

（7）手术时间长或住院时间长者。

（8）精神状态差、缺乏主观能动性者。

（9）暴露于病原体者。

（10）不遵守感染预防规范者。

2. 感染的高危人群　如烧伤、器官移植和化疗的患者。这类人若发生严重感染很可能会危及生命。

（1）烧伤患者：皮肤是身体的保护层，能防止微生物进入体内。当烧伤导致人的皮肤受损时，伤口就成为微生物的入口；微生物可能来自人的正常菌群（皮肤、呼吸道、胃肠道）、医疗护理环境及医疗团队。同时，烧伤也影响机体的免疫系统和抗感染的能力，在烧伤患者中，要特别关注耐甲氧西林金黄色葡萄球菌和耐万古霉素肠球菌。

（2）移植患者：移植是指从一个人到另一个人或从身体的一个部位到另一个部位的器官或组织的转移，如肾、肝、心脏、肺、骨骼、肌腱、血管和皮肤的移植。人的免疫系统会识别新的器官或组织为异物，而且人体正常免疫反应会排斥新的器官或组织，因此，对于移植患者会应用一些药物来预防排斥反应。此类药物可以抑制人的免疫系统产生抗体，但是抗体是抵抗感染所需的。

（3）化疗患者：一些化疗会影响骨髓产生白细胞的能力，导致机体生成白细胞减少，而白细胞是抵抗感染所需的。

## 三、医院感染

医院感染（healthcare-associated infection，HAI）又称医院获得性感染、医疗相关感染。广义上，任何人在医院活动期间因遭受病原体侵袭而引起的诊断明确的感染均称为医院感染。

### (一) 医院感染的诊断标准

(1) 无明确潜伏期的感染，入院 48 小时后发生的感染。

(2) 有明确潜伏期的感染，自入院起超过平均潜伏期后发生的感染。

(3) 本次感染直接与上次住院有关。

(4) 在原有感染基础上出现其他部位新的感染（慢性感染的迁移病灶除外）。

(5) 在已知病原体基础上又分离出新的病原体（排除污染和原来的混合感染）。

(6) 由诊疗措施导致的潜在性感染，如疱疹病毒、结核杆菌等的感染。

(7) 医务人员在医院工作期间获得的感染。

(8) 新生儿在分娩过程中或产后获得的感染。

### (二) 按感染病原体的种类分类

(1) 细菌感染。

(2) 真菌感染。

(3) 病毒感染。

(4) 支原体感染。

(5) 衣原体感染。

(6) 立克次体感染。

(7) 放线菌感染。

(8) 螺旋体感染。

(9) 寄生虫感染。

### (三) 按感染发生的部位分类

(1) 呼吸系统：呼吸道感染、胸腔感染。

(2) 泌尿系统：肾盂肾炎、尿道感染。

(3) 消化系统：胃肠炎、肝炎。

(4) 骨和关节：骨髓炎、关节感染。

(5) 中枢神经系统：颅内感染、椎管内脓肿。

(6) 心血管系统：心内膜炎、心包炎。

(7) 血液：输血相关性肝炎、菌血症。

(8) 生殖系统：盆腔感染、会阴切口感染。

(9) 皮肤与软组织：压疮、坏死性筋膜炎。

(10) 手术部位：外科切口感染、深部切口感染。

(11) 其他部位：口腔感染、咽炎、中耳炎。

(12) 多个部位：多系统感染、多器官感染。

### （四）注重长期护理和家庭护理

医院感染的概念并不适用于所有家庭照护服务对象的获得性感染。确切地说，它是与医疗或外科操作有关的感染，必须是接受医疗照护所导致的感染。为保障医疗安全、提高医疗质量，各级各类医院应建立医院感染管理责任制，建立医院感染管理体系，加强感染管理监控，健全各项规章制度，依法管理医院感染，落实医院感染管理措施并开展持续质量改进，切断感染链。

# 第三节　清洁与消毒

清洁、消毒是预防与控制医院感染的关键措施之一。

（1）清洁：指去除物体表面有机物、无机物和可见污染物的过程。适用于各类物体表面，也是物品消毒、灭菌前的必要步骤。

（2）消毒：指清除或杀灭传播媒介上病原微生物，使其达到无害化的处理。

## 一、常用消毒操作

### （一）洗手

为保障患者安全，提高医疗质量，防止交叉感染，医院应加强手卫生的规范化管理。

1. 基本概念

（1）手卫生：是医务人员洗手、卫生手消毒和外科手消毒的总称。

（2）洗手：指医务人员用肥皂或皂液和流动水洗手，去除手部皮肤污垢和部分致病菌过程。

（3）卫生手消毒：指医务人员用速干手消毒剂揉搓双手，以减少手部暂居菌的过程。

（4）外科手消毒：指外科手术前医务人员用肥皂（或皂液）和流动水洗手，再用手消毒剂清除或杀灭手部暂居菌和减少常居菌的过程。使用的手消毒剂可具有持续抗菌活性。

2. 需要洗手的情况

（1）直接接触每个患者后。

（2）从同一患者身体的污染部位移动到清洁部位。

（3）接触患者黏膜、破损皮肤或伤口前后。

（4）接触患者血液、体液、分泌物、排泄物、伤口敷料等之后。

（5）接触患者周围环境及物品后。

（6）穿脱隔离衣前后，脱手套之后。

（7）进行无菌操作，打开清洁、无菌物品之前。

（8）配制药物或配餐前。

3. 注重老年人　阿尔茨海默病患者不懂消毒操作,应经常检查和清洁他们的手与指甲,因为他们弄脏手的时候可能不会告诉你,必须保护他们不受感染。以下情况需要帮助他们洗手。

（1）排泄后。

（2）咳嗽、打喷嚏或擤鼻涕后。

（3）进食或准备食物的前后。

（4）患者的手被污染的任何时候。

**（二）长期护理和家庭护理必须落实的清洁与消毒措施**

1. 保持卫生间清洁　必须预防微生物在家庭环境传播,也要防止将病原微生物带回家。上述介绍的措施都非常必要,还要保护患者免受食源性疾病感染。微生物很容易在卫生间滋生和蔓延,家庭所有成员必须要保持卫生间的清洁,每次使用卫生间后,都需要采取清洁措施。

（1）每次使用后请冲厕所。

（2）在洗涤、剃须或漱口后,请清洗水槽。

（3）使用浴缸后,擦拭浴缸。淋浴后清洁淋浴用品。

（4）清除水槽、浴缸或淋浴间的头发。

（5）把浴巾晾晒干,或者把它们放在洗衣篮里。

（6）将水渍擦干净。

2. 做好一般清洁卫生

（1）立即清理泼溅出来的液体。

（2）给家具和百叶窗除尘。

（3）拖地或吸尘,每周至少1次用湿拖把拖地。

（4）使用无尘拖把清扫,使用畚箕收集灰尘、碎屑和其他垃圾,每天或根据需要进行清扫。

（5）清洗衣服和床单。

3. 整理卫生间设施　护理计划和任务清单记录何时清理家里的其他区域,卫生间清洁整理时必须戴上手套。

（1）地面、马桶表面(坐便区及马桶的外露区域)。

（2）淋浴间或浴缸的两侧、墙壁、淋浴房的拉帘或门。

（3）毛巾架,晾好干净的浴巾和毛巾。

（4）厕所纸巾盒、牙刷和肥皂架,及时添加厕纸和面巾纸。

（5）镜子(使用玻璃清洗剂)、水槽、窗台。

（6）擦拭没有地毯的地面,用吸尘器清理地毯。

（7）清空垃圾筒。

（8）打开窗户通风并且使用空气清新剂。这些措施可帮助减少异味,使卫生间空气清新。

（9）每周清洗浴垫、垃圾篓和和洗衣篮。

## 二、手卫生

手卫生是最简单和最重要的预防感染的方法。手很容易被污染,还会将微生物传播到其他人或物品上,在护理前后,要实施手卫生,并遵循以下规定。

明确选择洗手方法的原则:当手部有血液或其他体液等肉眼可见污染时,应用清洁剂和流动水洗手;当手部没有肉眼可见污染时可用速干手消毒剂消毒双手代替洗手,揉搓方法与洗手方法相同。

### （一）何时使用肥皂和水洗手

以下情况清洗你的双手。

（1）当看起来很脏或被血液、体液、分泌物或排泄物污染后。

（2）吃东西前和使用卫生间后。

（3）如果可能或已经暴露于炭疽芽孢环境中。

（4）如果没有速干手消毒剂可用的情况下。

### （二）何时使用速干手消毒剂洗手

如果没有明显污渍,可以使用含乙醇的速干手消毒剂进行手卫生。

（1）直接接触患者前。

（2）接触患者完整皮肤后。例如,在测量脉搏、血压或移动患者之后。

（3）在接触患者体液、排泄物、黏膜、非完整性皮肤及伤口敷料后,双手没有明显污渍时。

（4）进行护理时,从身体的污染部位转移到清洁部位前。

（5）接触服务对象周边环境的物品后(包括设备)。

（6）脱掉手套后。

### （三）用流动水和肥皂洗手的方法

（1）打开水龙头(最好是感应式或用肘、脚踏、膝控制的开关),调节合适水流和水温,用温的流动水洗手,水不要过热。

（2）在流动水下,将双手充分淋湿,水流不可过大以防止溅湿工作服。

（3）关上水龙头并取适量清洁剂均匀涂抹至整个手掌、手背、手指和指缝。

（4）认真揉搓至少15秒,具体揉搓步骤:①掌心相对,手指并拢相互揉搓;②掌心对手背沿指缝相互揉搓,交替进行;③掌心相对,双手交叉指缝相互揉搓;④弯曲手指关节在另一掌心旋转揉搓,交替进行;⑤一手握另一手大拇指旋转揉搓,交替进行;⑥五个手指尖并拢在另一掌心旋转揉搓,交替进行。

（5）打开水龙头,在流动水下彻底冲洗双手,冲洗时手注意指尖向下。

（6）关闭水龙头,以擦手纸或毛巾擦干双手或在干手机下烘干双手。

### （四）使用速干手消毒剂洗手的方法

（1）按洗手步骤洗手并保持手部干燥。

（2）取速干手消毒剂于掌心,均匀涂抹至整个手掌、手背、手指和指缝,必要时涂抹至手腕及腕上 10 cm。

（3）按照揉搓洗手的步骤揉搓双手,直至手部干燥。

（4）自然干燥。

### （五）预防皮肤皲裂和干燥

洗手后使用护手乳液或霜以预防皮肤皲裂和干燥,皲裂和干燥会导致皮肤破损,使得微生物侵入人体。

## 三、辅助用品和设备

多数医疗用品和设备都是一次性的,这样能够防止感染的传播。一次性用品使用后要直接丢弃;有时患者也使用非一次性使用的物品,如便盆、尿壶、洗手盆、水壶和水杯,不要从其他患者那里借用这些用品。非一次性物品要清洁、消毒,然后再灭菌,这些通常是由消毒供应中心完成。

### （一）清洁

通过清洁可以减少一定数量微生物,也能除去血液、体液、分泌物和排泄物等。清洁护理用品和设备的方法及注意事项如下。

（1）当在清洗受血液、体液、分泌物或排泄物污染的物品时穿戴个人防护用品。个人防护用品包括手套、面罩、护目镜或口罩。

（2）工作要从"洁"到"污"。如果你的工作从"污"的区域到"洁"的区域,那么就会受到污染。

（3）水洗去除有机物质时,要用冷水清洗,因为加热会使有机物质变厚、变黏并且很难去除。

（4）用肥皂和热水清洗物品。

（5）彻底刷洗,必要时使用刷子。

（6）在温水中冲洗物品。

（7）擦干物品。

（8）消毒或灭菌物品。

（9）消毒使用过的设备和水池。

（10）丢弃个人防护用品。

（11）洗手。

医院和护理机构都有"清洗区"和"消毒灭菌区"，用品和设备的清洁是在"清洗区"完成；消毒和灭菌是在"消毒灭菌区"完成。

### （二）消毒

消毒是杀灭除芽孢以外的所有病原微生物的过程。芽孢不会被杀死，它是一种由坚硬外壳保护的细菌，只有在非常高的温度下才可以杀死芽孢。

化学消毒剂用于消毒物体的表面，如台面、浴盆和淋浴用品；也被用于消毒重复使用的物品。此类物品包括血压计袖带、便桶和金属便盆、轮椅和担架、家具。

洗涤剂和热水常用来消毒烹饪餐具、厨具、饮水设备及床单。很多产品可以消毒家居物体表面，如水池、台面、地板、厕所、浴缸和淋浴用品。使用家人喜欢的产品或遵循护士的指示。

白醋和水是简单实用、经济实惠的消毒剂，可以用它清洁便盆、尿壶、马桶、厕所、镜子、卫生间的墙壁等。制作消毒醋液的方法如下。

（1）1 杯白醋和 3 杯水混合。

（2）用容器盛装，贴上"醋液：1 杯白醋，3 杯水"的标签。

（3）标签上还需标注日期、时间。

化学消毒剂会灼伤或刺激皮肤，使用时不要戴一次性手套，应戴防水的厚实手套或橡胶手套保护皮肤。有的化学消毒剂需要特别的方法来保存和使用，使用消毒剂前需核查化学品安全技术说明书。

### （三）灭菌

灭菌是指杀灭或清除医疗器械、器具和物品上一切微生物的处理，并达到灭菌水平的方法。

灭菌的方式包括煮沸、辐射、液体或气体化学物质、干热及压力蒸汽。压力蒸汽灭菌器利用高压饱和蒸汽杀灭微生物，该方法灭菌能力强，为热力灭菌法中最有效、应用最广泛的灭菌方法。适用于耐热、耐湿类器械、器具和物品的灭菌，但不能用于油类和粉剂的灭菌。

煮沸消毒法：是应用最早的消毒方法之一，也是家庭常用的消毒方法。煮沸 5～10分钟可杀灭细菌繁殖体，煮沸 15 分钟可杀灭多数细菌芽孢，某些热抗力极强的细菌芽孢需煮沸更长时间。煮沸消毒法简单、方便、经济、实用，适用于金属、玻璃和餐饮具或其他耐湿、耐热物品的消毒。

（1）物品冲刷干净后全部浸没在水中≥3 cm，加热煮沸后维持 15 分钟及以上。

（2）消毒时间从水沸后算起。

（3）使用软水，大小相同的容器不能重叠，打开器械轴节和盖子，空腔导管里预先灌满水。

（4）放入物品不能超过容量的 3/4。

（5）玻璃器皿、金属及搪瓷类物品通常冷水放入。

（6）橡胶制品使用纱布包好，水沸后放入。

（7）中途加入物品，则需要在第二次水沸后重新计时。

（8）用夹具把物品移到干净的毛巾上。

（9）物品在空气中晾干。

## 四、其他无菌措施

手卫生、清洗、消毒及灭菌都是重要的无菌措施。这些措施无论是居家、工作还是日常生活中都是很有用的。

### （一）控制感染源（感染源：你或患者）

（1）提供条件，满足患者的卫生需求。

（2）用肥皂和水清洗受污染的区域，粪便、小便、血液、体液、分泌物等会含有微生物。

（3）将被污染的纸巾、床单和其他物品装入防漏塑料袋。

（4）贴上有患者名字和日期的标签。

（5）盖好或旋紧瓶子和液体容器，保持桌子、台面、轮椅座和其他物品表面清洁干燥。

（6）一旦开启了仅供个人使用的瓶子，在瓶身上标识。

（7）保持引流瓶置于引流部位的下方。

（8）根据机构规定倾倒引流瓶或丢弃引流装置：通常要求每个班次倾倒一次引流液。或遵循指示增加倾倒的次数。

### （二）控制出口

（1）在咳嗽或打喷嚏的时候，掩住口鼻。

（2）在咳嗽或打喷嚏的时候，使用纸巾。

（3）根据需要穿戴个人防护用品。

### （三）控制传播途径

（1）给所有的患者提供他们自己使用的护理用具，如水杯、饭盒、洗脸盆、便盆、尿壶、马桶等。

（2）不要从一名患者的房间里取用具给另一名患者使用。即使是没有用过的，也不能把物品从一个房间拿到另一个房间。

（3）拿取用物和床单时与工作服保持一定的距离。

（4）落实手卫生。

（5）在以下情况时协助患者洗手：吃东西前后；排泄后；更换卫生巾、卫生棉、尿不湿或其他个人卫生产品后；接触血液、体液、分泌物或排泄物后。

（6）防止灰尘飞扬：不要抖动床单或用具，用湿布擦除灰尘。

（7）清扫顺序是从最干净的区域到最脏的区域，可避免污染干净的区域。

（8）朝下冲洗小便和大便，避免飞溅和喷溅。

（9）将污染的液体直接倒入水池或厕所里，避免喷溅到其他区域。

（10）不要坐患者的床或椅子，否则将有可能会沾染到微生物，并将其传播到另一个地方。

（11）不要使用落在或放在地板上的物品，因为地板是被污染的。

（12）每次使用浴缸和淋浴椅后要清洁，遵循机构的消毒流程。

（13）在每次使用后清洁便盆、尿壶和马桶，遵循机构的消毒流程。

（14）如果发现虫害要报告：如蚂蚁、蜘蛛、老鼠等。

### （四）控制入口

（1）提供良好的皮肤护理，保持皮肤完整。

（2）提供良好的口腔护理，保持黏膜完整。

（3）保护皮肤免受伤害：不要让患者躺在浴缸或其他物品上；确保床单干燥平整、无皱褶；根据指示和护理计划给患者翻身或变化体位。

（4）在排便后协助患者清洁会阴部：从尿道（最干净的区域）到肛门（最脏的区域）进行擦拭和清洁，这有助于防止泌尿系统感染。

（5）确保引流管连接正确，这可以防止微生物进入引流管道。

### （五）保护易感宿主

（1）遵循护理计划满足卫生需求，有助于保护患者皮肤和黏膜。

（2）遵循护理计划满足营养和液体需求，有助于防止感染。

（3）根据指示帮助患者进行深呼吸和咳嗽练习，有助于预防呼吸道感染。

## 第四节　隔离预防

隔离是采用各种方法、技术，防止病原体从患者及携带者传播给他人的措施。通过隔离可以切断感染链，将感染源、高度易感人群安置在指定地点，暂时避免和周围人群接触，防止病原微生物在患者、工作人员及媒介物中扩散。

隔离预防基于清洁和污染的要求，清洁区或清洁物品是没有病原菌的，它们没有被污染。污染区或污染物品是被病原菌污染的，如果清洁区或清洁物品接触了被污染的东西，那么清洁物品也会变成污染物品。清洁和污染也取决于病原菌的传播方式。

## 标准预防

标准预防措施是隔离预防措施的一部分,减少了病原菌传播的风险,同时也减少了已知或未知感染的风险;标准预防适用于在任何时候所有接受护理的患者。标准预防是基于患者的血液、体液、分泌物(汗液除外)、排泄物、破损皮肤和黏膜均可能含有感染性因子的原则而采取的预防感染的措施。

### (一) 手卫生

(1) 遵循手卫生规定。

(2) 非必要时不要接触靠近患者那一侧的物品表面,这可以避免你的手被环境污染,也可以防止病原体从污染的手传播到其他物体的表面。

(3) 不能戴假指甲或涂指甲油接触有感染风险或其他情况不好的服务对象(注意:有些机构不允许戴假指甲或涂指甲油)。

### (二) 个人防护用品

(1) 接触血液或体液时穿戴个人防护用品。

(2) 脱除个人防护用品时,不要污染自身的衣物或皮肤。

(3) 在离开患者房间或护理环境前,脱掉和丢弃个人防护用品。

### (三) 手套

(1) 在有可能接触以下情况时戴上手套

1) 血液。

2) 潜在感染性物质(如体液、分泌物、排泄物等)。

3) 黏膜。

4) 破损皮肤。

5) 可能受污染的皮肤。

(2) 穿戴合适或适合工作的手套

1) 直接接触患者应使用一次性医用手套。

2) 清洁环境或医疗设备,应使用一次性医用手套或可重复使用的手套。

(3) 与患者及其周围环境接触后脱去手套,患者周围环境包括周围使用中的设备。

(4) 在接触设备之后,脱去手套。

(5) 不要穿戴同一双手套护理多位患者,在接触患者后或接触下一个患者之前,请脱去手套。

(6) 不能通过清洗手套来达到重复利用手套的目的。

(7) 从患者污染部位移向清洁部位时,请更换手套。

### （四）隔离衣

（1）穿符合操作要求的隔离衣。

（2）在接触血液、体液、分泌物或分泌物时，穿隔离衣以保护皮肤和衣服。

（3）在需要直接接触有不明分泌物或排泄物的服务对象时，穿隔离衣。

（4）在离开房间或护理环境前脱下隔离衣并做手卫生。

（5）不能重复使用隔离衣，即使是重复接触同一患者。

### （五）眼、鼻、口的保护

（1）在做有可能引起血液、体液、分泌物或排泄物的喷溅的操作时，穿戴个人防护用品如口罩、护目镜、面罩。

（2）穿戴符合操作要求的个人防护用品，如口罩、护目镜、面罩。

（3）在进行可能引起呼吸道分泌物喷出的操作时穿戴上手套、隔离衣和以下其中一项装备：①完全遮住脸的前部和侧面的防护面罩；②面罩；③口罩和护目镜。

### （六）咳嗽礼仪

1. 指导有呼吸道症状的患者正确操作

（1）在咳嗽或打喷嚏的时候捂住鼻子和嘴。

（2）使用纸巾包裹呼吸道的分泌物。

（3）在使用后，就近把纸巾丢弃在垃圾桶里。

（4）在与呼吸道分泌物接触后执行手卫生。

2. 根据机构规定，为探视者提供口罩

### （七）设备护理

（1）在处理被血液、体液、分泌物或排泄物明显污染的护理设备时，佩戴适当的个人防护用品。

（2）在处理可能与血液、体液、分泌物或排泄物接触的护理设备时，佩戴适当的个人防护用品。

（3）消毒杀菌前先除去有机物，根据机构规定选用清洁剂。

### （八）环境护理

（1）遵循机构规定和流程清洁和维护平面卫生，如医疗环境的各种平面和护理设备。患者接触频繁的物体表面可能需要更频繁的清洁和维护，如门把手、床护栏、移动餐桌、卫生间的物品表面等。

（2）根据相关规定对多用途电子设备进行清洁消毒。主要包括：①患者使用过的物品；②护理操作使用过的物品；③转运患者进出的设备。

### (九) 纺织物和衣物

尽量不要翻动已用过的被服,这样可以防止空气、物品表面对其他患者造成的污染。

### (十) 工作人员的安全

(1) 保护自己和他人免受血源性病原体的侵害,包括处理针和其他锐器;遵循相关标准和准则。

(2) 在心肺复苏过程中,要使用口罩、通气球囊或其他通气隔离装置,以避免直接接触服务对象的口及口腔分泌物。

### (十一) 安置服务对象住所

(1) 如果患者有传播给他人感染的风险,首选单人房间。

(2) 如果没有单人房间,则遵循护士的指示。

## 第五节 基于切断传播途径的隔离预防

已发现的感染性病原微生物的传播途径主要有三种:接触传播、空气传播和飞沫传播。一种疾病可能有很多种传播途径时,应在标准预防的基础上采取相应传播途径的隔离和预防。

### 一、接触隔离

(1) 接触隔离是对确诊或疑似感染了经接触传播疾病如肠道感染、多重耐药菌感染、埃博拉出血热、皮肤感染等采取的隔离与预防。采取的隔离措施如下。

1) 隔离病室使用蓝色隔离标志。

2) 根据感染疾病类型优先考虑单人房间。

3) 限制患者的活动范围,减少不必要的转运。

4) 患者接触过的一切物品均应先灭菌,然后再进行清洁、消毒、灭菌。

5) 污染的敷料应装袋标记后焚烧处理。

(2) 医护人员防护

1) 进入隔离室之前必须戴手套、口罩、帽子后,才能进入患者的房间或护理环境。

2) 离开病室前,脱下隔离衣,按要求悬挂,每天更换清洗与消毒。

3) 使用一次性隔离衣,按医疗废物管理要求进行处置。

4) 接触患者体液、血液、分泌物、排泄物等物质时,应戴手套。

5) 手上有伤口时应戴双层手套。

## 二、飞沫隔离

飞沫隔离是对经飞沫传播的疾病如百日咳、流行性感冒、病毒性腮腺炎等特殊急性呼吸道传染性疾病采取的隔离与预防。

1. 隔离病室使用粉色隔离标志

2. 患者的隔离

（1）阻碍空气传播的患者隔离措施。

（2）加强通风或进行空气的消毒。

（3）患者之间、患者与探视者之间应相距 1 m 以上，探视者应戴外科口罩。

3. 医护人员的防护

（1）医务人员应严格按照区域流程，在不同区域穿戴不同防护用品，离开时按照要求摘脱，并正确处理使用后物品。

（2）与患者近距离接触时，应戴帽子、医用防护口罩；进行可能产生喷溅的诊疗操作时，应戴护目镜或防护面罩，穿防护服。

（3）接触患者及其血液、体液、分泌物、排泄物时应戴手套。

## 三、空气隔离

空气隔离是对经空气传播的呼吸道传染疾病如肺结核、水痘等采取的隔离与预防。

1. 隔离病室使用黄色隔离标志

2. 患者的隔离

（1）安置单人病房。

（2）关闭通向走廊的门窗，尽量使用负压病房。

（3）无条件收治时要尽快转送至有条件收治呼吸道传染病的医疗机构，并注意转运过程中医务人员的防护。

（4）患者口鼻分泌物应经严格消毒后再倾倒，污染敷料应装袋后焚烧处理。

（5）严格空气消毒。

3. 医护人员的防护

（1）医务人员应严格按照区域流程，在不同区域穿戴不同防护用品，离开时按照要求摘脱，并正确处理使用后物品。

（2）进入确诊或可疑传染病患者房间时，应戴帽子、医用防护口罩。进行可能产生喷溅的诊疗操作时，应戴护目镜或防护面罩，穿防护服。

（3）接触患者及其血液、体液、分泌物、排泄物时应戴手套。

## 四、保护易感人群的基础隔离预防

保护性隔离是以保护易感人群作为制定措施的主要依据而采取的隔离，也称反向隔离，适用于抵抗力低下或极易感染的患者，如严重烧伤者、早产儿、白血病患者、脏器移植及免疫力缺陷患者等。

### (一) 设专用隔离病室

(1) 患者应住单间病室隔离,室外悬挂明显的隔离标志。病室内空气应保持正压通风,定期换气;地面、家具等严格消毒。

(2) 进入病室内人员均应穿戴灭菌后的隔离衣、帽子、口罩、手套及拖鞋;未经消毒处理的物品不可带入隔离区域;接触患者前后及护理另外一位患者前均应洗手。

(3) 患者的引流物、排泄物及被污染的物品,应及时严密分装,标记后送指定地点。

(4) 凡患呼吸系统疾病者或咽部带菌者,包括工作人员均应避免接触患者;原则上不予探视。

穿脱个人防护用品按以下顺序。

(1) 穿戴个人防护用品:①隔离衣;②口罩或医用防护口罩;③护目镜或防护面罩;④手套。

(2) 脱下个人防护用品(在离开服务对象房间之前,在门廊脱掉):①手套;②护目镜或防护面罩;③隔离衣;④口罩或医用防护口罩。

### (二) 个人防护设备

个人防护用品使用的类型会根据病情及所要求的不同防护措施而改变,如标准预防及接触隔离、飞沫隔离或空气隔离。

1. 隔离衣

(1) 完全覆盖躯干,从颈部到膝盖,手臂到手腕的末端,覆盖背部。

(2) 在颈部和腰部后方系紧系带。

2. 口罩或医用防护口罩

(1) 在头部和颈部的中间有安全带或松紧带。

(2) 鼻梁上有柔韧性合适的带子。

(3) 脸部和下巴以下舒适贴合。

(4) 检查医用防护口罩是否合适。

3. 护目镜或防护面罩 置于面部和眼睛上,并且要舒适贴合。

4. 手套 一直拉到并覆盖隔离衣的手腕处。

### (三) 脱除个人防护用品

除了医用防护口罩,请在走廊或休息室里脱下个人防护用品;在离开患者病房和关闭病房门后,再摘下医用防护口罩。

1. 手套 手套的外面是被污染的。

(1) 用戴着手套的手捏住另一只手套污染面的边缘将手套脱下。

(2) 戴着手套的手握住脱下的手套,用脱下手套的手捏住另一只手套清洁面(手套内面)的边缘,将手套脱下。

(3) 用手捏住手套的内面丢至指定的容器内。

2. 护目镜或防护面罩

(1) 护目镜或防护面罩外部是被污染的。

(2) 脱下、处理头带或眼镜腿。

(3) 置于指定回收容器内进行再处理或丢进垃圾桶。

3. 隔离衣

(1) 隔离衣的前面和袖子是被污染的。

(2) 解开带子。

(3) 从脖子和肩膀上拉,只触摸隔离衣的内部。

(4) 把隔离衣的里面向外。

(5) 折叠或卷好并丢弃。

(6) 口罩或医用防护口罩。

(7) 口罩/医用防护口罩的前面受到污染,不要触摸。

(8) 抓住底部,然后移除顶部的带子或松紧带。

(9) 丢弃进垃圾桶。

**(四) 手套**

皮肤是天然的屏障,它能防止微生物进入身体。双手及手指的皮肤上常会有小创口,有的创口小到很难被发现,一次性手套作为一种保护屏障,能保护你不受患者的血液、体液、分泌物和排泄物的污染。同时,也防止来自你双手的微生物污染患者。

无论何时只要接触患者的血液、体液、分泌物、排泄物、黏膜或是破损皮肤时都要戴手套。可能是直接接触,也有可能是间接接触到被血液、体液、分泌物或排泄物污染的物件或表面。

在标准预防和隔离预防措施中,穿戴手套是最常用的保护措施。在使用手套时,请记住以下内容。

(1) 手套的外部是污染的。

(2) 如果手干燥,手套会比较容易戴。

(3) 在戴手套的时候,不要弄破它。不细心、长指甲及戒指都会弄破手套,这样血液、体液、分泌物和排泄物会通过手套破损口进入,污染你的双手。

(4) 护理不同的服务对象需要更换新的手套。

(5) 手套如果有破损,应立即脱下并丢弃;执行手卫生后戴上新的手套。

(6) 手套仅能用 1 次,使用完毕后立即丢弃。

(7) 在触摸黏膜或不完整皮肤前,请戴上手套。

(8) 任何时候,只要手套受到血液、体液、分泌物或排泄物污染,应立即戴上新手套。在一次操作中,有可能需要使用不止一双手套。

（9）任何时候，当从身体受污染的部位移动到身体清洁的部位时，请更换手套。

（10）在与患者进行护理时，如果触摸了移动电脑键盘或其他移动设备，请更换手套。

（11）如果需要同时穿戴其他个人防护用品时，最后戴手套。

（12）确保手套盖住你的手腕，如果你穿着隔离衣，手套要盖住袖口。

（13）脱下手套时，把手套里面的部分向外面翻，注意里面的部分是干净的。

（14）脱下手套后执行手卫生。

### （五）隔离衣

隔离衣可以防止微生物的传播，保护你的衣物和身体，避免其与血液、体液、分泌物、排泄物的接触，也能在发生喷溅时为你提供保护。

隔离衣必须要遮盖从脖子到膝盖的区域。隔离衣衣袖长，衣袖袖口紧，开口在背后，是在颈后和腰后打结。隔离衣的前面和衣袖都被视为被污染的。

隔离衣只能用1次。当隔离衣被浸湿时，视为已被污染，应立即脱下并换上干的隔离衣。一次性隔离衣使用后应丢弃。

### （六）口罩及呼吸防护

戴口罩的目的：一是保护自己免于接触可能的感染源，如呼吸道分泌物及喷溅的血液和体液；二是用于保护患者：在无菌操作中，口罩可以帮助患者免于接触你的口腔及鼻腔中携带的感染性微生物。

使用口罩时应注意以下事项。

（1）口罩是一次性用品，当口罩变得潮湿时，应将其视为污染。呼吸能使口罩变湿，当口罩被污染时应及时更换。

（2）口罩应该将你的口鼻部紧紧罩住。

（3）戴口罩之前要洗手；脱口罩时，应只接触口罩的带子，口罩的前部应视为已被污染。

（4）护理患有结核病的服务对象时，应使用医用防护口罩。

### （七）护目镜和防护面罩

护目镜和防护面罩可以保护你的眼睛、口、鼻免受血液及其他体液、分泌物、排泄物的喷溅，这些喷溅可能发生于护理、清洗物品和处理体液的过程中。

护目镜或防护面罩的前面（外侧）是被污染的。其用于固定的装置如护目镜的系带、头带等被视为清洁的，在洗手后可以使用它们来脱下护目镜或防护面罩。不戴手套时接触这些部位也是安全的。

一次性护目镜或防护面罩应当在使用后丢弃。可以多次使用的护目镜或面罩在使用后应消毒，以备下次使用，可将护目镜或防护面罩先用肥皂和水清洗，然后使用消毒剂。

### （八）废物装袋处理

应该使用防泄漏塑料袋将被污染的物品装袋后拿出房间,装污染废物的塑料袋都应该贴有生物危害标志。有生物危害的物品包括被血液、体液、分泌物、粪便污染的物品。

遵循机构规定使用包装袋进行运输,装有污染布类的包装袋应当标有生物危害的标志。常用的包装袋为可溶性的,这种袋子在热水中可以溶解。不要将袋子装得过满,袋子要系紧,然后放在套有生物危害标志塑料袋的洗衣篮筐里。

垃圾应该装在标有生物危害标志的垃圾桶里。遵循机构相关规定对垃圾、设备、耗材装袋和运输。

一般使用单层包装袋,如果第一层袋子被浸湿、弄脏或污染,则需要使用双层包装袋。

### （九）收集标本

我们通常需要将血液、体液、分泌物、排泄物标本送去检验科进行化验。这些标本应该装入带有生物危害标志的标本袋后进行运送。执行方法如下。

（1）遵循机构规定,使用标有警告标识的标本容器和标有生物危害品标志的标本袋。

（2）戴手套,必要时使用其他个人防护用品。

（3）在服务对象的卫生间中打开盛装标本的容器及盖子时,将其放在纸巾上。

（4）收集标本,不要污染标本容器的外侧。标本从采集器皿到标本容器时也需注意防止污染。

（5）盖紧盖子。

（6）脱下个人防护装置,执行手卫生。

（7）用纸巾包住标本容器并拿出房间。

（8）将标本容器置于标记有生物危害的标本袋中。

（9）丢弃纸巾。

（10）遵循机构规定存放标本。

（11）执行手卫生。

### （十）转运服务对象

需要隔离预防的患者通常不能离开病房,但有时需要将他们转运到别处进行检查或治疗。对于患者的转运,不同的机构有不同的规定。有的机构规定用床转运,这样就可以避免污染轮椅或平车,其他的机构则可能直接使用平车或轮椅。

安全的转运患者,确保其他人员不会因此被感染。请遵循机构规定及以下原则。

（1）让患者穿上干净的隔离衣、睡衣或防护服。

（2）根据隔离预防的要求,嘱患者戴上口罩。

（3）遮盖住有渗出的伤口。

（4）给服务对象备好纸巾和防漏塑料袋，将用过的纸巾放在塑料袋里。

（5）必要时使用个人防护用品。

（6）在轮椅或平车上加盖一层床单或一次性床单，以保护轮椅或平车不被患者渗出的体液污染。

（7）不与其他人共乘电梯，以免感染传播给他人。

（8）提醒接收对方做好隔离预防，他们根据需要戴手套及穿戴其他个人防护设备。

（9）消毒使用后的轮椅和平车。

## 五、满足基本需求

患者有需要关爱、归属感和自尊的需求。当对患者实施隔离预防的时候，他们的这些需求通常得不到满足。此时患者可能会感到孤独和被孤立，自尊心受挫。患者得知自己的疾病可能会传染他人。这些不由自主的想法，就可能使患者感觉，感染上传染病是一件羞耻而罪恶的事情。护士应该向患者、探视者及其他工作人员解释隔离预防的必要性，以及患者自身受到的影响。帮助满足服务对象对关爱、归属感、自尊的需要。

视力不好的患者需要知道你是谁。在戴口罩和护目镜之前，记得让患者看到你的脸，介绍自己的名字并解释自己的操作，然后再戴上个人防护用品。

阿尔茨海默病患者可能不了解隔离预防的意义。面罩、口罩、护目镜、隔离衣等都可能使患有阿尔茨海默病患者感到疑惑、恐惧乃至躁动不安。以下措施可以预防。

（1）在穿戴个人防护用品前让患者看到你的脸。

（2）向患者介绍自己，并解释自己接下来的操作。

（3）用平静、温婉的语气。

（4）不要催促服务对象。

（5）用触碰来安慰患者。

（6）根据护理计划及护士的指导来帮助患者。

（7）患者痴呆程度如果加重或发生行为改变时，及时汇报。

## 六、血源性病原体预防标准

艾滋病病毒（HIV）和乙型肝炎病毒（HBV）是主要的血源性病原体，HIV 和 HBV 存在于服务对象的血液中，通过血液和其他潜在传染物质（OPIM）传播病毒给他人。

暴露于这些病毒下的医护人员是十分危险的，血源性病原体预防标准就是用来确保他们的安全。该标准由职业安全与健康管理局制定。

**血源性病原体预防标准的相关概念**

1. 血液　包括人体全血、人体血液成分和人的血液制品。

2. 血源性病原体　存在于血液或某些体液中的能引起人体疾病的病原微生物。它们包括乙型肝炎病毒、丙型肝炎病毒和艾滋病病毒等。

3. 污染 指在工作环境、物体内或表面存在含有血液病病原体或其他潜在传染性物质的状态。

4. 被污染的衣物 被含血源性病原体的血液或其他潜在传染性物质污染,或者可能包裹有污染锐器的衣物。

5. 被污染的利器 被污染的、能刺破皮肤的物品,如针、手术刀、破碎的玻璃、破碎的毛细管、固定义齿并暴露在外的金属丝等。

6. 去污 使用物理或化学手段来移除、抑制或破坏物品及其表面上的血源性病原体,使得感染性物质不再被传播。确保接触、使用或处理这些物品及其表面是安全的。

7. 工程控制 采用某些措施和工具隔离或消除工作场所血源性病原体的危害(如使用锐器盒、自带套管的针具)。

8. 暴露事故 指工作人员在从事职业活动中,通过眼、口、鼻及其他黏膜、破损皮肤或非胃肠道接触含血源性病原体的血液或其他潜在传染物质。

9. 洗手设施 指能提供充足的流动水、洗手液(皂)和一次性手巾或热风干手器等的设施。

10. HBV 乙型肝炎病毒。

11. HIV 艾滋病病毒。

12. 职业接触 指在从事职业活动中,通过眼、口、鼻及其他黏膜、破损皮肤或非胃肠道接触含血源性病原体的血液或其他潜在传染性物质的状态。

13. 其他潜在传染物质

(1)人体体液:包括精液、阴道分泌物、脑脊液、滑囊液、胸腔液、心包液、腹腔液、羊水、口腔科操作时的唾液、其他被污染的体液或不能与体液区分的液体。

(2)任何从人体(活体或尸体)上取下的组织或器官(而非完整皮肤)。

(3)含艾滋病病毒的细胞或组织培养液/器官培养液;含 HBV 或 HIV 的培养基或培养液;感染了 HBV 或 HIV 的实验动物的血液、器官或组织等。

14. 非胃肠道接触 在从事职业活动中,通过针刺、咬伤、擦伤和割伤等途径穿透皮肤或黏膜屏障接触血源性病原体的状态。

15. 个人防护用品 工作人员穿戴的衣服或装备,目的是免受伤害。

16. 医疗废物

(1)液体血液、半液体的血液及其他潜在传染物质。

(2)压缩后呈液体或半液体的废物处理时释出的血液或其他潜在污染性物质。

(3)处理固态压缩状废物时释出的血液或其他潜在污染性物质。

(4)污染的锐器、含有血液或其他潜在污染性物质的病理性和微生物性废物。

17. 源患者 任何人员(活着的或死亡的)的血液或其他潜在传染物质,可能是导致工作人员血源性病原体的职业接触的来源。举例包括但是不限于以下内容。

(1)医院和诊所的患者。

（2）机构的人员。

（3）创伤受害者。

（4）戒毒所的人员。

（5）疗养院与护理中心的居住者。

（6）尸体。

（7）捐献或出售血液或血液成分的人。

18. 灭菌　使用物理或化学手段来杀灭一切微生物，包括芽孢。

19. 工作执行控制　通过改变工作执行的方式来减少职业接触的可能性。

## 七、职业暴露风险控制计划

机构有职业暴露风险控制计划，能够识别工作人员暴露于血液或其他潜在传染物质的职业暴露风险。所有的医护人员、洗衣房工作人员、消毒供应中心工作人员及家政工作人员都有职业暴露风险。这项计划则告知在暴露事故中该如何处理。

有该风险的工作人员在刚入职时应接受免费的职业卫生培训，并且每年培训一次。对于新的或更新的血源性病原体职业暴露的相关内容也需要进行培训。培训内容如下。

（1）对于标准的解读及如何获得相关资料。

（2）血源性疾病的诱因、症状和体征。

（3）血源性病原菌是如何传播的。

（4）职业暴露风险控制计划的解读及如何获得相关资料。

（5）如何得知哪一项任务可能导致职业暴露。

（6）安全工作模式、工程控制及个人防护用品的使用说明及其局限性。

（7）关于乙型肝炎疫苗接种的信息。

（8）紧急情况的应急预案。

（9）职业暴露事件的上报、评估及追踪的相关信息。

（10）警示标签及颜色编码的信息。

## 八、预防措施

预防措施能减少暴露的风险，此类措施如下。

### （一）接种乙型肝炎疫苗

乙型肝炎是一种由乙肝病毒导致的肝脏疾病，通过血液和性接触传播。

乙肝疫苗能使人体对乙型肝炎产生免疫力。免疫意味着个人对某种特定疾病具有抵抗力。疫苗接种是指给人体注射疫苗来产生免疫力以抵抗某种传染性疾病。乙肝疫苗接种包括三次注射：第二次注射是在第一次注射一个月后，第三次注射距离第一次注射至少4个月。疫苗可以在暴露于乙肝病毒前或后注射。

## （二）工程和工作执行控制

减少工作场所的暴露，减少暴露的风险。凡是接触血液或其他潜在传染物质的工作要以限制飞溅、喷溅和喷射的方式来完成。同样也要避免产生飞沫。

美国职业安全与健康管理局要求如下。

（1）不要在职业接触区域饮食、饮水、吸烟、使用化妆品或擦唇膏，或者处理隐形眼镜。

（2）不要在储存血液或其他潜在性传染物质的区域储存食物和饮品。

（3）在脱掉手套以后立即洗手。

（4）在皮肤接触到血液或其他潜在传染物质后，尽可能快地洗手。

（5）不要徒手回套针帽、弯曲或拔除针头，应使用器械手段（手术钳）或采用单手回套的方法。

（6）不要把针剪断或折断。

（7）把针及锋利的工具（如剃须刀）丢弃进封闭、防刺破及防水的容器里（锐器盒）。容器要有红的颜色编码及生物危害的标志。容器必须垂直放立，并且不可以装得过满。

## （三）个人防护用品

个人防护用品包括手套、口罩、护目镜、面罩、面具、实验室外套、隔离衣、鞋套及手术帽，用于保护衣服、内衣、皮肤、眼睛和头发以确保血液或其他潜在传染物质不会渗透或污染。

机构提供免费的尺寸合适的个人防护用品，并且确保个人防护用品是干净的、清洗过的、完好的，可以被替换成新的或一次性的。美国职业安全与健康管理局对于个人防护用品要求如下。

（1）工作人员离开工作区前应先脱去个人防护用品。

（2）立即脱掉被血液或其他潜在污染物渗透的个人防护用品。

（3）将脱掉的个人防护用品放在指定的区域或容器内进行储存、清洗、消毒或处理。

（4）当手可能接触血液或其他潜在传染物质时应戴手套。

（5）当处理或接触污染物或被污染的物体表面时应戴手套。

（6）及时更换戴过的、破损的或被污染的手套。

（7）严禁清洗或消毒一次性手套来再次使用。

（8）丢弃有开裂、刺破、撕裂或穿孔的非一次性手套。如果使用过程中没有破坏手套，非一次性手套是可以消毒后再使用的。

## （四）设备

受污染设备应及时清洁和去污，可使用适当的消毒剂清洗和消毒其表面。

（1）工作结束后。

（2）当有明显污染时立即进行。

（3）在被血液或潜在传染物质污染后。

（4）在下班前，上一次清洁后工作台面又被污染时。

使用刷子、垃圾铲和钳子来清洁破损的玻璃物品。禁止用手直接拿取被污染的破损玻璃物品，即使是戴着手套也不行，应把碎玻璃丢进锐器盒里。

### （五）废物管理

用特殊方法处理以下医疗废物。

（1）液体或半液体血液或其他潜在传染物质。

（2）受过血液或其他潜在传染物质的污染的物品。

（3）沾满血迹或其他潜在传染物质的物品。

（4）受污染的锐器。

使用封闭的、防刺破的、防漏的容器。容器有红色颜色编码，带有生物危害标志。

## 九、暴露事故

暴露事故是指工作人员在从事职业活动中，通过眼、口、鼻及其他黏膜、破损皮肤或非胃肠道接触含血源性病原体的血液或其他潜在传染物质。非胃肠道接触指通过针刺、咬伤、擦伤和割伤等途径穿透皮肤或黏膜屏障接触血源性病原体的状态。

一旦发生暴露，应立即上报暴露事故。医学评估、随访及被要求的检测都是免费的。检测内容包括血液中的 HIV 和 HBV。评估是严格保密的，在评估完成后 15 天内会接收到一份书面的医疗评估建议，内容为评估的结果和所有可能需要的治疗情况。

源患者是指血液或体液是暴露事故的源头的患者，检测源患者血液中是否携带 HIV 或 HBV。医疗机构应告知血液检测结果，并告知你相应的权利和义务。

我国血源性病原体职业接触防护导则如下。

（1）用人单位应为劳动者免费接种疫苗。

（2）在获得源患者或其直系亲属和接触者知情同意后，方可进行 HBV、HCV 和 HIV 血清检验。

## 第六节　无　菌　技　术

无菌技术是保持所有的设备和用品都无菌的技术。无菌意味着没有任何微生物，包括芽孢；任何需要进入皮肤或无菌组织的操作都要求无菌技术。

手术、分娩及分娩区域都要求无菌技术，很多检测和护理操作也一样。如果无菌技术不到位，微生物有可能会进入身体，也就会存在感染的风险。

## 一、无菌操作配合

护士进行无菌操作应知晓以下信息。

（1）将要进行的无菌操作的名称和目的。

（2）该戴什么手套：无菌或非无菌的。

（3）需要做什么。

（4）什么时候汇报观察记录。

（5）服务对象出现哪些情况需要立即汇报。

执行无菌技术必须确认以下内容。

（1）所在的行政机构规定的权限允许执行此操作。

（2）该操作包括在工作内容中。

（3）接受了必要的相关教育和培训。

（4）重新核对了操作流程。

## 二、无菌技术的原则和操作

对于手术患者，所有接触服务对象的物品都要保持无菌，如果物品受了污染则会导致感染的风险，因此，必须有一个无菌区。无菌区是指一个完全没有致病菌及非致病菌（包括芽孢）的工作区域。

### （一）无菌物品只能接触另一件无菌物品

（1）如果无菌物品接触到清洁物品，那么无菌物品会被污染。

（2）如果清洁物品接触到无菌物品，那么无菌物品会被污染。

（3）如果无菌包裹被打开、裂开、破损、弄湿或受潮，视为已被污染。

（4）当无菌包裹超过有效灭菌期，视为已被污染。

（5）必须把无菌物品置于无菌区。

（6）必须使用无菌手套或无菌持物钳来处理其他无菌物品。

（7）在不确定物品是否无菌情况下，将所有物品视为被污染的。

（8）被污染的物品不得使用，应该更换或重新灭菌。

### （二）无菌区或无菌物品应总是保持在视线范围内并在腰部以上

（1）如果它不在你的视线范围，将其视为被污染的。

（2）如果物品在你的腰以下，将其视为被污染的。

（3）保持戴着无菌手套的手在你的腰部以上并且在你的视线范围内。

（4）不要离开无菌区。

（5）不要背对着无菌区。

### （三）经空气传播的微生物会污染无菌物品或无菌区

（1）防止尘埃飞扬：关门，避免不必要的人员走动。

（2）不可在无菌区咳嗽、打喷嚏、说笑。如果必须要说话，应将头转离无菌区。

（3）如果需要在无菌操作中说话，请戴上面罩。

（4）如果有呼吸道感染，不要执行或配合无菌操作。

（5）不要跨越无菌区。

### （四）液体在重力作用下向下流动

拿取湿的物品时保持头端朝下。否则，液体则会倒流到污染区。

### （五）无菌区要保持干燥

（1）如果无菌区受潮，并且无菌区域以下非无菌，即为无菌区受污染。

（2）在倾倒无菌液体进入无菌容器时，避免溢出和泼溅。

### （六）无菌区的边缘是视为受污染的

（1）无菌区边缘 2.5 cm 的范围应视为受污染的。

（2）把所有无菌物品放在无菌区边缘 2.5 cm 范围以内的区域。

（3）无菌区边缘 2.5 cm 之外的物品视为受污染的。

### （七）慎独精神

（1）知道在何时污染了无菌物品或无菌区，即使没有其他员工在场，也要做到慎独。

（2）如果发生污染，移除被污染的物品，并且解决受污染问题。如果有必要的话，另取无菌用品重新开始。

## 三、无菌手套

在穿戴无菌手套之前要求布置好无菌区。在戴上无菌手套后，可以在无菌区内处理无菌物品，但不要碰到任何无菌区外的东西。

无菌手套是一次性的，请选择合适的尺寸。手套外包装袋上标识有左手和右手的区分，内部的滑石粉会让穿戴手套更加轻松。

1. 安全　保持戴着无菌手套的双手在你的腰部以上及视线范围之内；只允许碰触无菌区内的物品；如果手套污染，请立即脱掉并告知原因，执行手卫生后戴上新的手套；在手套有撕裂、切口或破损时，请即时更换。

2. 舒适　如果护士污染了手套，需要立即脱掉并到旁边去取另一双手套，这样可能会耽误护理工作。所以，你在准备用物的时候需要额外多备一双手套。这样的话，如果第一双手套被污染，房间内还有备用的手套，则护理工作虽有所耽误但仍能马上继续进行。

戴无菌手套的操作流程如下。

（1）遵循操作指南：配合无菌操作。

（2）执行手卫生。

（3）检查无菌手套的包装

1）检查是否在有效期内。

2）检查包装是否干燥。

3）检查是否有撕裂、破损及水渍。

（4）准备一个操作台

1）确保有足够的空间。

2）操作台要在腰部水平以上并且在你的视线范围内。

3）清洁和擦干操作台。

4）不要跨越或背对操作台。

（5）打开包装袋：抓住内包装袋边缘，轻轻地从外包装袋取出内包装袋。

（6）将内层包装袋放在操作台上。

（7）阅读内包装袋上制造商的说明：包装袋上可能会标有上下左右。

（8）按上下左右摆放好内包装袋：标识左边的手套放在左手边，右边的放在右手边，袖口端靠身体，手指端远离身体。

（9）分别使用手的大拇指和示指抓住内包装袋折叠的边缘。

（10）把内包装袋打开露出手套，不要触摸，不然会污染包装袋的内部或手套。内包装袋的内部是无菌区。

（11）注意手套有 5～7.5 cm 宽的套口，套口及手套的内部不是无菌的。

（12）如果习惯用右手，请先戴上右手的手套；如果习惯用左手，请先戴上左手的手套。

1）用另一只手的大拇指、示指及中指拿起手套。

2）只准触摸手套口和手套内层。

3）把手翻过来掌心向上戴上手套。

4）提起手套口，将手指和手对准相应位置滑进手套。

5）向上拉起手套。如果有的手指卡住了，先暂时别管它们，戴好另一只手套后再调整；不要用未戴手套的手整理，不要让手套的外部碰到任何非无菌表面。

6）暂时不要动反折的手套口。

（13）用戴好手套的那只手戴另一只手套

1）将戴手套的手的四个手指伸进另一只手套的手套口反折部分，这时应保持戴着手套那只手的大拇指贴近手掌。

2）向上拉戴上第二只手套，注意戴着手套的手不能触摸到手套口或任何其他表面。这时保持第一只戴着手套的大拇指远离戴着手套的手掌。

（14）双手互相调整戴上的手套，戴好的手套应该是平整光滑并且舒适的。

（15）在手套口下方,滑动手指来把反折的手套口向上拉。

（16）只允许触摸无菌物品。

（17）移除和丢弃手套。

（18）执行手卫生。

## 参考文献

［1］刘思娣,黄勋,李春辉,等.2016—2020 年某三级甲等医院医务人员手卫生依从性调查[J].中华医院感染学杂志,2020,30(24)：3823－3827.

［2］王今琦,喻莉,李雪洋,等.实时监测干预重症医学科医务人员手卫生效果评价[J].中华医院感染学杂志,2021,31(05)：796－800.

［3］文细毛,黄勋,曾烂漫,等.2019 年全国医疗机构医务人员诊疗过程手卫生监测报告[J].中国感染控制杂志,2021,20(05)：389－396.

# 第七章 空间环境

## 第一节 舒适的空间环境

环境是指影响人类生存和发展的各种天然的和经过人工改造的自然因素的总体。人类与环境之间相互依存、相互作用。人类的健康也与环境息息相关,良好的环境条件有助于患者康复,并且促进其健康发展。而温度、湿度、通风情况、噪声和光线也会影响环境舒适度。

### 一、温度

适宜的温度有利于休息。在适宜的室温下,患者可以感到舒适、安宁,能减少消耗,利于散热,并可减轻肾脏负担。适宜的环境温度标准因人而异,如年纪较大、活动量较少的人要比年纪较轻、活动量较大的患者所要求的温度高。一般来说,建议室温保持在 18~22℃为宜,老年病房以 22~24℃为宜。

### 二、湿度

湿度是指空气中含水分的程度。病室湿度一般指相对湿度,适宜的病室湿度为50%～60%。湿度过高或过低都会给患者带来不适感。

### 三、通风

通风可以增加室内空气流动,改变室内温度和湿度,从而刺激皮肤的血液循环,加速皮肤汗液蒸发和热量散失,提高患者的舒适感。通风是减轻室内空气污染的有效措施。通风效果受通风面积(门窗大小)、室内外温差、通风时间及室外气流速度的影响,一般通风 30 分钟即可达到置换室内空气的目的。

## 四、噪声

噪声是指能引起人们生理和心理不适的一切声音。噪声的单位是分贝（dB），根据世界卫生组织规定的噪声标准，白天较理想的噪声强度是 35～40 dB。噪声强度在 50～60 dB 即能产生相当的干扰。噪声强度高达 120 dB 以上时，可造成高频率的听力损害，甚至永久性失聪。长时间处于 90 dB 以上的高音量环境中，能导致耳鸣、血压升高、血管收缩、肌肉紧张，以及出现焦躁、易怒、头痛、失眠等症状。

## 五、光线

光线可来自自然光源和人工光源。日光是维持人类健康的要素之一。因此应该经常开启门窗，让阳光直接射入，或协助患者到户外接受阳光照射，对辅助治疗颇有意义。人工光源的设计及亮度应依据其作用进行调节。楼梯、药柜、抢救室、监护室内的灯光要明亮；普通病室除一般吊灯外还应有地灯装置，既不打扰患者的睡眠，又可以保证夜间巡视工作的进行。

# 第二节　合适的室内家具和设施

装饰优美的环境让人感觉舒适愉快。病室是患者在医院停留时间最长的空间，病室布置应简单、整洁、美观。这样不但可以使患者身心舒适，而且可以使患者精神愉悦。现代医院不仅按各病室不同需求来设计并配备不同颜色，而且应用各式图画、各种颜色的窗帘、被单等来布置患者病室。医院环境的颜色如调配得当，不仅可促进患者身心舒适，还可以产生积极的医疗效果。

病室应当配备病床、床上桌、床头柜、椅子、床帘、呼叫系统、卫生间、壁橱。有些机构还配有其他设施，如电视机、网络。

# 第三节　个人空间的维护

空间是每个人成长、发展及活动的基础，每一个工作人员都要保持个人空间清洁、整齐、安全和舒适。

（1）指导患者使用呼叫器，并放在患者随手可及处。

（2）定时巡视患者，解决他们的需求。

（3）确保患者能取到所需物品。

（4）调节病室光线、温度，定时通风，为患者提供舒适的环境。

（5）使用各类设备时动作轻柔。

（6）尊重患者的隐私。

（7）定期更换床单，专人打扫卫生，保持病室环境清洁卫生。

## 参考文献

［1］龚旎.医院建筑热湿环境舒适与健康影响研究［D］.重庆大学,2011.

［2］毛镇江.提升医院建设水平,创造医院人性化空间环境——医院管理者论医院建筑装修设计［J］.中国卫生产业,2018,15(05)：195－196.

# 第八章 基础急救照护

## 第一节 急救照护

急救护理是当人受到意外伤害或突然发病时，在急救人员到达前立即给予患者现场的临时紧急救护措施。紧急救助的目标是挽救生命、预防伤势或病情恶化。

在紧急情况下，紧急医疗服务系统启动，急救人员会尽快赶往现场，治疗、稳定病情并转运有生命危险的患者。救护车上备有急救的药品、设备和物品，并且会及时联系医院急诊科。

## 第二节 成人基础生命支持

基础生命支持（basic life support，BLS）又称初期复苏处理或现场 CPR，其主要目标是：①迅速准确判断心、肺功能衰竭或停止；②立即实施现场心肺复苏术，从体外支持患者的通气、氧合和心泵循环功能；③通过 BLS，至少能维持人体重要脏器的基本血氧供应，直至延续到建立高级心血管生命支持或恢复患者自主循环、呼吸活动，或延长机体耐受临床死亡时间。关键步骤包括：迅速识别心搏骤停和启动急救反应系统、早期心肺复苏、快速除颤终止室颤。

### 心肺复苏

心肺复苏的基本程序是 C、A、B，分别指胸外按压、开放气道、人工呼吸。首先要判断患者有无反应、呼吸和循环体征，如果发现无任何反应，应首先求救紧急医疗服务（emergency medical service，EMS）系统，并尽快启动。

（1）在安全情况下，快速识别和判断心搏骤停，及时判断患者的反应，启动急救反应系统。

（2）循环支持（circulation，C）：又称人工循环，是指用人工的方法通过增加胸内压或直接挤压心脏产生血液流动，旨在为冠状动脉、脑和其他重要器官提供血液灌注。判断大动脉搏动，进行胸外按压。

（3）开放气道（airway，A）：常用开放气道方法如下。

1）仰头抬颏/颌法：适用于没有头和颈部创伤的患者。方法是将一手小鱼际置于患者前额，使头部后仰，另一手的示指与中指置于下颌角处，抬起下颏（颌），注意手指勿用力压迫下颌部软组织，防止造成气道梗阻。

2）托颌法：此法开放气道具有一定技术难度，需要接受培训。疑似头、颈部创伤者，此法开放气道比较安全。操作者站在患者头部，肘部可支撑在患者躺的平面上，双手分别放置在患者头部两侧，拇指放在下颏处，其余四指握紧下颌角，用力向前、向上托起下颌，如患者紧闭双唇，可用拇指把口唇分开。

（4）人工呼吸（breathing，B）：如果患者没有呼吸或不能正常呼吸（或仅仅是叹息），应立即做口对口、口对面罩、球囊-面罩、球囊对高级气道通气等人工呼吸方法。无论采用何种人工呼吸方法，首次人工通气为2次，每次通气应在1秒以上，使胸廓明显起伏，保证有足够的气体进入肺部。如果患者有自主循环存在，但需要呼吸支持，人工呼吸的频率为10～12次/分，即每5～6秒钟给予一次人工呼吸，婴儿和儿童为12～20次/分。

## 第三节　气道梗阻的急救

非呼吸道内物质进入呼吸道，导致患者出现阵发性呛咳等一系列呼吸困难症状及体征，称为气道异物梗阻。在日常生活中非常容易发生，一旦发生，后果严重，甚至引起窒息，由此可见，气道异物梗阻的现场急救格外重要。

### 一、临床表现

1. 呼吸道梗阻的特殊表现　当发生气道异物梗阻后，患者多立即出现呼吸困难、剧烈呛咳、咳嗽、反射性恶心呕吐、喉头发紧、发音困难或声音嘶哑等，幼儿可同时大哭大闹。

2. 呼吸道不完全性梗阻患者出现　咳嗽、喘憋、咳嗽无力、呼吸急促，吸气时可出现高调哮鸣音。由于气道异物多梗阻于喉腔的声门裂处，刺激局部引起极度不适，患者多出现情不自禁地将一手的示指和拇指张开呈"V"字形紧贴喉部的特殊体征。

3. 呼吸道完全性梗阻的表现　患者说话困难，无法咳嗽，呼吸极度困难，颜面灰暗，甚至发绀。随着呼吸困难的发生，体内严重缺氧，短时间内引起脑部缺氧使患者很快发生意识障碍，甚至昏迷。

## 二、急救措施

1. **海姆立克急救法**　海姆立克急救法是冲击伤病员腹部及膈肌下软组织,产生向上的压力,压迫两肺下部,从而驱使肺部残留气体形成一股气流,长驱直入气管,将堵塞住气管、咽喉部的异物驱除。

操作方法:施救者双臂环绕患者腰部,一手握拳,另一手叠加,放于剑突与脐之间,快速向上向后冲击患者腹部。操作中应避免胸腹内脏损伤、胃内容物反流、误吸等并发症的发生。

2. **立位胸部冲击法**　此方法原理与海姆立克急救法相同,但压迫部位为冲击患者胸骨中部,并注意避开肋骨缘及剑突,适用于意识清醒的肥胖者及孕妇。

3. **自我腹部冲击法**　患者自己抵住坚硬物体快速冲击,或用桌角或椅背快速挤压腹部,直至异物排出。

4. **背部拍击冲击法**　此方法适用于1岁以内的婴儿。救护者将婴儿的身体骑跨在一侧的前臂上,同时手掌将后头颈部固定,头部低于躯干。用另一手固定婴儿下颌角,并使婴儿头部轻度后仰,打开气道。两手的前臂将婴儿固定,翻转呈仰卧位,快速冲击性按压婴儿两乳头连线下一横指处。检查口腔,如有异物咳出,迅速采取手取异物法处理,若阻塞物未能咳出,重复背部叩击和胸部冲击动作多次。

5. **手指异物清除法**　此方法适用于可见异物的昏迷患者。抢救者先用拇指和其余四指紧握患者的下颌,并向前下方牵拉。然后用另一只手的示指沿其颊部内侧插入,在咽喉部或舌根部轻轻勾出异物。动作要轻柔,切勿粗暴过猛,以免将异物推向深处。

# 第四节　出 血 的 急 救

生命和身体的功能维持都需要血液供应,血液自血管中流出的现象,称为出血。

急救措施如下。

1. **指压止血法**　用拇指压住出血的血管上方(近心端),使血管被压闭住,中断血流。

2. **加压包扎法**　伤口覆盖无菌敷料后,用纱布、棉花、毛巾、衣服等折叠成相应大小的垫,置于无菌敷料上面,然后用绷带、三角巾等紧紧包扎,以停止出血为度。这种方法用于小动脉及静脉或毛细血管的出血。但伤口内有碎骨片时,禁用此法,以免加重损伤。

# 第五节　晕 厥 的 急 救

晕厥是指大脑供血不足导致的突发意识丧失。常见原因有饥饿、疲惫、恐惧、疼痛等。

晕厥发生前会有头晕、出汗、黑蒙等,患者表现为面色苍白、脉搏细弱、意识丧失、呼吸浅慢。

急救措施如下。

（1）在发生晕厥前,让患者坐下或躺下。

（2）如果是坐位,让患者弯腰前倾,头位于双膝盖之间。

（3）如果是卧位,抬高患者双下肢。

（4）松解衣物。

（5）嘱患者休息,5分钟之内避免体位的改变。

（6）症状缓解后,协助患者坐位。严密观察有无晕厥的前期症状。

# 第六节　休克的急救

休克是机体受到强烈的致病因素侵袭后,导致有效循环血量锐减,组织血液灌流不足引起的以微循环障碍、代谢障碍和细胞受损为特征的病理性综合征,是严重的全身性应激反应。休克发病急骤,进展迅速,并发症严重,若未能及时发现及治疗,则可发展至不可逆阶段而引起死亡。

## 一、临床表现

按照休克的病程演变,其临床表现分为休克代偿期和休克抑制期2个阶段,或称休克早期和休克期。

### （一）休克代偿期/休克早期

机体有一定代偿作用。患者中枢神经系统兴奋性增高,交感-肾上腺轴兴奋,表现为精神紧张、烦躁不安、面色苍白、四肢湿冷、脉搏加快、呼吸增快;血压变化不大,但脉压缩小;尿量正常或减少。若处理及时,休克可纠正。反之,病情继续发展,进入休克抑制期。

### （二）休克抑制期/休克期

此期患者意识改变明显,表现为表情淡漠、反应迟钝,甚至出现意识模糊或昏迷。可有口唇肢端发绀、四肢冰冷、脉搏细速、血压进行性下降。严重者全身皮肤、黏膜明显发绀、四肢厥冷、脉搏微弱、血压测不出、尿少或无尿。若皮肤、黏膜出现瘀斑或鼻腔、牙龈、内脏出血,则提示并发弥散性血管内凝血。若出现进行性呼吸困难、烦躁、发绀,给氧但不能改善呼吸状态,则提示并发急性呼吸窘迫综合征。此时患者常继发多器官功能障碍综合征而死亡。

### （三）休克处理原则

尽早去除病因,迅速恢复有效循环血量,纠正微循环障碍,恢复正常代谢,防止多器官功能障碍综合征。

## 二、急救措施

（1）现场救护包括创伤处包扎、固定、制动及控制大出血。如局部压迫或扎止血带等,必要时使用抗休克裤。

（2）保证呼吸道通畅,松解领扣,解除气道压迫;使头仰伸,清除呼吸道异物或分泌物,保持气道通畅。经鼻导管或面罩给氧;严重呼吸困难者,做气管插管或气管切开,予呼吸机人工辅助呼吸。

（3）取休克体位,头和躯干抬高 20°～30°,下肢抬高 15°～20°,以增加回心血量。

（4）注意保暖,及早建立静脉通路,遵医嘱应用镇痛剂等。

# 第七节 卒 中

卒中（stroke）,或称急性脑血管事件,是指由急性脑循环障碍所致的局限或全面脑功能缺损综合征,分为两种类型,即缺血性卒中和出血性卒中。

大脑受损的部位和范围不同,卒中的症状和体征会因人而异。常见体征和症状包括:一侧脸部、肢体麻木或突然口角歪斜、昏迷或神志模糊、说话困难或不能说话、行走困难、站立不稳、眩晕、单眼或双眼视物模糊、血压升高、脉搏增快等,还有可能发生惊厥。

## 急救措施

（1）遵循急救原则,包括启动紧急医疗服务系统。
（2）询问发生的时间,并告诉急救人员。
（3）协助患者复苏体位。
（4）稍稍抬起头,但不要弯曲颈部。
（5）松解衣物（皮带、领带、围巾、纽扣等）。
（6）保暖,安慰患者使其平静。
（7）必要时实施 CPR。
（8）必要时实施癫痫发作的急救护理。

# 第八节 癫痫发作

癫痫(epilepsy)是由多种原因导致的大脑神经元高度同步异常放电的临床综合征,具有突然发生、反复发作的特点。每次发作或每种发作的过程称为痫性发作,一个患者可有一种或多种形式的痫性发作。癫痫持续状态(status epilepticus, SE)又称癫痫状态,是指一次癫痫发作持续30分钟以上,或连续多次发作、发作间期意识或神经功能未能恢复者。任何类型癫痫均可出现癫痫持续状态,但通常是指全面强直-阵挛发作持续状态。癫痫持续状态是常见神经系统急症之一,致残率和死亡率均很高。

## 一、救治原则

以药物治疗为主,控制发作或最大限度地减少发作次数;迅速终止呈持续状态的癫痫发作;维持生命体征稳定和进行心肺功能支持;处理并发症。

## 二、急救措施

(1)立即将患者平卧于安全处,放置床挡以防坠床,解开领扣,头转向一侧,以利于口腔分泌物流出,防止误吸。

(2)保持呼吸道通畅,给予鼻导管或面罩吸氧,必要时做气管切开的准备。

(3)用压舌板或毛巾塞入患者上下白齿之间,有义齿者及时取出,牙关紧闭者放置牙垫,防止舌咬伤。抽搐时可适当按压肢体,以免误伤。

(4)建立静脉通道,按医嘱给予药物治疗。

(5)需要时,置患者于心电、血压、血氧饱和度监护下。

(6)按医嘱抽血进行血气、血生化分析。

# 第九节 烧 伤

烧伤(burn)泛指由热力、电流、化学物质、激光、放射线等所造成的组织损伤。

## 一、分类

按烧伤的总面积和烧伤的深度将烧伤程度分为以下4类(通常情况下,烧伤总面积的计算不包括Ⅰ度烧伤)。

1. 轻度烧伤　Ⅱ度烧伤总面积在9%以下。

2. 中度烧伤　Ⅱ度烧伤面积在 10%~29%,或Ⅲ度烧伤面积不足 10%。

3. 重度烧伤　烧伤总面积 30%~49%,或Ⅱ度烧伤面积 10%~19%;或总面积、Ⅰ度烧伤面积虽未达到上述范围,但合并有休克、吸入性损伤或有较重复合伤者。

4. 特重烧伤　烧伤总面积在 50% 以上,或Ⅲ度烧伤面积在 20% 以上,或存在较重的吸入性损伤、复合伤等。

## 二、急救原则

正确施行现场急救,去除致伤原因,迅速抢救危及患者生命的损伤,如窒息、大出血、开放性气胸、中毒等。若心跳呼吸停止,立即就地实施心肺复苏术。

## 三、急救措施

### (一)迅速脱离致热源

如为火焰烧伤,应尽快脱离火场,脱去燃烧衣物,就地翻滚或是跳入水池灭火。互救者可就近用非易燃物品(如棉被、毛毯)覆盖,以隔绝灭火。忌奔跑或用双手扑打火焰。小面积烧伤立即用冷水连续冲洗或浸泡,既可减轻疼痛,又可防止余热继续损伤组织。

### (二)保护创面

剪开取下伤处衣裤,不可剥脱;创面可用干净敷料或布类简单包扎后送医院处理,避免受压,防止创面再损伤和污染。避免用有色药物涂抹,以免影响对烧伤深度的判断。

### (三)保持呼吸道通畅

火焰烧伤后,呼吸道受热力、烟雾等损伤,引起呼吸困难、呼吸窘迫,特别注意保持呼吸道通畅,必要时放置通气管、行气管插管或切开。如合并一氧化碳中毒,应移至通风处,给予高流量氧气或纯氧吸入。

### (四)其他救治措施

应尽快建立静脉通道,给予补液治疗,避免过多饮水,以免发生呕吐及水中毒,可适量口服淡盐水或烧伤饮料。安慰和鼓励患者,使其保持情绪稳定。疼痛剧烈可酌情使用镇静止痛药物。

# 第十节　急性心肌梗死的急救

急性心肌梗死(acute myocardial infarction,AMI)是指在冠状动脉病变的基础上,发生冠状动脉血供急剧减少或中断,使相应的心肌严重而持久地急性缺血导致心肌坏死,临床表现为剧烈胸痛,心前区刺痛,持续数小时,含服硝酸甘油不能缓解,面色苍白,焦虑不安,全身乏力,皮肤湿冷,大汗淋漓,脉搏细而快,节律不齐等症状。

## 一、临床表现

(1) 疼痛是最早出现的症状,患者常烦躁不安、出汗、恐惧、有濒死感。

(2) 心律失常以室性期前收缩最多,常为心室颤动先兆。

(3) 低血压和休克主要为心输出量急剧下降所致。

(4) 心力衰竭主要是急性左心衰竭。

(5) 胃肠道症状恶心、呕吐等,与迷走神经刺激有关。

(6) 全身症状有发热、白细胞增高、血沉增快等。

## 二、急救措施

(1) 嘱急性心肌梗死患者就地平卧,不要翻身,保持安静和情绪平和,周围的人也不要大声说话,并尽量减少搬动急性心肌梗死患者。千万不要让患者自己活动,如急送患者至医院,人背、车拖,一路颠簸,易使病情恶化。

(2) 如有供氧条件,立即让急性心肌梗死患者吸氧,同时迅速拨打"120"急救电话。

(3) 遇到心肌梗死患者发作时,首先让急性心肌梗死患者立即躺下,停止活动,口服 300 mg 阿司匹林,如有胸痛者,可将硝酸甘油或硝酸异山梨酯 1 片,嚼碎后置于患者舌下,3~5 分钟无效再含服 1 片,每隔 3~5 分可再服 1 片,最多服 5 片。血压低于 100/60 mmHg 时应慎用硝酸甘油。

(4) 若患者突然出现昏迷、抽搐、呼吸停止表示心跳呼吸骤停,应立即进行人工呼吸和胸外按压。

(5) 争取在心肌梗死发生 6 个小时内进行溶栓治疗。开通闭塞的冠脉血管。

### 参考文献

[1] 范佳佳.院前气管异物梗阻患者急救方法探讨[J].中国冶金工业医学杂志,2020,37(06):741.

[2] 付金芳,李宏伟,张秋莹.气道异物梗阻的现场急救[J].黑龙江科技信息,2011(28):107.

[3] 孙琪,金志鹏.2020 年美国心脏协会心肺复苏及心血管急救指南[J].中华实用儿科临床杂志,2021,36(05):321-328.

[4] Berg Marc D, Schexnayder Stephen M, Chameides Leon, et al. Part 13: pediatric basic life support: 2010 American Heart Association Guidelines for cardiopulmonary resuscitation and emergency cardiovascular care [J]. Circulation, 2010,122: S862-S875.

[5] Charlton Nathan P, Pellegrino Jeffrey L, Kule Amy, et al. 2019 American Heart Association and American Red Cross focused update for first aid: presyncope: an update to the American Heart Association and American Red Cross Guidelines for First Aid [J]. Circulation, 2019,140(24): e931-e938.

[6] Nolan Jerry P, Berg Robert A, Andersen Lars W, et al. Cardiac arrest and cardiopulmonary

resuscitation outcome reports: update of the Utstein Resuscitation Registry Template for in-Hospital Cardiac Arrest: a consensus report from a task force of the International Liaison Committee on resuscitation (American Heart Association, European Resuscitation Council, Australian and New Zealand Council on Resuscitation, Heart and Stroke Foundation of Canada, Inter American Heart Foundation, Resuscitation Council of Southern Africa, Resuscitation Council of Asia) [J]. Circulation, 2019,140: e746 - e757.

[7] Varley A, Sarginson J, Young A. Evidence-based first aid advice for paediatric burns in the United Kingdom [J]. Burns, 2016,42(3): 571 - 577.

[8] Zerna Charlotte, Thomalla Götz, Campbell Bruce C V, et al. Current practice and future directions in the diagnosis and acute treatment of ischaemic stroke [J]. Lancet, 2018,392(10154): 1247 - 1256.

# 第九章 康复照护

## 第一节 概　述

疾病、创伤和手术会影响我们的身体功能；同样，出生损伤和先天缺陷也会影响身体功能。功能丧失分为暂时性功能丧失和永久性功能丧失。对于服务对象来说，通常不仅丧失一项身体功能，进食、洗澡、穿衣和行走都会变得很艰难，甚至成为不可能完成的事情；如有些人无法工作，有些人无法照顾孩子及家庭。

### 一、残疾

残疾是指任何躯体或精神心理功能的丧失、缺失或受损的状态。其原因可分为急性和慢性因素。急性病通常病程短，可治愈。例如，骨折属于急性病变，病程短；服务对象骨折部位会用石膏固定，通常痊愈之前需要用拐杖。而慢性病通常病程长，通过治疗，病变可以被控制，但却无法得到治愈。例如，糖尿病和类风湿关节炎就属于慢性病变。脊髓损伤的服务对象，一旦瘫痪，就是长期的。残疾的程度会影响剩余的身体功能，服务对象可能完全或部分依赖他人来满足基本需求。

### 二、康复

医疗保健的目标是预防残疾的发生和减轻残疾的程度，帮助残疾者重新适应生活。康复是指尽可能让服务对象在身体、精神、社会和经济上的能力得到最大限度恢复的过程。康复的重点在于提高服务对象的能力，并最大限度促使其功能独立。其目标是让一部分人能够重新回到工作岗位，一部分人能够独立照顾自己；对于不可能提升能力的服务对象，应尽量预防功能的进一步丧失，这样会帮助他们尽量保持最佳的生活质量。有些服务对象会在康复后出院回家，那么康复的过程可能会在家庭或社区内继续进行。需要康复的常见健康问题包括：出生损伤、脑外伤、脑肿瘤、脑瘫、慢性阻塞性肺疾病、骨折、截肢、烧伤、心肌梗死（心脏病发作）、脊髓损伤、脊髓肿瘤、卒中，以及诸如毒品、酒精等药物滥用。

### 三、长期照护

长期照护，英文为 long-term care，简称LTC。目前在国际上对长期照护并没有一个统一的定义，各国政府与学者都曾对长期照护做出不同的定义。长期照护这个概念发源于西方老年社会，并且在社会老龄化的不断发展中得到了这些社会的广泛认同。世界卫生组织认为长期照护是由非正式提供者（如家人、朋友、邻里等）或专业人员（卫生、社会和其他）开展的活动系统，以确保缺乏完全自理能力的人能根据个人的优先选择保持最高可能的生活质量，并享有最大可能的独立、自主、参与、个人充实和人类尊严。

当前，长期照护的服务形式主要有居家照护、社区照护和机构照护。长期照护的服务对象并不仅限于老年人，同时也包含一些年轻的失能者或精神患者，但总体上是以老年人为主。另外，在服务内容上，长期照护因其所照护的人群不同，所提供的服务内容也因此有所差异。除了针对重度失能老年人的医疗照护，还有针对轻度失能老年人的日常生活照护服务，如送餐、洗澡等。综上所述，长期照护就是对因年老、疾病、残疾等所导致的失去自我照护能力的人所提供的一种综合性照护服务。

## 第二节 康复团队

康复需要整个团队的共同努力，服务对象是团队的核心，在家庭、医师、护士和医疗团队的协助下制订目标和护理计划。康复的重点是恢复身体功能和独立。团队会时常开会讨论服务对象的进展，必要时更改康复计划，服务对象和家属应尽可能地参加会议。作为康复团队中的成员，工作的重点是促进服务对象的独立，同时防止功能减退。另外，家庭的作用也至关重要，给予服务对象支持和鼓励，通常还可以协助团队成员进行相应的家庭护理。

在实施护理措施时需要指导服务对象。在平时的康复治疗过程中，学习和观察如何用语言指导服务对象，并且记住和使用这些话语，重复同样的话语指导有助于服务对象学习和记忆怎么去做。严格遵循护理措施、程序和规则，同时遵守安全、沟通、法律和伦理方面的要求，良好地落实康复措施。通常需要协助康复和进行的康复护理包括：在保证服务对象安全，保护其权利，尊重其隐私与个人选择的基础上协助服务对象的日常生活活动；保持服务对象良好的体位，按要求翻身，规范实施关节范围内的活动锻炼，并且及时报告并发症的早期症状体征，包括压疮、肌肉挛缩和大小便相关问题；遵医嘱应用自助设备，为服务对象提供必需的自我帮助设备，鼓励他们尽可能地完成日常生活活动；满足服务对象的精神需求，提供必要的情感支持与认可，激发他们对于生活的希望；尝试去理解和领会服务对象的处境、情感和担忧，但是不要表现出怜悯或同情，关注和强调他们的能力与活动力量,而不应关注他们的缺陷和弱势;给予服务对象足够的时间去完成任务,不要催促他们,即便再小的进步也要给予表扬和鼓励。另外,对于康复团队的成员来说,则需严格实施康复团队制定的措施、练习服务对象必须做的任务、知晓如何使用服务对象的自助设备和器械,有助于在日常的照护过程中更好地协助和指导服务对象。

为应对老龄化的冲击,面对不断提升社会养老服务的需求,中国目前已初步形成包括养老照顾服务与医疗护理服务在内的老年照护服务体系。但与此同时,在老年照护服务的供给上,存在组织与提供层面的"分离供给"问题。造成老年照护服务的有效供给不足,社会养老服务需求无法在整体上得以满足。基于这一问题,现阶段在老年照护服务供给的组织层面,应构建"决策-合作"整合模式。完善老年照护服务供给决策的沟通与协调机制,强化相关政府部门间的横向联系与整合。加强老年照护服务供给政策之间的协调,应在相关政府部门决策整合的基础上,统筹做好各类老年照护服务的政策制定与政策执行工作。针对当前社会养老服务的多样化需求,区域间社会经济发展的差异性,以及养老服务市场成熟度较低的现状,需重点加强"医养护一体化"养老机构的建设,实现老年照护服务提供要素的相互融合。积极促进不同类型养老机构之间的协作,实现各类养老照护服务的无缝衔接,加快建立老年照护管理制度。另外,通过"互联网+"促进老年照护服务资源的整合。一方面,要基于信息化和大数据的理念与技术,构建老年照护供需信息数据库;另一方面,要积极利用现有的互联网资源,大力开发老年照护服务网络应用技术。实现老年照护服务资源的集约化管理,发挥互联网技术对照护供给所带来的乘数效应。只有这样才能有效地解决目前存在的问题,整合各领域优势,发挥康复团队的作用,更好地为服务对象提供照护。

## 第三节　康复项目和服务

当服务对象首次寻求健康护理时,就可以开始康复治疗。康复治疗通常是在医院进行,常见的康复项目包括:适用于心脏疾病的心脏康复、适用于神经系统疾病,包括脑外伤的脑损伤康复、适用于脊髓损伤的脊髓康复、适用于卒中后的卒中康复、适用于呼吸系统疾病,如慢性阻塞性肺疾病、肺部手术后、继发性的肺部并发症和机械通气的呼吸康复、适用于骨折、关节置换手术等的骨骼肌肉康复,以及适用于伤口护理、糖尿病和烧伤等的复杂医疗和手术后状态的康复。

有些服务对象在出院后可能仍需要继续康复活动,可能会转到一个护理中心或康复机构。有机构专门收治视觉障碍者(盲人)、听觉障碍者(聋哑人)、智力障碍者、身体残疾或语言障碍者;有些机构专门收治精神心理障碍的服务对象。家庭护理机构、某些协助生活机构和成人日间中心也提供康复服务。

在进行家庭护理的过程中,康复团队应评估服务对象的家庭住所环境,并根据需要进行改造。另外,在某些必要条件下,一些服务对象需要每天 24 小时陪护。针对具有生活自理能力的老年人,在社区或家中享受日间照料、辅助生活服务等照护服务设施,接受生活照料服务。实现整合性长期照护服务,需要将国家、市场和非营利组织等社会力量整合至长期照护服务供给体系之中,促进协同机制的完善,有效地提升长期照护服务的质量。

现有的长期照护服务方式主要有三种:居家照护服务、社会照护服务和机构照护服务。一般来说,一个国家的长期照护体系基本都包含这三种照护方式。虽然国际上对长期照护的服务方式有分类,但这三者不应该是被割裂的,而应该是整体化的。当前对于我国失能老年人来说,传统的家庭照护功能不断弱化,而国内的养老机构和照护人力资源都相对匮乏,难以满足日益增长的失能老年人的照护需求,唯有实现家庭、政府和市场的共同协作,才能打造一个失能老年人多元照护系统。当然,要实现这一系统的有效性,关键在于每个责任主体的权责清晰,各就各位,各司其职,充分利用各自的资源优势,在失能老年人长期照护不同层次、不同领域提供最为合适的照护,彼此协作。建立健全的需求评估体系需要让每一位照护者都能了解评估的方法和内容,并且保证这种评估体系是贯穿在整个照护过程中。完善健全的需求评估体系的建立及在整个照护过程中的贯穿是实现长期照护的基础。

## 参考文献

［1］曹艳,晏燕,鲁丽萍,等."医养结合——罗伊适应"整合照护模式对老年慢性病患者应用效果探索［J］.卫生职业教育,2020,38(22):130-132.

［2］方芳.我国失能老人长期照护问题研究［D］.江苏:南京理工大学,2013.

［3］梁誉,林闽钢.论老年照护服务供给的整合模式［J］.中共福建省委党校学报,2017(07):88-95.

［4］唐钧.照护老人"懂"比"爱"更重要［J］.中国人力资源社会保障,2019(03):55.

［5］张瑞利,徐佩.基于国际经验借鉴的整合性长期照护服务体系研究［J］.市场周刊(理论研究),2016(10):139-140,87.

# 第十章　安宁疗护(临终关怀)服务

## 第一节　概　　述

世界卫生组织(WHO)在2016年《中国老龄化与健康国家评估报告》中指出,到2040年,60岁及以上的人口比例将从2010年的12.4%上升到28%,约为4亿人。到2030年,慢性非传染性疾病的患者增加至少40%,超过80%的60岁以上的老年人将死于慢性非传染性疾病。老龄化的加剧和疾病谱的改变为全球医疗保健卫生系统的发展带来了结构的转变,即从以治愈疾病为主要目的的医疗模式,转变为以控制疾病症状和提高生活质量为目的的医疗照护模式。安宁疗护是该医疗体系中的重要组成部分,安宁疗护是指医疗健康照护者和志愿者等组成的多学科安宁疗护团队为终末期患者提供的全面照护,包括生理、心理、精神和社会支持,目的是帮助终末期患者舒适、平静和有尊严地离世。护士是安宁疗护团队中的关键成员,作为多学科安宁疗护团队的全程协作者,贯穿在整个治疗和护理过程中,这就要求护士应具备相应的岗位胜任力并在团队中发挥协调作用,才能为患者及其家属提供高质量的安宁疗护服务。国家在"十三五"规划发展目标中明确提出要提高护士队伍的数量、素质、能力,加强老年护理、医养结合及安宁疗护机构能力。因此,安宁疗护专科护士的岗位建立、发展、培训和职业准入等是我国又快又好地发展安宁疗护事业的前提。

虽然目前我国也在积极开展安宁疗护相关的研究及培训,但是现阶段国内关于安宁疗护专科护士岗位胜任力的研究还较少。根据WHO的调查,我国估计10万人中有200~300人有安宁疗护的需求。WHO和欧洲缓和医疗协会(European Association for Palliative Care,EAPC)及其他组织强烈建议提供专业的安宁疗护。但是我国安宁疗护的发展却面临着诸多挑战,《2015年度死亡质量指数》的报告中,在死亡质量综合得分中,我国在80个国家里排名第71名,其中护理质量单项排名69名,并在报告中指出没有充足培训资源的国家将会面临专业人员严重短缺的问题。在全国政协双周协商座谈会中,专家也指出安宁疗护还存在着社会认知度低、安宁疗护服务供给不足、专业队伍尚未建立、安宁疗护的政策支持不够等问题。

# 第二节　安宁疗护的模式

随着人口老龄化和癌症发病率逐年增高,且伴随着现代文明的发展、人类主体意识的增强及媒体的宣传,我国公众对死亡质量问题的意识逐渐增强,我国安宁疗护的需求日益增长。因此,晚期患者的安宁疗护已成为亟待解决的重大公共卫生问题。在此背景下,我国相继出台了安宁疗护相关实践指南与政策,为我国安宁疗护专科领域发展提供了平台和支撑,但缺乏本土化、专业化、可普及化的安宁疗护模式为我国安宁疗护发展的主要制约形式之一。

"全人健康"理念下构建的老年安宁疗护模式契合安宁疗护的内涵,中国社会保险学会理事史柏年将临终期老者的需求概括为"身体、心理、精神和社会"四方面:肉体病痛与不适;心理自尊;对自己无力掌控感;消极面对家人朋友;直面死亡,追求生命意义。我国传统文化是回避死亡、恐惧死亡,与安宁疗护基本原则相悖。因此,建立在"全人健康"模式下的安宁疗护有重要意义;融合中国文化的资源,以人为本,侧重干预激发人内在优势,并与外在优势资源相结合,最后达到和谐的状态。特别注重对"身、心、灵"的深入运用挖掘,探索本土的老年安宁疗护的模式。

"整合照护"是目前国际社会的共识,它是一种对老年照护服务供给的各个层面进行协调与合作的理念。至今,对于"整合照护"的理解还是多样的。各种解释之中存在的共同之处——核心理念在于"整合",强调的是照护服务组织结构、供给主体、服务内容、提供方式等各个层面的协调与合作。相较于传统的老年照护服务供给方式,整合照护的优势主要是体现了以服务使用者需求为中心和以提高服务供给效果为中心的双重导向。就中国而言,老年照护在服务组织和服务提供上存在较为严重的分离问题,因此,未来中国老年照护服务供给应在服务组织上形成"组织-合作"整合模式,并在服务提供上形成多样化的整合模式。

为应对老龄化的冲击,面对不断提升社会养老服务的需求,中国目前已初步形成包括养老照护服务与医疗护理服务在内的老年照护服务体系。但与此同时,在老年照护服务的供给上,却存在组织与提供层面的"分离供给"问题。造成老年照护服务的有效供给不足,社会养老服务需求无法在整体上得以满足。基于当前我国老年照护服务的行政架构与管理体制,现阶段在老年照护服务供给的组织层面,应构建"决策-合作"整合模式。一是完善老年照护服务供给决策的沟通与协调机制,强化相关政府部门间的横向联系与整合。二是加强老年照护服务供给政策之间的协调。另外,针对当前社会养老服务的多样化需求,区域间社会经济发展的差异性,以及养老服务市场成熟度较低的现状,现阶段我国老年照护在服务提供层面的整合应采取多种手段,构建一种集"提供-连结""提供-合作"和"提供-融合"为一体的多样化的整合模式。

## 第三节　安宁疗护的标准

　　安宁疗护是多学科协作性实践,护士是团队中的重要成员,专业的护理实践标准可以为护士履行职责提供指引和帮助。2004 年,美国国家共识项目(National Consensus Project,NCP)制定了姑息照护的临床实践指南,旨在通过指南指导各健康照顾机构发展姑息照护项目,并促进现有的项目达到更高的质量标准。该指南在明确姑息照护的框架、培训领域及质量标准的同时,也为安宁疗护与姑息护理的专业发展和实践指明了方向。

　　2015—2019 年,我国在宏观和中观层面先后出台了一系列政策文件,促进了安宁疗护的发展,并为安宁疗护未来的发展指引了方向。为贯彻落实《国务院关于促进健康服务业发展的若干意见》和《关于推进医疗卫生与养老服务相结合指导意见的通知》,进一步推进安宁疗护发展,满足人民群众健康需求,我国国家卫生和计划生育委员会办公厅于 2017 年组织制定了《安宁疗护实践指南(试行)》。国内提供安宁疗护服务的场所主要为医院和社区,由于安宁疗护服务机构及专业人员远远不能满足人们需要,这就决定了一部分临终患者选择在医院走向生命的终点。护士与临终患者接触最为频繁,作为评估、照护和管理者,护士在临终患者及其家属的全方位照护中发挥重要作用,临床护士《实践指南》践行行为与安宁疗护质量密切相关。《实践指南》是国家卫生和计划生育委员会第一次以行业标准形式颁布的安宁疗护标准,为临床护士的护理行为提供了指导。目前,临床护士对《实践指南》总体践行行为处于中等水平,护理管理者要针对《实践指南》的难点,尤其是践行行为差的条目,采用形式多样的培训模式对临床护士加强理论与实践培训,追踪临床护士实践行为,进一步增强临床护士安宁疗护服务能力,提升安宁疗护质量。

　　从近几年的政策内容看,国家层面高度重视安宁疗护的发展,为安宁疗护的推广和规范提供了政策支撑。从国家层面试点的部署,到安宁疗护规范和指南的出台,安宁疗护得到了快速的发展。但是,由于我国安宁疗护需求大,发展较晚,所以还面临着社会层面安宁疗护理念推广不足、区域发展不平衡,以及人员数量和质量有待进一步提升等问题。为了解决这些困难,未来需要进行全民"优逝"观念的普及、促进社区安宁疗护的发展和提升护士的专业水平。

## 第四节　安宁疗护的服务体系

　　安宁疗护包含一系列疾病诊治和照护服务内容,是医疗卫生体系和社会照顾体系的重要组成部分。发展安宁疗护有助于提升生命质量,还能节约卫生支出、推动合理生死观的形成。政社合作则是安宁疗护体系发展的重要动力。英国的安宁疗护体系以社会力量主导、政府推动整合；而美国的安宁疗护体系则是政府介入与专业主导相结合。基于英美两国经验可以发现，推动政社切实合作是建设优质高效安宁疗护体系的前提。就处于起步阶段的中国安宁疗护体系而言，政府应积极参与安宁疗护体系建设，并保持决策自主性，把握安宁疗护服务体系的发展方向。同时，政府要与社会力量保持全方位合作，鼓励慈善基金会、专业机构和志愿组织在服务供给、标准化方面扮演重要角色，支持其在政策框架下自主发展，形成多元供给、应对不同类型病患需求的服务模式。就安宁体系发展重点而言，结合英美经验和中国国情，以临终关怀作为发展重点可能更具可操作性。发展姑息治疗服务则需要结合国情，审慎考量如何在开展积极早期干预、避免过度医疗与医疗资源浪费之间取得平衡。

自党的十八大以来，我国在卫生健康服务体系建设方面，特别是在老年健康服务体系建设和医养结合等方面，持续加强健康养老教育和老年疾病的预防和干预，不断优化老年疾病诊治、康复护理、长期照护及安宁疗护等资源配置，不断提高服务能力和质量，强化老年健康服务的政策支持，大力发展健康养老产业，使全社会老年人的获得感、幸福感、安全感明显增强。为解决现阶段问题，进一步优化老年健康服务体系的建设，必须统筹经济社会发展与疫情常态化防控两个大局。既要充分考虑到老年人口结构变化和"更新迭代"带来的需求变化，也要充分考虑到常态化疫情防控带来的养老服务发展方式的变化，从基层社会治理和联防联控的角度，进一步增强老年健康服务体系的韧性和安全性。

中国老龄化问题日益凸显，国家卫生健康委员会于 2019 年 1 月 22 日首次提出有关开展"互联网＋护理服务"试点工作方案，实现了互联网技术与医疗护理服务的结合。"互联网＋安宁疗护"的出现有利于缓解国内医疗行业医疗资源配置低下的问题，优化医疗资源合理配置，加强"互联网＋安宁疗护"模式建设，提升优质护理服务质量，在现行的医疗护理模式下，借助互联网推动安宁疗护在全国广泛发展，安宁疗护在我国的普及是必然的趋势。

我国的安宁疗护事业处于发展机遇期，亟待建立和完善相关政策和运行机制。欧洲与美国的实践经验表明，科学的制度体系有利于推动安宁疗护的发展。

# 第五节　安宁疗护的服务质量评价体系

照护质量是一个多维度的概念，涉及患者安全、结局及体验等多个方面，国际上比较权威的定义为"医疗服务过程增加个体或群体对健康服务期望结果和减少其非期望结果的程度"。目前关于安宁疗护质量的内涵暂无明确标准；为了提高全球安宁疗护质量，美国国家高质量安宁疗护共识项目（National Consensus Project for Quality Palliative Care）于 2004 年制定了高质量安宁疗护实践指南，明确指出高质量安宁疗护的内容及要求,认为高质量的安宁疗护需要涉及以下 8 个方面:照护的结构与过程,生理照护,心理与精神照护,社会照护,灵性、宗教和存在性相关照护,文化照护,濒死患者的照护,照护的道德与伦理。因此,安宁疗护质量不仅涉及医疗和护理质量,同时包括对社会工作者、灵性工作者工作的质量评定。

20 世纪 60 年代末,Donabedian 提出了"结构-过程-结果"模式,成为国外质量指标体系构建的主要理论模型。从安宁疗护涉及的对象出发,国外主要通过患者、家属和医疗照护者三个角度评价安宁疗护质量。通过患者评价安宁疗护质量的量表主要有姑息照护结局量(palliative care outcome scale,POS)患者问卷、姑息照护评估工具(palliative care assessment,PACA)等;通过家属评价照护质量的量表主要有 POS 家属问卷、濒死照护评估(care of the dying evaluation,CODE)、优逝内容清单(good death inventory,GDI)、照护评估量表(care evaluation scale,CES)等;通过医疗照护者评估患者安宁疗护质量的量表主要包括 POS 工作人员问卷、姑息行为功能评分(palliative performance scale,PPS)等。这些量表分别从不同角度和维度反应安宁疗护的质量,其中症状和生存质量是最为重要的两个指标。

在我国,照护质量评价指标构建的研究主要针对老年人、新生儿、危重症患者等专科人群,针对临终患者的安宁疗护质量指标较少。我国多数专科质量评价指标具有研究指标界定不清晰、可操作性较差、构建方法循证力度薄弱,欠缺科学性等不足,导致构建结果参差不齐,未形成统一规范的专科护理质量评价指标体系。因此,在构建我国安宁疗护质量指标体系时,应突出专科特色,构建全面、科学的安宁疗护质量评价体系。其次,依托组织协会,多中心合作促进安宁疗护质量指标研究的知识转化。建议借助相关组织协会,组织多中心质量合作项目,通过不断完善、修订,构建质量评价指标体系,并在各地区予以试用推行。在信息化时代,互联网技术使得照护质量的大数据构建及管理成为可能。网络平台或系统的搭建有利于区域间的质量数据的对比,可为研究者提供有用的科研数据,也可为政府部门和医疗机构质量提升策略提供客观可靠的数据支撑,应借助信息化技术,构建我国安宁疗护质量评估信息网络。

## 参考文献

[1] 黄石松,伍小兰,刘子赢. 完善老年健康服务体系的思考[J]. 中国国情国力,2020(10):4-7.
[2] 李佳霖. 安宁疗护专科护士岗位胜任力评价指标体系的构建[D]. 中国医科大学,2020.
[3] 梁誉,林闽钢. 论老年照护服务供给的整合模式[J]. 中共福建省委党校学报,2017(07):88-95.
[4] 梅思娟,余娟,杨丽华,等. 临床护士《安宁疗护实践指南》践行行为调查[J]. 护理学杂志,2019,34(10):84-86,94.
[5] 许湘华,成琴琴,王英,等. 国外安宁疗护质量评估的研究进展[J]. 中华护理杂志,2019,54(10):1578-1583.

# 第二篇

# 照护技能

# 第一章　营养和饮食照护

## 第一节　概　　述

营养是指机体从外界摄取食物,经过消化、吸收和代谢,摄取食物中对机体有益的物质为组织器官提供能量、满足生理功能和体力活动需要的过程。任何一个环节发生异常,如摄入的食物种类、数量不能满足需要、消化不良等都可能会影响身体健康。

为了维持生命健康、预防疾病与促进疾病康复,人体必须从食物中摄取一定量的热能和营养素。但随着年龄的增长,老年人的生理功能会出现不同程度的退化,加之味觉和嗅觉减退、进食量减少,以及咀嚼功能的衰退,开始出现营养消化吸收能力的下降,酶活性和激素水平异常等情况,这些变化可影响老年人对食物的摄取、消化和吸收能力,极易出现营养不良。因此,照护人员应合理安排膳食、保证老年人的营养均衡。此外,许多老年人由于疾病、手术或损伤而不能进食或进饮,很可能存在咀嚼或吞咽功能障碍,也存在误吸的风险。误吸是指将液体、食物、呕吐物或异物吸入肺部。对于病情危重、存在消化道功能障碍、不能经口或不愿经口进食的老年人,为了保证营养素的摄取、消化和吸收,常采用胃肠内营养和胃肠外营养等特殊饮食;对于无法达到营养需求或存在很大误吸风险的老年人,医师往往会要求实施营养支持或静脉输液治疗来满足机体对营养和液体的需要。

## 第二节　基本营养

### 一、营养物质

人体所需要的八大营养物质是蛋白质、脂肪、碳水化合物(或称糖类)、膳食纤维、矿物质、微量元素、维生素和水。

1. **蛋白质** 蛋白质是生命最重要的物质基础,包括动物蛋白(瘦肉类、蛋类、奶类)和植物蛋白(豆类、五谷类、蔬菜类)。人对蛋白质的每日需求量为 $0.8 \sim 1.2 \, g/kg$ 体重,占总热量的 $10\% \sim 15\%$。

2. **脂肪** 脂肪是人体能量的重要来源之一,是人体的重要组成部分。它来源于肉类、猪油、黄油、酥油、油、牛奶、奶酪、蛋黄和坚果等。多余的脂肪会被储存为身体里的脂肪(脂肪组织)。

3. **碳水化合物(糖类)** 碳水化合物是人体最重要的能源物质,主要来源于糖类、谷物、水果、干果类及根茎蔬菜类。

4. **膳食纤维** 膳食纤维只存在于植物性食品中,在麦麸、荞麦、玉米、水果皮和绿叶蔬菜中含量较高,白菜、油菜、莴苣、萝卜等也是纤维的来源。

5. **矿物质** 人体内的矿物质含量随年龄增长而增加,钙、磷集中在骨骼和牙齿中,缺钙易导致骨质疏松;铁集中在红细胞中,缺铁易导致缺铁性贫血;碘集中在甲状腺组织中。由于矿物质不能在体内合成,只能依靠食物供给,因此应通过膳食来补充矿物质。

6. **微量元素** 与人体健康和生命有关的必需微量元素有 18 种,即铁、铜、锌、钴、锰、铬、硒、碘、镍、氟、钼、钒、锡、硅、锶、硼、钴、砷。缺少这些必需的微量元素,人体就会出现疾病,甚至危及生命。

7. **维生素** 维生素是维持机体正常代谢所必需的一类低分子有机化合物。根据其溶解性不同,分为脂溶性维生素和水溶性维生素两大类。脂溶性维生素包括维生素 A、维生素 D、维生素 E、维生素 K;水溶性维生素包括维生素 C 及 B 族维生素。

8. **水** 水是人体必需的物质,人体内 $60\%$ 为水,其中 $75\%$ 存在于细胞内,其余存在于血液和淋巴液中。人体每日的需水量为 $2\,000 \sim 2\,500 \, mL$。饮水量 $1\,500 \sim 1\,700 \, mL$,其余水量从进食的各种食物所含的水及体内物质代谢产生的水中获取。

## 二、中国老年人膳食指南

由于年龄和生理特点的变化,老年人在膳食方面需要特别关注。为此,膳食指南专家委员会制定了老年人的膳食核心推荐。

(1)少量多餐细软,预防营养缺乏。

(2)主动足量饮水,积极户外活动。

(3)延缓肌肉衰减,维持适宜体重。

(4)摄入充足食物,鼓励陪伴进餐。

## 三、专注老年人的营养需求

随着年龄的增加,老年人的消化功能明显降低,有些老年人会出现牙齿缺损、消化液分泌减少、胃肠蠕动减弱等现象,很容易导致食欲下降和出现早饱现象,造成食物摄入量不足和营养缺乏。老年人的膳食应多样化,保证充足的食物摄入量。除三次正餐外,两餐中间需要加餐,每天 $5 \sim 6$ 餐,加餐可选择的食物有酸奶、牛奶、坚果、水果、蛋糕等。

高纤维食物难咀嚼并且会刺激肠道,有的老年人需避免食用利于排便的高纤维食物(如杏、芹菜、带皮和籽的水果和蔬菜等)。照护人员要为存在咀嚼问题或便秘的老年人准备松软的食品,包括全谷物和煮熟的水果、蔬菜等。老年人身体活动水平较低,多食用含钙的食品可以预防骨骼-肌肉改变,人体组织生长和修复需要蛋白质,但由于高蛋白质的食物较贵,一些老年人的饮食可能缺乏蛋白质。

此外,不同地域、民族之间的饮食文化各有不同,要充分尊重其饮食习惯。

# 第三节 饮食照护

老年人经口进食照护与老年人的营养状况和身体健康密切相关。照护不当会造成老年人食物摄入量不足,营养不良,进食过程中发生呛咳误吸,引起肺部感染等。老年人身体状况不同,进食方式也不同,应根据老年人的具体情况进行科学照护,避免因进食引发相关疾病危害老年人身体健康,最终达到提高老年人生活质量的目的。

## 一、基本进食顺序

提醒老年人按照进食顺序进食,鼓励其自理,照护人员在必要时提供帮助。

(1)照护人员应穿便于协助进食的衣服,洗净双手。

(2)协助老年人洗净双手或用湿毛巾将老年人双手擦拭干净。当老年人口腔内部粘着食物残渣或有异味时,建议老年人漱口。

(3)使用围裙、毛巾等用品,以免弄脏床铺和衣服。

(4)向老年人介绍膳食内容。

(5)在确认食物温度适宜后(不宜过热或过冷),再开始进食。

(6)首先建议先喝汤来润喉(预防误咽)。

(7)照护人员应观察老年人的进食过程以免误咽,但需要注意的是观察,而非监视。如果老年人提出要单独进食,可通过打开房门等方式,尽可能地将老年人进食情况置于可观察的范围内。

(8)老年人的进食量较少时,照护人员应查明原因,但不可强行逼迫老年人进食。每次进食时间以30～40分钟为宜。

(9)进食结束后,帮助老年人漱口刷牙、佩戴义齿。

## 二、不同体位下的进食

### (一)床边端坐位进食(图2-1-1)

(1)使用护理餐桌,调整到适宜进食的高度。

（2）将餐桌拉至靠近床边，以免餐桌与身体之间的间隙过大。

（3）锁住餐桌的小脚轮刹车，固定餐桌。

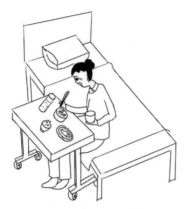

图2-1-1 床边端坐位进食

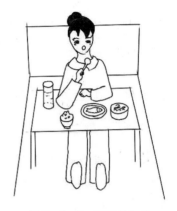

图2-1-2 床坐位进食

**（二）床坐位进食（图2-1-2）**

（1）在膝盖下面垫毛毯进行支撑。当老年人无法自主维持坐位时，可用手臂抵住餐桌，保持身体前倾，或用靠背支撑身体。

（2）使用餐巾或毛巾，以免弄脏床铺和衣服。

（3）拉近餐桌，与身体保持适当的距离。

**（三）半坐位进食（图2-1-3）**

（1）老年人应尽可能抬高上半身，当坐姿不稳定时，照护人员可在老年人枕后和身体一侧放置枕头和靠垫来保持姿势。

（2）使用床餐桌，向身体拉近后进行固定。

（3）使用防水布和围裙，以免弄脏床铺和衣服。

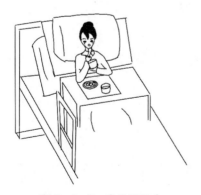

图2-1-3 半坐位进食

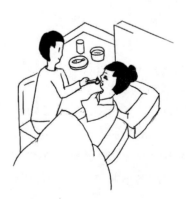

图2-1-4 侧卧位进食

**（四）侧卧位进食（图 2-1-4）**

（1）在老年人肩下垫一枕头，抬高头部和上半身。

（2）在后背部安放褥垫，保持其姿势。

（3）根据胃的位置，最好保持右侧卧位。但当老年人能独立进食且惯用右手时，保持左侧姿势更容易进食。

（4）在床上铺好毛巾，在老年人下巴下方放好餐巾，以免弄脏床铺和衣服。

**（五）仰卧位进食（图 2-1-5）**

（1）由于食物容易进入气管，因此要垫高头部，头侧向一边。

（2）将塑料布和毛巾叠起来，铺在被褥、被套和枕头上，以免弄脏。

注：如果老年人进食呛咳严重，需要调整床位角度（图 2-1-6）。

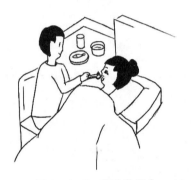

图 2-1-5　仰卧位进食

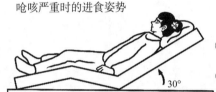

呛咳严重时的进食姿势

① 不可取仰卧位来进行护理

② 将床位调整至30°，使颈部前屈

30°

图 2-1-6　呛咳严重时的进食姿势

### 三、不同身体状况下的饮食照护

**（一）卧位全面照护**

（1）为提高老年人的食欲，照护人员生动形象地向老年人介绍菜单后，让老年人自己确认菜单。

（2）确认好食物进食的先后顺序后开始进食。尽量保持主食、小菜、汤等交替进食，同时确认老年人是否吃完。

（3）为让老年人配合时张嘴，取食物送到嘴边时应在其可视范围内进行（图 2-1-7），充分去除水分后再送入口中。

（4）避免筷子和汤匙接触到老年人的牙齿和牙龈。

（5）辅助老年人进食的同时，应确认食物咽下后，再重复喂食。

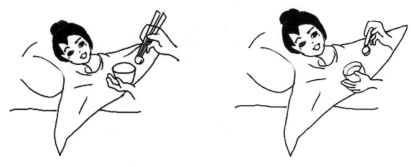

**图2-1-7 以碗为接盘,将食物送到嘴边**

(6)尽量避免食物混杂,依次一种一种地进行喂食。

(7)若老年人中途出现呛咳,应稍事休息后再进行喂食。

(8)当老年人有吸入能力时可用吸管,没有时可用汤匙和鸭嘴壶。汤匙和吸管应从嘴角附近放入老年人口中,这样不易引起呛咳(图2-1-8)。

注:在摄取流质食物时,老年人易吸入空气引起食欲不振。因此,需要注意预防空气混入,应准备多根吸管,在喂食各种食物时分开使用。

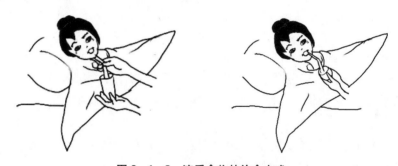

**图2-1-8 流质食物的饮食方式**

**(二) 偏瘫**

(1)老年人口中容易残留食物,应减少每次的送入量。

(2)食物应从健侧嘴角送入。

**(三) 双目失明**

(1)照护人员必须在和老年人打好招呼后,再开始摆放食物。

(2)从斜后方引导老年人触摸餐具的位置和轮廓,详细地说明食物内容,以帮助老年人掌握食物的形状。可将食盘比喻为时钟,盘内的各种餐具比喻为数字进行说明。如在"12点钟方向放着茶杯"(图2-1-9)。

(3)照护人员应用手背来确定食物的温度,提醒老年人小心烫伤。

(4)照护人员可从旁指导老年人进食,老年人不能独立完成的部分再协助进行。

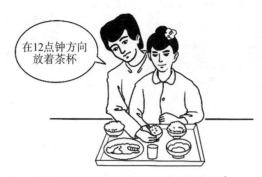

在12点钟方向
放着茶杯

**图 2-1-9　在斜后方引导老年人进食**

### （四）咀嚼困难

（1）烹饪时,尽量将食物切碎、研碎,或将食物炖煮到柔软易于消化。

（2）准备的食物尽量以老年人易食用的大小或弄碎后再送入。吃鱼类时,在挑出鱼刺后重新装盘。

（3）建议老年人一点点地慢慢进食。

### （五）阿尔茨海默病

（1）尽量保持在规律的时间内,在同一场所、用同一餐具进食。

（2）将一旦误食便会引起危险的物品,放到老年人接触不到的地方。

（3）老年人一般都有暴食倾向,可采取减少每次进食量、增加进食次数的方式来避免。

（4）如果老年人忘记已经进餐完毕仍催促进食时,可设法请其耐心地等待,劝诱其出去散步或通过做其他的事情分散注意力或增设下午茶。

## 第四节　液 体 平 衡

水是生命之源,它通过液体和食物来摄入;通过尿液、粪便和呕吐物排出。同时也通过皮肤(汗)和肺(呼气)排出一部分。

液体平衡是健康的必要条件。一定量液体的摄入(摄取量)和一定量的液体排出必须保持平衡。当液体摄入超过排出时,身体组织会出现水肿,在患有心脏和肾脏疾病的老年人中很常见。当身体组织中的水分下降,液体排出超过摄入,就会出现脱水,若身体失水过多而又得不到补充,可能会危及生命。

## 一、正常液体需求

成年人需要 $2\,000\sim2\,500\,mL$ 的水来维持正常的液体平衡。天气炎热、运动、发热、生病，会流失过量的液体，人体对水的需求就会增加。此外，身体里的水分也会随着年龄增长而下降。老年人存在患影响体液平衡疾病的风险，如心脏病、肾病、癌症及糖尿病等。老年人存在脱水和水肿的风险，有的药物会引起体内液体流失，有的会引起体内水分潴留。

随着年龄的增长，老年人的肾脏浓缩尿液和保留液体的能力下降、口渴反应也会衰退，更容易处于脱水状态。不管老年人是否感到口渴，照护人员应定时提醒老年人饮水。一些老年人还会有特殊液体医嘱，要严格遵守执行。

## 二、特殊液体医嘱

为了保持液体平衡，医师可能会要求老年人在 24 小时内摄入一定量的水。一般医嘱要求如下。

1. 鼓励液体摄入　增加老年人液体的摄入量，要求记录摄入量。老年人可以饮用饮食计划中允许的多种流质。这些流质放在可以够得着的位置，对于无法独自用餐的老年人，需要经常提供流质。

2. 限制液体摄入　限制一定量的液体。在小的容器里提供少量的液体，把水壶放在视线范围之外，记录摄入量。需要时照护人员应常对老年人进行口腔卫生护理，有助于口腔黏膜湿润。

3. 禁食禁饮　老年人不能吃或喝任何东西，在手术前和手术后、某些化验之前、诊断流程中及某些疾病治疗期间会被要求禁食禁饮。禁食禁饮的标志会贴在床上，照护人员要移走水瓶和水杯。必须经常对老年人进行口腔卫生清洁，不可以吞咽任何液体。

4. 有稠度的液体摄入　所有液体都是有稠度的，包括水。浓稠度取决于老年人的吞咽能力，在提供液体之前添加增稠剂，或使用商用增稠的液体。

## 三、记录出入量

医师可能会要求测量出入量，需要保存出入量记录，用于评估体液平衡和肾功能、计划治疗，在老年人有特殊液体医嘱时也需要记录。所有经口腔摄入的液体都需要测量和记录：水、牛奶、茶、果汁、汤和饮料等。照护人员测量和记录静脉注射及管道喂养液体量。出量内容包括尿液、呕吐物、腹泻及伤口引流。

出入量记录要保留在床边。测量好摄入和排出的量，把它记录在正确的栏目里。量的总计按要求写在一定位置，总量记录在老年人的病历中，并在交班报告中相互分享。

向老年人解释测量出入量的目的及将如何帮助老年人测量。有的老年人自己测量和记录，家属也可以给予帮助。用尿壶、便盆等排泄，提醒老年人不要在厕所排泄，也不要把厕纸扔进容器里。

**操作流程**

1. 准备用物　出入量记录表、量筒、手套。照护人员应洗手，戴上手套。

2. 测量入量

（1）将容器中剩下的液体倒入量筒里，避免漏掉和溅出。

（2）视线与刻度线在同一水平，保持量筒水平进行测量。

（3）核查出入量记录表上提供的量，或核查提供的每个容器的容量。

（4）从提供的总量减掉剩下的量，记录下来（例如，杯子容量为 250 mL，量筒里为 50 mL，250−50＝200 mL，记录为 200 mL）。

（5）将量筒里的液体倒回容器。

3. 记录所有液体的量

4. 记录时间和量

5. 测量出量

（1）将液体倒入量筒测量出量，避免漏掉和溅出。

（2）线与刻度线在同一水平，保持量筒水平进行测量。

（3）将液体倒入厕所，避免飞溅。

6. 清洁　冲洗量筒，冲洗后的液体倒入厕所，量筒放回原位。清洁、冲洗并消毒排泄容器或引流容器，冲洗后的水倒入厕所，物品放回原位。

7. 脱手套　脱掉并丢弃手套，洗手。

8. 记录出量

9. 报告和记录所观察的内容

## 第五节　营养支持和静脉治疗

营养支持是指在机体营养状况异常或老年人营养不足的情况下，维持或补充各种营养物质的过程，主要是维持能量的需要和氮的平衡。营养支持的方式主要有肠内营养支持和肠外营养支持。营养支持的目的是维持与改善机体器官、组织及细胞的代谢与功能，促进老年人康复。

老年人在接受营养支持前，应纠正低血容量，以及酸中毒、低钠、低钾等水、电解质及酸碱平衡紊乱等情况。根据年龄，营养风险，是否禁食，原发病及同一疾病的不同病程，是否伴其他心、肺、肾疾病情况，选择合适的营养支持途径、适宜的能量和营养物质，制定个体化营养支持方案。在营养支持过程中应密切监测，评价营养支持效果及重要脏器的功能状态，及时调整营养支持方案。

胃肠内营养是存在营养不良或营养风险，且是胃肠道功能正常或基本正常的老年患者的首选,只有肠道不能耐受或无法进行胃肠内营养时,才考虑选用胃肠外营养。

# 一、胃肠内营养

胃肠内营养是指具有胃肠道消化吸收功能的患者,因机体病理、生理改变或一些治疗的特殊要求,通过口服或管饲等方式提供能量和营养素,经胃肠道消化吸收,从而满足机体代谢所需的营养支持疗法。

## (一)适应人群

1. 意识障碍、昏迷和某些神经系统疾病　如脑外伤、脑血管疾病、脑肿瘤、脑炎等所致的昏迷患者,阿尔茨海默病不能经口进食或精神失常、严重抑郁症、神经性厌食者等。

2. 吞咽困难和失去咀嚼能力　如咽下困难、口咽部外伤及手术后、重症肌无力者。

3. 上消化管梗阻或手术　如食管炎症、化学性损伤等造成咀嚼困难或吞咽困难、食管狭窄梗阻、食管癌、幽门梗阻、吻合口水肿狭窄等。

4. 高代谢状态　如严重创伤、大面积烧伤、严重感染等所致机体高代谢、负氮平衡者。

5. 消化管瘘　通常适用于低流量瘘或瘘的后期,如食管瘘、胃瘘、肠瘘、胆瘘、胰瘘等。

6. 术前准备和术后营养不良　如术前肠管准备期间、术中有额外营养素丢失者等。

7. 短肠综合征　短肠综合征代偿阶段。

8. 胰腺疾病　急性胰腺炎肠功能恢复后、慢性胰腺功能不全者。

9. 慢性营养不足　如恶性肿瘤、放疗、化疗及免疫缺陷疾病者。

10. 器官功能不全　如肝、肾、肺功能不全或多脏器功能衰竭者。

11. 某些特殊疾病　急性放射病,各种器官移植者,包括肾移植、肝移植、小肠移植、心脏移植、骨髓移植等。

## (二)胃肠内营养途径

胃肠内营养的途径主要取决于老年人胃肠道解剖的连续性、功能的完整性、肠内营养实施的预计时间、有无误吸的可能等因素。根据途径不同可以将肠内营养分为口服营养补充和管饲营养支持。

口服营养补充是肠内营养的首选,适用于能口服摄食但摄入量不足者,是最安全、经济、符合生理的肠内营养支持方式。存在营养风险或营养不良时,在饮食基础上补充经口营养补充剂可以改善营养状况,但不影响饮食摄入量。经口营养补充可以减少卧床老年人的营养风险和手术后并发症。蛋白质含量较高的口服营养补充剂,可以减少发生压疮的风险。如口服营养补充不能或持续不足,应考虑进行管饲营养支持。

管饲途径主要分为两大类(图 2-1-10)。

1. **无创的置管技术** 主要是指经鼻、胃途径放置导管,根据病情需要,导管远端可放置在胃、十二指肠或空肠中,适用于短期肠内营养治疗。

2. **有创的置管技术** 根据创伤大小,再分为微创(内镜协助,如经皮内镜下胃造瘘术)和外科手术下的各类造口技术,适用于长期肠内营养治疗的老年人。

管饲的优点在于可以保证营养液的均匀输注,充分发挥胃肠道的消化吸收功能。

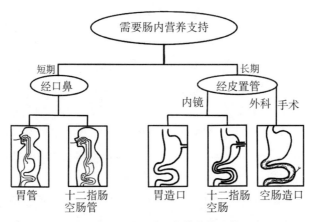

**图 2-1-10　胃肠内营养的途径**

3. **胃肠内营养的输注方式** 按照营养制剂的输注方式不同,可分为注射器一次性推注、重力滴注(间断/持续)和鼻饲泵泵注(间断/持续)三种方式。

(1)注射器一次推注法:按照正常膳食的时间间隔,每次使用注射器一次性推注 200～400 mL 营养制剂。适用于胃排空功能良好的老年人。

准备好碗装营养液(38～40 ℃)、一杯温开水(38～40 ℃)、鼻饲空针、治疗巾、清洁纱布橡皮筋或医用胶布等用品。

操作步骤如下。

1)在管饲前 30 分钟协助卧床老年人翻身,床头抬高 30°～45°。对人工气道的老年人给予彻底吸痰。

2)喂养管末端注入少量温开水 10～20 mL,润滑管腔。推注营养液,速度小于 50 mL/min,每次推注完反折喂养管末端,避免空气进入引起腹胀。

3)管饲营养结束,使用少量温开水脉冲式冲洗喂养管,直至管壁无营养液附着。反折喂养管末端,并用清洁纱布包裹,用橡皮筋扎紧或用医用胶布固定。

(2)重力滴注法:将盛营养制剂的容器悬挂于一定高度,通过带调节阀的输注管道连接喂养管,利用重力作用缓慢滴注营养制剂。可采用间歇滴注和持续滴注两种方法。适用于多数老年人,包括胃排空较差的老年人及危重症老年人。准备好瓶装或袋装营养液(200～500 mL)、输液器(排气针)、治疗巾、管饲标志、加热棒、鼻饲空针、水杯盛温开水(38～40 ℃)。

操作步骤如下。

1）协助老年人取左侧卧位抬高床头 30°～45°，病情允许的老年人可取坐位。

2）经胃养管末端注入 10～20 mL 温开水。悬挂营养液于床头输液架，连接输液器并排气。将管饲营养标志粘贴于输液器管路上，防止将输液器误接于静脉输液管路。将输液器与喂养管末端连接，调节输注速度 80～100 滴/分。

3）将加热棒通电，夹持于管饲管路上。

（3）鼻饲泵泵注法：将鼻饲输注管路安装于鼻饲泵，以设定的速度和总量将营养制剂匀速泵注。可采用持续泵注和间歇泵注的方法，持续泵注总量为 1000～1500 mL，速度为 50～70 mL/h，持续泵注 20 小时；间歇泵注总量为 1000～1500 mL，分 5 次泵入，每次泵注 200～300 mL，速度为 130～200 mL/h，每次泵注时间为 90 分钟，间歇 150 分钟，频次可设定为 7：00—11：00—15：00—19：00—23：00。适用于多数管饲老年人，尤其是危重、空肠喂养的老年人。

准备管饲营养液（38～40 ℃）、量杯、智能营养泵（及鼻饲泵管）或袋鼠肠内营养泵（及配套营养袋）、清洁纱布、加热棒或热水袋、鼻饲空针、水杯盛装温开水（38～40 ℃）、治疗巾、管饲营养标志。

操作步骤如下。

1）帮助老年人取左侧卧位、抬高床头 30°～45°。身体状况好、病情允许的老年人可取坐位。人工气道的老年人给予彻底吸痰。

2）经喂养管末端注入 10～20 mL 温开水。

3）两种鼻饲泵的使用：①智能营养泵的使用：将智能营养泵置于床头桌，接通电源。将营养制剂倒入量杯内，鼻饲泵管一端插入营养液底部，另一端粘贴管饲营养标志，安装鼻饲泵管于智能营养泵上。开启营养泵，设置总量等参数，排气并将管路连接与喂养管末端，启动营养泵。②袋鼠肠内营养泵的使用：预先将肠内营养制剂和灭菌注射用水灌注于营养袋和冲洗袋中，将营养袋悬挂于床头输液架上，将袋鼠泵固定于输液架的杆上，接通电源线。将管饲营养标志粘贴于营养袋管路末端，并将营养袋管路安装于袋鼠泵。开机并排气，将管路连接于喂养管末端，设置泵速、总量、冲洗间隔等参数，启动袋鼠泵。

4）将加热棒通电，夹持于管饲管路；加热棒可用热水袋代替，将管路盘曲于热水袋下方，达到加热、保温效果。

## 二、胃肠外营养

胃肠外营养是指通过静脉输注的方式提供人体代谢所需的营养素。胃肠外营养根据补充营养的量分为部分胃肠外营养和全胃肠外营养（total parenteral nutrition，TPN），老年患者的胃肠道功能严重障碍或不能使用胃肠内营养时，建议给予 TPN。根据应用途径的不同，胃肠外营养可分为周围静脉营养和中心静脉营养。

TPN 溶液包含水、蛋白质、碳水化合物、维生素及微量元素。在老年人不能够接受口腔或肠内营养时，或肠内营养不能满足需求时采用 TPN 方式。

### （一）TPN 的适应人群

（1）疾病、受伤或胃肠道手术者。

（2）严重创伤、感染或烧伤者。

（3）禁食超过 5～7 天者。

（4）癌症治疗导致严重的胃肠道不良反应者。

（5）长期昏迷者。

（6）长期厌食者。

### （二）观察要点

使用 TPN 可能导致感染、体液失衡和血糖紊乱等，发现以下情况立即采取措施。

（1）发热、畏寒及其他感染的症状。

（2）血糖紊乱的症状。

（3）咳嗽、胸痛。

（4）呼吸困难或呼吸急促。

（5）恶心、呕吐、腹泻。

（6）口干、出汗。

（7）心率过快或心律不齐。

（8）皮肤苍白、身体虚弱或乏力。

（9）全身发抖。

（10）意识模糊或行为改变。

## 三、静脉治疗

静脉治疗是指将各种药物（包括血液制品）及血液，通过静脉注入血液循环的治疗方法，包括静脉注射、静脉输液和静脉输血。静脉治疗的目的是为不能经口进食的服务对象补充液体、补充由于疾病或受伤流失的微量元素和维生素、输入糖分补充能量、输入药物和血液。

### （一）静脉治疗的穿刺部位

1. 外周静脉　常选择手背和前臂内侧穿刺。

2. 中心静脉　常选择锁骨下静脉和颈内静脉作为中心静脉穿刺点，由于靠近心脏，称为中心静脉。通过锁骨下静脉或颈内静脉插入上腔静脉或右心房的导管称为中心静脉导管；通过外周静脉插入中心静脉的导管称为经外周静脉置入中心静脉导管（peripherally insert central catheter，PICC）。PICC 导管末端插入锁骨下静脉或上腔静脉。中心静脉导管主要适用于胃肠外营养、输入大量液体、长期静脉治疗、给予对外周静脉刺激性强的药物。

### （二）输注速度

输注速度指的是输入老年人体内的液体每分钟的滴数或每小时的毫升量。医师决定输注液体的量及时间。根据这些信息，照护人员计算输注速度。

用输液器上的输液夹或输液开关或用输液泵来控制速度。如果出现问题，输液泵会发出报警声。如果没有使用输液泵，可以检查滴速。位置的改变、导管弯折、导管受压都会影响滴速。过程中照护人员要加强巡视，若发现液体不滴、滴速过快或过慢都要及时进行调整。

### （三）操作前评估

（1）评估患者的年龄、病情、过敏史、静脉治疗方案、药物性质等，选择合适的输注途径和静脉治疗工具。

（2）评估穿刺部位皮肤情况和静脉条件，在满足治疗需要的情况下，尽量选择较细、较短的导管。

（3）一次性静脉输液钢针宜用于短期或单次给药，腐蚀性药物不应使用一次性静脉输液钢针。

（4）外周静脉留置针宜用于短期静脉输液治疗，不宜用于腐蚀性药物等持续性静脉输注。

（5）PICC宜用于中长期静脉治疗，可用于任何性质的药物输注，不应用于高压注射泵注射造影剂和血液动力学监测（耐高压导管除外）。

（6）中心静脉导管可用于任何性质的药物输注、血液动力学的监测，不应用于高压注射泵注射造影剂（耐高压导管除外）。

### （四）注意事项

1. 静脉注射　照护人员应根据药物及病情选择适当的推注速度；注射过程中，应注意老年人的用药反应；推注刺激性、腐蚀性药物过程中，注意观察回血情况，确保导管在静脉管腔内。

2. 静脉输液　照护人员应根据药物及病情调节滴速；输液过程中，定时巡视，观察有无输液反应，穿刺部位有无红、肿、热、痛、渗出等表现；输入刺激性、腐蚀性药物过程中，注意观察回血情况，确保导管在静脉内。

3. 闭式输血　输血前应了解老年人血型、输血史及不良反应史；输血前和床旁输血时应分别双人核对输血信息，无误后才可输注；输血起始速度宜慢，应观察15分钟，无不适后再根据老年人病情、年龄及输注血液制品的成分调节滴速；血液制品不应加热，不应随意加入其他药物；全血、成分血和其他血液制品应从血库取出后30分钟内输注，1个单位的全血或成分血应在4小时内输完；输血过程中，应对老年人进行监测；输血完毕后进行记录，空血袋应低温保存24小时。

## 第六节　照护要点与注意事项

### 一、个人与专业职责

提前了解老年人的饮食习惯、饮食限制、身体功能状态。饮食前准备好所需物品,确定饮食姿势、是否有需要饭前或饭后服用的药物,创造良好的饮食环境。

营养支持治疗时,要注意观察老年人的管饲反应、防止误吸,并定期进行口腔护理,在照护操作过程中确保老年人的安全和舒适。

### 二、权利与尊重

老年人个人选择对满足食物和液体需求很重要,每个人都有喜欢和不喜欢的食物。文化、社会、宗教、医疗和自身都影响着食物选择。照护人员应充分尊重老年人对食物表达个人喜好的权利。询问好老年人期望的进食顺序和速度后,再配合其进行进食。老年人意识能力低下,有认知障碍、瘫痪症状时,需特别注意。

需要营养支持或静脉治疗的老年人通常情况危重,有时候医师和家属会决定停止治疗,终止老年人的生命。老年人可能会做出这样的决定,或是家人与医师沟通之后做此决定。照护人员必须遵守老年人及其家人的意愿及医师的指示。

### 三、独立与社交

用餐能提供与他人交际的时间,友善的社会环境很重要。有些医院或者照护中心有老年人与其他伙伴、家人或朋友一起进餐的区域,他们能够一起享受假日、生日、纪念日和特殊日子。

有些进行静脉治疗的老年人允许淋浴或盆浴,这可以增强老年人的舒适度和独立感。沐浴时,请协助保持静脉注射区域的清洁和干燥,按照指示,使用袋子、塑料袋或手套保护好这个区域。

### 四、任务与团队合作

在一些机构,餐盘由餐车送到护士站,每个餐盘在一个槽里,按餐盘出现在餐车上的顺序提供。团队合作可以提高供应食物的速度。

在转运接受静脉治疗及管饲的老年人之前,必须做好计划。了解每一根管道的名称及用途,确保导管与老年人连接紧密。如果和同事一起搬运老年人,在搬运之前要计划并沟通如何保护好输液管。

## 参考文献

［1］杨月欣,张环美.《中国居民膳食指南(2016)》简介[J].营养学报,2016,38(03)：209-217.

［2］佚名.静脉治疗护理技术操作规范[J].中国护理管理,2014,14(01)：1-4.

［3］佚名.中国老年患者肠外肠内营养应用指南(2020)[J].中华老年医学杂志,2020(02)：119-120.

# 第二章　排尿与排便照护

## 第一节　概　　述

本章节主要包括排尿照护和排便照护。排尿照护要了解正常尿液的性状，描述正常排尿过程，了解需要报告的观察要点、描述尿失禁，以及所需工具和照护措施、解释如何照护带导尿管的老年人、描述膀胱功能训练方法。排便照护主要是了解正常人体排便过程和常见的排便问题及解决方法。

## 第二节　排尿照护

### 一、正常排尿

肾脏位于上腹部（紧贴于腹后壁）、脊椎的两侧。血液流经两个肾脏，尿液在肾脏中生成。尿液是由血液中过滤的多余物质和液体组成，经两条输尿管输送到膀胱，储存在膀胱内，尿道连接膀胱和体外，尿液通过尿道排出体外。

膀胱壁由三层组织组成，由内向外为黏膜层、肌层和外膜。肌层由平滑肌纤维构成，称为逼尿肌。逼尿肌收缩，可使膀胱内压升高，压迫尿液由尿道排出。在膀胱与尿道交界处有较厚的环形肌，形成尿道内括约肌。在括约肌收缩能关闭尿道内口，防止尿液自膀胱漏出（图2-2-1）。

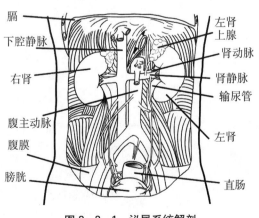

图2-2-1　泌尿系统解剖

左肾上腺
肾动脉
肾静脉
输尿管
左肾
直肠

膈
下腔静脉
右肾
腹主动脉
腹膜
膀胱

## 二、尿失禁

尿失禁是指尿液从尿道口不自主流出的一种尿控失常状况。常见于老年人,但不是老龄化的正常表现。然而,老年人尿道的改变、医疗和手术的原因,以及药物治疗,导致老年人常有尿失禁的风险。

### (一)尿失禁的分类

尿失禁可能是暂时性的也可能是永久性的。尿失禁的基本类型如下。

1. 压力性尿失禁　运动和某些特定活动会造成了膀胱压力增高导致尿液不自主溢出。尿液流失较少(低于 50 mL)通常被称为滴尿,可发生在大笑、喷嚏、咳嗽、抬重物或其他活动中;肥胖和妊娠晚期也可能发生;由于妊娠和年龄增长,盆底肌肉松弛,在女性人群尤其是更年期女性群体中这个问题很常见。

2. 急迫性尿失禁　突然的、迫切的强烈尿意导致尿液不自主流出,老年人没能及时去厕所。常表现为尿频、尿急、夜尿频多。原因包括尿路感染、阿尔茨海默病、神经系统紊乱、膀胱癌及前列腺肿大等。

3. 充溢性尿失禁　少量尿液从充盈的膀胱不自主流出,老年人感觉膀胱没有排空,只是滴尿或排出很少的尿液。糖尿病、前列腺肿大、某些药物及脊椎损伤是导致充溢性尿失禁相关因素。

4. 功能性尿失禁　老年人膀胱拥有控制功能但因无法及时至厕所排尿而引起的失禁。如无法移动、制动措施、无人及时应答信号灯、信号灯未放置于随手范围内、不知道去哪里找卫生间、很难脱掉衣服、神志不清或迷失方向等相关原因。

5. 反射性尿失禁　当膀胱充盈到一定量时,尿液在可预见的时间间隔内不自主流出,老年人感觉不到排尿需求。常见原因为神经系统紊乱及损伤。

6. 混合性尿失禁　包括压力性尿失禁与急迫性尿失禁,很多年纪较大的女性患有这种类型尿失禁。

7. 暂时性尿失禁　是指由治疗导致的暂时或偶然性的尿失禁,是可逆转的。常见原因有谵妄、尿路感染、使用某些药物、尿量增多、活动限制及粪便嵌塞。有时候尿失禁是由肠、直肠及生殖系统手术引起,也可能是功能性疾病或药物引起。有些原因是可以逆转的,有些不能。如果尿失禁是新出现的问题,请立即告知照护人员。

尿失禁的老年人需要治疗和照护,其目的是防止尿路感染,尽可能恢复膀胱功能。尿失禁是一件非常尴尬的事情,会弄湿衣服并且发出臭气,老年人会感到不舒适;皮肤会受到刺激;有发生感染和压疮的风险;当去卫生间过于急忙时,会发生跌倒;也影响老年人的尊严、骄傲和自尊,导致他们与社会隔离,失去独立性,并引发抑郁症;生活质量严重受损。老年尿失禁患者疾病认知水平严重低下,由于对于尿失禁的知识宣传未给予过多关注,国内许多老年人认为尿失禁问题与老化有关,且许多老年人常常羞于谈及尿失禁,认为尿失禁是正常现象,是无法避免和不可逆的。所以,正确认识到尿失禁的严重性并更好地进行管理至关重要。

## （二）尿失禁的管理

好的皮肤来自干燥整洁的服装和用品，有些老年人需要促进正常排尿以防止尿失禁；有些需要进行膀胱功能训练；有时候还必须留置导尿管。还有康复训练中基本的日常生活活动能力（basic activities of daily living，BADL）中如厕行为包括尿壶、便盆和厕所的使用及会阴部的清洁和衣服的整理。尿失禁与歧视、虐待和玩忽职守紧密相关，需要认真仔细的照护。老年人有可能在更换湿的服装和床品及进行完皮肤照护后再次弄湿。要有耐心、有礼貌地对待老年人。他们有权不受辱骂、虐待和忽视；友善、有同情心、理解和耐心是非常必要的。

## （三）尿失禁产品的应用

1. 便携式坐便器的照护

（1）照护方法

1）便携式坐便器摆放在容易使用的位置。保持立位的同时，将裤子、内裤等拉至膝盖以下，帮助老年人坐下。

2）用浴巾遮住前面部分，做好保暖工作及遮盖隐私部位后离开房间。排泄结束，听到信号后进入房间。如果老年人擦拭不充分时，进行照护。

3）保持立位的同时，将内裤、裤子等恢复到原来位置，清洗双手。

4）观察排泄物，每次排泄结束马上进行处理并换气。如有气味过重，可使用除臭剂或芳香剂。

（2）便携式坐便器的选择方法和设置方法：应根据老年人的状况、选择坐便器的使用方法、放置场所，选择安全性能高的便携式坐便器（图2-2-2）。

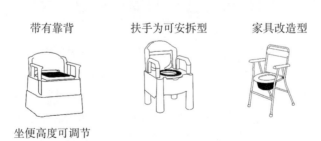

带有靠背　　　　扶手为可安拆型　　　　家具改造型

坐便高度可调节

**图2-2-2　不同种类便携式坐便器**

1）可自己从床上转移的，以选择与床同高的坐便器为佳。另外，为辅助转移，保持姿势，可选择带有床栏和扶手的坐便器。也可安装便携式坐便器专用扶手（图2-2-3）。

2）可缓慢挪动的老年人，适合使用坐着的坐便器。

3）如果坐便器重量过轻，在往下坐时会容易摔倒。

4) 在便携式坐便器下铺上棕垫,以防滑、防脏。

5) 为减少使用时的羞耻感,可在便携式坐便器旁边安装上窗帘成使用隔扇屏风。

6) 可自己使用的老年人且坐便器需摆放在床铺附近时,可选择家具改造型坐便器。盖好外罩,保持其美观度,放置在床铺脚部端。

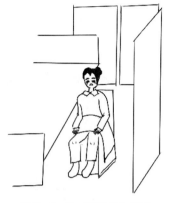

图 2-2-3 便携式坐便器

(3) 使用便携式坐便器需注意:对便携式坐便器每天进行一次消毒。为便于清扫,在最底下铺好卫生纸后再使用。因排泄物最终将倒入厕所,应选择使用易溶解的卫生纸,避免使用面巾纸。

2. 插入型便器的照护

(1) 照护方法

1) 便器和便器外罩、防水布或纸尿布、卫生纸、毛巾被(必要时)、洗手用具(必要时)、小便壶(男性时)。

2) 便器直接接触身体时、会比较冰冷。用热水弄暖或套外罩、垫子。

3) 在便器内铺上卫生纸。这样可以更容易地处理掉排泄物,同时还能防止排泄物溅出便器。

4) 准备好毛巾被。这样既可保护隐私处,保温还可防止气味渗入被套。

(2) 顺序

1) 拿走盖在下半身上的被褥。屈起膝盖,打开双腿,让臀部更容易上提。

2) 上提臀部,将睡衣下摆挽到腰部以上。在腰的下方铺上防水布。脱下内裤,插入便器(图 2-2-4)。

3) 老年人为女性时,为防止尿液四溅,用卫生纸遮掩阴部。老年人为男性时,放好小便壶。合并膝盖,盖好毛巾被。照护人员离开房间(图 2-2-5)。

4) 排泄结束后,抬起臀部,清洁脏污部位,卸下便器,盖上盖子放到安全场所。

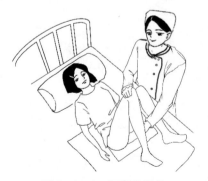

图 2-2-4 便器的照护

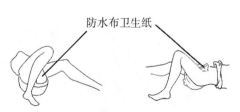

防水布卫生纸

图 2-2-5 防水布卫生纸

5）撤下防水布,恢复内裤、睡衣、卧具至原来位置。同时认真铺平睡衣及床单上的褶皱(图2-2-6)。

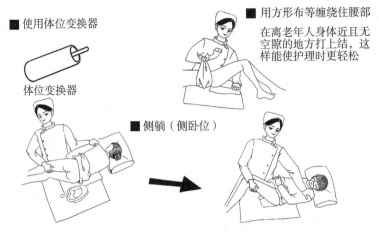

图2-2-6　防水布的使用

6）必要时用水洗净双手或用湿毛巾擦拭干净双手。

7）换气、观察排泄后老年人的神志及排泄物后,整理便器。

3. 便器的种类及其特征　选择适合老年人体形及身体状况的便器。体重较重、臀部较宽的老年人,以及可以稍微提起上半身的老年人,适合使用西式便器(图2-2-7)。

(1) 日式便器:虽然只需稍微提起臀部便可以轻松放入便器,但是对身材高大的老年人来说难以获得安全感。且因容量较小,当排泄物较多时会给老年人带来不安。

(2) 西式便器:坐面大让人有安全感,容量大,排泄后易冲洗。但是抬高臀部后,排泄困难,尿液有可能顺着边缘流到后背。

日式和西式的折中型插入身体下方部分的宽度比日式的宽。长度长而且容器深,是日式和西式的折中类型。

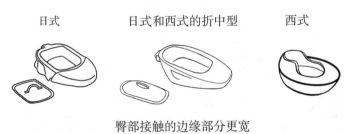

臀部接触的边缘部分更宽

图2-2-7　日式和西式便器

4. 使用小便壶老年人的照护

(1) 照护方法:小便壶和小便壶外罩,防水布或纸尿布、卫生纸、浴巾(必要时)、洗手用具(必要时)。在有可能会弄脏的地方铺上防水布或纸尿布。

（2）使用便器、小便壶时的注意事项：老年人可自己进行操作时，或盖上外罩保持美观，或放入纸箱等容易拿出的地方；男性进行排便时，同时需要便器和小便壶；女性进行排尿时，使用便器或小便壶。使用小便壶时多易失败，应确保将其放在正确位置上。排泄准备工作做好后，尽量离开房间，让老年人无顾虑地进行排泄。小便壶、便器使用后的擦拭工作，尽可能由老年人本人进行。有自理能力时，从被子下面放入小便壶，用手递给老年人后，离开房间。需要进行照护时，按以下顺序进行（图2-2-9）。

1）将阴茎放入小便壶的接尿口内，手拿小便壶把，固定好。阴茎难以放入时，戴上薄手套。

2）排泄结束后，卸下小便壶，盖上盖子，清洁干净阴部。

3）取下防水布，穿戴好内裤、睡衣，铺好床单、被套。

4）必要时，用水洗净双手或用拧干了的湿毛巾擦拭双手。

5）换气，观察排泄物后，整理小便壶和其他物品。

老年女性有自理能力时，从被子下面放入小便壶，用手递给她后，离开房间。抬起上半身后，使阴部自然朝下。这样既易于取尿，也易于抓住小便壶壶把。需要进行照护时，按以下顺序进行。

1）脱下内裤，屈起膝盖，双脚稍微打开。

2）单手拿住小便壶，使小便壶的接尿口的边缘部位朝向会阴部的下方（图2-2-8）。

3）用卫生纸遮掩住阴部，诱导尿液进入小便壶，以免飞溅。

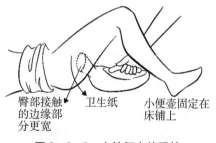

臀部接触的边缘部分更宽　卫生纸　小便壶固定在床铺上

图2-2-8　女性便壶的照护

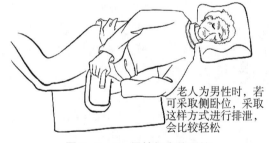

老人为男性时，若可采取侧卧位，采取这样方式进行排泄，会比较轻松

图2-2-9　男性便壶的照护

4）排泄后，在取下小便壶时容易撒落，注意不要将接尿口朝下，而是沿着阴部往上提出。

5）清洁干净阴部（图2-2-9）。

（3）小便壶的种类和特征（图2-2-10）

1）小便壶分男性专用和女性专用两种，两者接尿口形状不同。

2）塑料小便壶虽然比较轻便，但是缺乏稳定性。

3）内部可见的透明类型和不可见的乳白色类型两种。

4）有的用软管连接尿口和蓄尿器，利用落差将尿液送入蓄尿器内的采尿器，也有利用马达来收集尿液的采尿器。

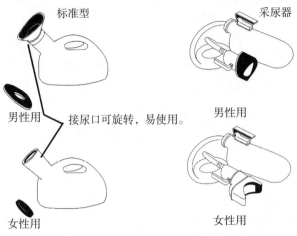

标准型

采尿器

男性用

接尿口可旋转，易使用。

男性用

女性用

女性用

图 2‑2‑10　小便壶种类和特征

**（四）尿失禁相关照护产品**

1. 尿失禁相关的照护用品

（1）吸收型内裤：胯部有加厚层用以吸收尿液，同时有防水功能（图 2‑2‑11）。

（2）带内衬的内裤：在防水内裤的内侧垫入内衬使用。

（3）尿布：与固定尿布一起使用。有布质和纸质两种，同时还有长期卧病不起的老年人专用型、步行者专用型、轻度失禁专用型等多种类型。选择接触舒适，失败率较小的类型。同时也有无须固定的尿布（图 2‑2‑12）。

（4）固定尿布：选择有防水性、透气性好、耐洗涤、不压迫腹部和大腿周围（适合体格的尺寸和形状），可防止尿液外漏的固定尿布。

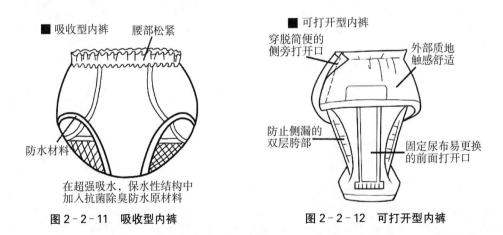

■ 吸收型内裤　　腰部松紧

防水材料

在超强吸水，保水性结构中加入抗菌除臭防水原材料

图 2‑2‑11　吸收型内裤

■ 可打开型内裤

穿脱简便的侧旁打开口

外部质地触感舒适

防止侧漏的双层胯部

固定尿布易更换的前面打开口

图 2‑2‑12　可打开型内裤

2. 尿布的更换（右侧偏瘫老年人）　使用物品包括尿布和固定尿布，放置使用过的尿布的容器、热毛巾、干毛巾、卫生纸、毛巾被（图 2‑2‑13、图 2‑2‑14）。

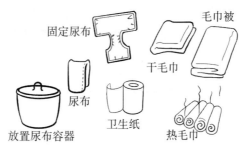

**图 2-2-13　不同尿失禁照护物品**

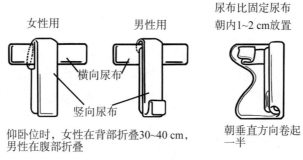

仰卧位时，女性在背部折叠30~40 cm，
男性在腹部折叠

**图 2-2-14　纸尿裤的使用**

3. 纸尿布的使用（图2-2-15、图2-2-16）　选择纸尿布时，除了尺寸，还应留意尿液的吸收量。尿量不多使用吸收量大的原布，是一种浪费行为。内裤型纸尿布（纸尿裤）生产厂家的不同，腿部边缘的裁剪也不尽相同，要寻找适合老年人的纸尿裤。量多时和夜间，可以将内裤型和平翻型组合使用，双层使用可增强吸收量，防止外漏。双层使用时，可在内侧纸尿布的塑料面划出一道口，或者挖个孔。

顺序

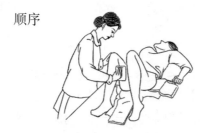

a. 打开固定尿布，屈起膝盖，打开纵向尿布，擦拭脏污

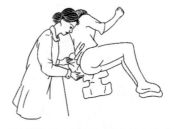

b. 把排泄物卷入尿布内，将老年人换成侧卧位，取下尿布放入尿布处理容器内

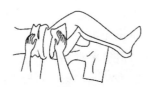

c. 用热毛巾轻轻拍打，擦拭后，换用干毛巾擦拭，这时，观察皮肤状态

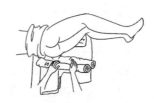

d. 用力搵住弄脏了的固定尿布，将组合在一起的尿布纵向卷起，插到臀下

**图 2-2-15　尿布的更换**

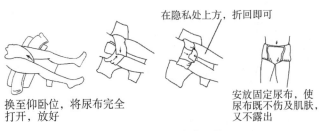

换至仰卧位，将尿布完全打开，放好

在隐私处上方，折回即可

安放固定尿布，使尿布既不伤及肌肤，又不露出

图 2-2-16　尿布的更换

### 三、膀胱功能训练

膀胱功能训练可帮助部分尿失禁的老年人控制排尿。有的老年人在留置导尿管拔除后需要进行膀胱功能训练。膀胱控制可提高舒适度和生活品质，提高老年人自尊感。根据照护人员的指示协助膀胱功能训练。膀胱训练要达到较好的效果可能需要好几周的时间来完成。

遵循正常排尿规则，如果可能，固定老年人的排尿姿势。老年人的照护计划可包括以下内容。

#### （一）膀胱康复训练

要求老年人：忍耐或忽视强烈解小便的欲望；推迟或延迟排尿；遵循安排的排除尿液时间表排泄，而不是遵循解小便的欲望；随着膀胱训练的进程，可增加排尿时间间隔。

#### （二）促进排泄，定时排尿

老年人可根据时间表进行排泄，教会老年人了解膀胱充盈时感受。意识到排泄需求。寻求帮助，当提示排泄时有所反应。

#### （三）排尿习惯训练，延时排尿

根据老年人的排泄习惯设定在固定时间有计划的排泄：通常在老年人醒着的时候每3～4小时排泄1次，不要让老年人推迟或拒绝排泄。基于老年人的日常排泄习惯定时排尿时间。

#### （四）定时夹闭和开放尿管夹

夹住导管以防止膀胱排尿。首先夹住1小时，渐渐过渡到夹闭尿管3～4小时。当尿管夹松开，尿液就会被引流到尿袋。拔除导管之后，也应根据照护计划要求，鼓励老年人每3～4小时排尿1次。进行排尿反射训练，发现并诱发触发点，以通过反射机制促发逼尿肌收缩。采用常用的轻扣耻骨上区、牵拉阴毛和摩擦大腿内侧等方法，叩击触发点时手法轻柔，避免过重，以免膀胱尿道功能失调。叩击频率每分钟50～100次。

# 第三节　排便照护

　　了解正常排便习惯,从而正确学习排便相关的观察要点。明确影响排便的相关因素及排便相关的常见问题。进行排便功能训练,促进排便的舒适和安全。明确使用灌肠的原因、常用灌肠种类、灌肠的原则。

## 一、胃肠道解剖结构和功能

　　胃肠道是消化系统的一部分(图2-2-17)。排便是机体将胃肠系统产生的废物排出的过程。食物和液体通常经口腔进入体内,部分由胃消化。这部分消化了的食物和液体叫食糜。食糜由胃进入小肠。食糜内营养物质经小肠进一步消化吸收后,进入大肠(大肠或结肠)进一步吸收。食糜内水分经大肠进一步吸收变成固体状。

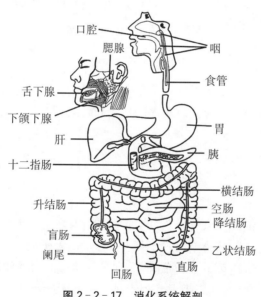

**图2-2-17　消化系统解剖**

　　粪便指的是由直肠排泄的结肠内半固体状排泄产物。粪便通过肠蠕动由肠内排出,肠蠕动是指肠道肌肉协调的收缩和放松。粪便由大肠蠕动至直肠。大便积蓄在直肠内直到排出体外。排便(肠道运动)指粪便由直肠将经肛门排出的过程。大便指体内排出的粪便。

## 二、正常排便

　　每个人排便习惯和次数不同,大多数人在早餐后排便,粪便一般呈黄褐色。胃和小肠出血会产生黑色和柏油样便,下部结肠和直肠出血会产生血样便,进食红色食物如甜菜、西红柿汁、吉露果子冻也会让粪便看上去是红色的,富含绿色蔬菜的饮食能引起绿色粪便,疾病和感染会产生陶土样便和白色、米泔水样、橙色、绿色样或黏液便。粪便一般为成型软便、潮湿,常呈圆条形。由于肠道细菌的作用,它们通常都会带有气味。特定的某些食物和药物会散发其他气味。

## 三、影响排便的因素

有些因素会影响排便的频率、稠度、颜色和气味。我们需要通过照护满足老年人排便的需求,以达到正常、规律的排便。

### (一)隐私

排便是一种私密的行为。气味和声音会导致尴尬,缺乏隐私的排便会阻止便意的产生。当有其他人在场的时候,有的人会忽略排便的冲动。

### (二)习惯

许多人会在早餐后解大便。喝热饮、阅读或散步有助于放松身体。大便在人放松的时候比在紧张的时候更容易排泄。

### (三)膳食纤维食品

高纤维食品消化后会留下大量的残渣以增加粪便的体积。蔬菜及全谷物食品麦片都含丰富的膳食纤维。有的人不会食用很多的水果和蔬菜,有的人可能没有牙齿,或者是义齿不大合适,没办法咀嚼这类食物。有的人认为他们无法消化水果和蔬菜,因此可以拒绝这种食物,这类食品可以提供纤维并防止便秘。

### (四)饮食其他食物

牛奶及奶制品对一部分人会导致便秘,而对有的人来说会导致腹泻。巧克力和其他食物会导致类似的反应。辣的食物会刺激肠道,会导致大便频繁或腹泻。产气食品如洋葱、豆子、大白菜、花椰菜、白萝卜及黄瓜等,会刺激肠蠕动,从而促进排便。

### (五)液体摄入

粪便内容物含有水分,粪便的黏稠度取决于结肠吸收的水量。在大量的水被吸收及液体摄入减少的时候,粪便会干燥。硬结的粪便会缓慢地穿过结肠,导致便秘的发生。每天喝6～8杯水可促进正常的大便排泄。温热的流质食品如咖啡、茶、热苹果汁、温水等能促进排便。

### (六)活动

锻炼和活动可维持肌肉张力并刺激排便。疾病、手术、创伤及老龄化可能导致无法活动,活动量减少和卧床通常会导致排泄不规律和便秘。

### (七) 药物

药物可以防止便秘或控制腹泻,有些药物则有便秘或腹泻的不良反应。止痛药通常会导致便秘,抗生素(用于抵抗或防止感染)杀死结肠内的正常菌群时,会导致腹泻。大便形成需要正常菌群的存在。

### (八) 残疾

有的人不能控制大便,只要当大便进入直肠,他们就会想排便。这类人群需要排便训练项目。

### (九) 年龄

年龄的增长会影响大便排泄。

## 四、常见排便问题

排便常见问题包括便秘、粪便嵌塞、腹泻、大便失禁及胃肠胀气。

### (一) 便秘

便秘是干硬大便通过的过程,通常需要老年人尽全力排解。粪便是大块或圆滚状的,过大的粪便在通过肛门的时候会导致疼痛。当粪便缓慢移动通过肠道并滞留时,会发生便秘。滞留在体内的粪便水分会进一步吸收。导致便秘的常见原因包括低纤维饮食、忽视便意、液体摄入过少、不活动、药物、老龄化、某些疾病。改变饮食习惯、增加液体摄入及增加活动量可防止或减轻便秘。医师可能会给出以下医嘱:大便软化剂或软化大便的药物,粪便变软后排便则更加容易;泻药是一种促进大便排泄的药物,它通过增加粪便体积、软化大便及润滑肠壁来发挥作用。

### (二) 粪便嵌塞

粪便嵌塞是直肠内粪便的长期滞留和积聚,粪便坚硬或呈柏油样便。如果便秘没有得到缓解,就会导致粪便嵌塞。老年人不能排便,粪便中的水分逐渐被吸收。液体粪便会在直肠绕过坚硬的粪便并从肛门渗出。患者会多次尝试排便。常见的伴随症状有上腹部不适、腹胀(肿胀)、恶心、腹痛、直肠疼痛。可能会导致老年人食欲不振、迷糊或发热。

### (三) 腹泻

腹泻是频繁排泄液状粪便。粪便迅速通过肠道,减少了水分吸收的时间。排便需求紧急,导致有的老年人不能及时去卫生间。常可能伴随发生腹部痉挛、恶心、呕吐等。造成腹泻的原因包括感染、药物、刺激性食物,以及食物和水里的细菌。医嘱给予适当的饮食和药物可减少肠道蠕动。照护人员需要及时协助满足排便需求,及时丢弃粪便,防止气味和细菌的传播。进行良好的皮肤照护。液状粪便会刺激皮肤,且频繁地用厕纸擦拭也会刺激皮肤,还会造成皮肤破损和压疮的发生。

必须补足腹泻丢失的液体,否则会发生脱水。脱水是组织中水分的过度流失。老年人会有皮肤发红、皮肤干燥,以及舌苔加厚、尿色暗且量少(少尿)的情况,也会发生口渴、虚弱、头晕及意识混乱。低血压及脉搏和呼吸的加快都是严重的征兆,可能会导致死亡。照护人员会帮助老年人满足液体的需求量。在严重情况下,医师可能会指示静脉注射补充液体。细菌会引起腹泻,防止感染扩散非常重要。在接触粪便的时候,始终遵循标准预防和基于疾病传播途径的预防标准。

1. 注重老年人腹泻 随着年龄增长老年人身体内水分逐渐减少,面临脱水的风险。疾病、药物等也会影响身体内体液的多少。如果发现异常,老年人立即汇报,让照护人员观察粪便。没有被识别及治疗的腹泻,严重时会导致死亡。

2. 注重安全和舒适 梭状芽孢杆菌是一种导致腹泻和肠道感染的细菌,严重时会引起死亡。老年人或需要长期使用抗生素人群具有较高的患病风险。症状和体征包括:水状粪便并伴有恶臭、发热、食欲不振、反胃、腹痛或腹部压痛。大便内含有细菌,细菌可通过接触过被大便污染的物体或物体表面的手,又接触到其嘴巴或黏膜而传播,被污染的手或手套可能会让细菌得以传播,如触摸老年人、污染物体表面。必须认真地洗手。必须用肥皂和流动水清洗双手。

### (四)胃肠气胀

气体和空气通常在胃和肠里,它们通过口腔(打嗝、嗳气等)和肛门排出(屁)。胃肠胀气是胃肠里的气体和空气过度形成。原因包括:在吃和喝的时候吞入了大量空气,包括嚼口香糖、吃太快、用吸管喝东西及饮用碳酸饮料。紧张或焦虑的老年人会在饮用时吞入大量空气;肠道细菌作用;产气食物(洋葱、豆类、甘蓝、花椰菜、白萝卜和黄瓜);便秘、肠道和腹部手术、减少肠蠕动的药物。

如果气体没有及时排出,肠道会膨胀或扩大,会出现腹部痉挛或疼痛、呼吸急促及腹部肿胀的情况,"肿胀"是常见的主诉。锻炼、行走、在床上活动及左侧卧位有助于排出气体。

## 五、排便训练

排便训练的目标:控制排便;形成规律排便;防止粪便嵌塞、便秘及大便失禁。用餐,特别是早餐,会刺激产生便意。通常老年人每天的排便时间和如厕方式(厕所、座椅式便桶或便盆)都会标注在照护计划上。根据标注的时间帮助老年人排泄。促进排泄的因素包括高纤维饮食、增加流质食物、温暖的流质食物、活动和隐私等,也是照护计划和排便训练计划的一部分。

## 六、栓剂

栓剂是圆柱形固体药物，可插入人体开口腔道处，它会随体温融化。直肠栓剂时插入直肠，排便会在 30 分钟后开始。医师会在以下情况开具医嘱予以栓剂刺激排便：便秘、粪便嵌塞、排便训练。

报告和记录的观察要点：插入栓剂时有出血或阻力；老年人可以多长时间保留栓剂；大便的颜色、量、稠度、形状和气味；主诉抽筋、疼痛或不适；主诉恶心或虚弱；老年人是否能承受操作；如何记录操作；什么时候报告观察记录；什么情况需立即汇报。

## 七、灌肠

灌肠是把流体引进直肠和结肠。医师开具医嘱灌肠是为了清除粪便，缓解便秘、粪便嵌塞或胀气，在某类手术和诊断流程之前清除粪便。在进行灌肠时，执行保护老年人安全和舒适排便措施。

首先让老年人自己先排空大小便。这样可增加老年人在灌肠操作过程中的舒适度。用浴用温度计测量灌肠溶液的温度。遵循照护计划给予液体摄入。将老年人摆放至照护人员指导的姿势体位，首选侧卧位或左侧卧位。询问照护人员并核查操作手册规定插入灌肠导管深度，与照护人员共同核对。成人通常是插入 6～12 cm。灌肠导管插入前，先将导管尖端润滑。当你感觉导管推送有阻力或老年人主诉疼痛或出血时，请立刻停止操作。询问照护人员灌肠袋悬挂的高度。对于成年人来说，通常将液面挂于距肛门 30 cm 的高度。缓慢灌入。通常 750～1 000 mL 的灌肠液宜用大于 10～15 分钟灌入。在灌肠液灌入的过程中固定好肛管。询问照护人员应保留灌肠液多长时间。保留时间通常由灌肠液的量和类型决定。

### （一）清洁灌肠

清洁灌肠的目的是清理肠道粪便和积气，它能缓解便秘和粪便嵌顿，在某类手术和诊断流程之前清除粪便。清洁灌肠在 10～20 分钟左右起效。医嘱会安排使用哪种灌肠液（过滤自来水、盐或橄榄皂水灌肠）。医嘱予以灌肠直至排泄物为清水状，即直至排泄物为清水状前都给予清洁灌肠。询问照护人员老年人需要的灌肠次数。有些机构只允许最多重复进行 2～3 次灌肠。

过滤自来水灌肠剂也可以很危险。结肠可以吸收部分水分进入血液内，造成体液不平衡。重复进行过滤自来水灌肠会增加液体摄入过多的风险。生理盐水灌肠液与人体体液相似。但是，部分盐液可能被人体吸收，这同样造成体液不平衡。当过多的盐被人体吸收，会造成体液潴留。肥皂水灌肠液会破坏肠道黏膜，反复使用肥皂水灌肠会破坏肠道环境。所以只能加入 3～5 mL 橄榄香皂或强力皂。

### （二）小量不保留灌肠

小量不保留灌肠可刺激和扩张直肠，促进排便。多用于治疗便秘和肠道不需要完全清洁的情况。这种灌肠方式可以随时使用。小量不保留灌肠剂通常是常温使用。给予灌肠剂方法是挤压,由下至上挤压灌肠剂塑料瓶。嘱老年人保留灌肠液直到需要排便为止。通常时间为 5～10 分钟,保持侧卧位帮助保留灌肠剂。

### (三) 油剂保留灌肠

油剂保留灌肠可以减轻便秘和粪便嵌塞。油剂保留灌肠一般至少保留 30～60 分钟,也可以更长(甚至可长达 1～3 小时)。保留的油剂以软化粪便,使直肠更加润滑,易于粪便轻松排出。

## 八、造口术

由于癌症、肠道疾病、创伤(刺伤或弹伤),部分的肠道通过手术被切除,必须实施造口术。造口指的是通过外科手术创造一个开口用于排出体内的废物。这个开口看起来像穿过腹壁的"孔",老年人通过戴一个造口袋来收集粪便和气体。

### (一) 结肠造口术

结肠造口术是指外科医师为了治疗某些肠道疾病(如直肠癌、溃疡性结肠炎等)而在腹壁上所做的人为开口,并将一段肠管拉出开口外,翻转缝于腹壁,从而形成了肠造口。其作用就是代替原来的会阴部肛门行使排便功能,事实上就是粪便出口的改道,对整体的消化功能影响不大。结肠造口术可分为临时型和永久型,永久型用于老年人的患病部分的结肠被切除时,临时型用于损伤或受伤处的结肠可恢复时,等其治愈后再通过手术将肠道重新连接。结肠造口术的位置取决于结肠损伤位置。造口的位置会引起粪便的硬度的改变。结肠若能吸收更多的水分,就会形成更加坚硬、成形的粪便。如果造口的位置接近于结肠的起始部,粪便为液体,如果造口位置接近结肠的尾端,则粪便可成形。

粪便会刺激皮肤。皮肤照护可以使造口处皮肤免受伤害。皮肤应保持清洁干燥。造口周围可用皮肤保护贴,避免粪便接触到皮肤,皮肤保护贴可以是造口袋的一部分也可以是作为独立的装置使用。

### (二) 回肠造口术

回肠造口术指的是通过外科手术在回肠和腹壁之间创造一个开口,部分的回肠会被带出到腹壁上来,然后形成一个孔,整个结肠会被切除。液体状的粪便通常从回肠造口处排出。因为结肠被切除,水分并不能被吸收。回肠中粪便中会有许多的消化液,消化液会刺激皮肤。回肠造口袋一定要大小合适,这样粪便才不会接触到皮肤。

### (三) 造口袋

造口袋可用胶带粘于皮肤上,一些袋子可固定于造口带处。造口袋的底部有下排口,可用夹子等夹闭,打开即可排空。当袋子里有粪便时将其打开,在厕所将其排干净后关闭。造口袋应每 3～7 天更换一次,如发现泄漏也及时更换。过于频繁地更换袋子也会对皮肤造成损害。可以通过以下方法避免异味:保持卫生清洁;排空袋子;避免产气食品;将除臭剂放于袋子内。

# 第四节　照护要点与注意事项

(1) 安全:一般来说,需要排尿排便照护过程中注意安全。老年人和某些有心脏疾病和肾脏疾病的患者需要格外注意。排尿排便的照护过程要严格遵循标准预防和基于疾病传播途径的预防标准。

(2) 舒适:要事先准备好相应的照护工具,根据个体化原则对患者实行不同照护措施。

(3) 尊重:老年人通常独自私下排泄,不适、生病及老龄化会影响这项非常隐私的行为。尊重老年人的隐私,在保证安全的情况下尽可能多的保护他们隐私。

(4) 独立性:有的老年人可以自己放置便桶和尿壶,有的可以自己上下床使用床旁的座椅式便桶,只是需要一些其他的帮助,基本可以独自排泄;应鼓励和允许老年人在安全的情况下尽可能自理,保持其独立性。

(5) 各项措施实施前一定要确认有无身体障碍、有无认知障碍并确定障碍程度。

(6) 过程中,熟知各种照护工具的使用。例如,选择纸尿布时,除了尺寸,还应留意尿液的吸收量。尿量不多而使用吸收量大的原布,是一种浪费行为。

(7) 各项照护措施之后一定要确认排泄物的量和状态,使用物品进行事后整理。

**参考文献**

[ 1 ] 程云,吴秀菊.患者体位转换与实施技巧[J].上海护理,2019,19(01):71-75.
[ 2 ] 杜彦芳,蒋妍,黄向华.女性尿失禁的分类及诊断标准[J].实用妇产科杂志,2018,34(03):164-167.
[ 3 ] 谢美莲,张志云,张海霞,等.老年尿失禁病人护理的研究进展[J].护理研究,2020,34(06):1052-1056.

# 第三章 个人卫生及修饰照护

卫生促进舒适、安全及健康。皮肤是身体抵抗疾病的第一道防线,完好的皮肤防止细菌进入身体造成感染。同样,口腔黏膜、生殖区域及肛门,都应该干净完好。除清洁之外,良好的卫生可防止身体和呼吸有异味,让人放松,促进血液循环。

影响卫生需求的因素很多,如出汗、排泄、呕吐、伤口或身体伤口引流、卧床及活动。患病及老龄化改变也会影响自我护理的能力,有的人需要协助来保持卫生。在保证安全的前提下,始终尽可能让服务对象自己来维护个人卫生,做力所能及的个人修饰会促进他们的独立能力并提高他们的生活质量。照护人员按照护理程序以满足患者的卫生需求,在协助护理时应遵循护士的指导及护理计划来满足患者的需求。

## 第一节 个人卫生

清洁是人的基本需要之一,是维持和获得健康的重要保证。在日常生活中,健康人都能满足自己清洁方面的需要。当一个人生病时,其自理能力会出现不同程度的下降,但对清洁的需要却与健康人一样,甚至更为强烈。清洁不但可以去除身体表面的污垢,保护皮肤的防御功能,促进血液循环,有利于预防感染和并发症。同时,还可改善自我形象,使患者拥有自信和自尊,感觉舒适、安全和心情轻松愉快,有利于疾病的康复。照护者应该随时在患者需要的时候协助个人卫生,同时必须保护患者的隐私权并尊重个人选择。

### 一、洗浴

皮肤的功能有保护机体、调节体温、吸收、分泌、排泄等。完整的皮肤具有天然的屏障作用,防止微生物入侵。皮肤的新陈代谢迅速,其废物如皮脂及脱落的表皮碎屑能与外界细菌及尘埃黏附于皮肤表面,如不及时清除,可刺激皮肤,降低皮肤的抵抗力,以致破坏其屏障作用,成为细菌入侵的门户,造成皮肤的各种感染。皮肤的清洁护理,可促进皮肤的血液循环,增强皮肤的排泄功能,预防皮肤感染等并发症的发生,同时可满足患者身体清洁的需要,促进身心舒适,增进身心健康。常见的洗浴方式有淋浴、盆浴及床上擦浴。

**床上擦浴、淋浴及盆浴的原则**

(1) 遵循护理计划确定沐浴方式和皮肤护理产品(表 2 - 3 - 1)。

(2) 保护隐私,遮挡患者,减少空气对流,关上门窗、帘子(屏风、窗帘、百叶窗等)。

(3) 盆浴时,浴盆中的水位不可超过心脏水平,以免引起胸闷;浸泡时间不可超过 20 分钟,以免导致疲倦。

(4) 注意防止患者滑倒、受凉、晕厥、烫伤等意外情况发生。

(5) 遵循安全移动和转移患者原则。

(6) 传染病患者进行沐浴时,应根据病种、病情,按隔离消毒原则进行。

(7) 从干净的区域到污染区域进行清洗。

(8) 在安全的情况下,尽可能鼓励患者自己动手。

表 2 - 3 - 1　常见的皮肤护理产品

| 类型 | 目的 | 护理注意事项 |
| --- | --- | --- |
| 肥皂 | 清洁皮肤<br>去除死皮、皮脂、部分细菌及汗液 | 容易刺激皮肤使皮肤干燥,干燥的皮肤容易破损、瘙痒和不适<br>皮肤必须彻底冲洗以洗净所有肥皂<br>不是每次沐浴都需要用肥皂,清水就可以达到清洁皮肤的目的<br>清水通常用于皮肤干燥的老年人<br>皮肤干燥的患者可使用含有浴油的肥皂<br>如果患者的皮肤非常干燥,请不要使用肥皂 |
| 浴油 | 保持皮肤柔软<br>防止皮肤干燥 | 有些肥皂含有浴油<br>液体浴油可以加入洗澡水中<br>淋浴和盆浴时使用浴油会使沐浴设施变滑,采取安全措施预防滑倒 |
| 霜和乳液 | 保护皮肤不受空气和水分蒸发而引起的干燥 | 在皮肤上留下一层油性薄膜<br>浴后将乳液抹在骨性区域以防止皮肤皲裂(背部,肘部,膝盖,脚跟)<br>乳液可用于背部按摩<br>多数是含香味的 |
| 爽身粉 | 吸收水分<br>当皮肤表面摩擦时防止擦伤 | 通常用于乳房下方、手臂下方、腹股沟区,有时用在脚趾之间<br>在皮肤干燥后涂上薄薄的均匀的一层爽身粉<br>爽身粉过量导致结块或结皮会刺激皮肤 |
| 除臭剂 | 覆盖及控制体味 | 用于腋下<br>不适用于敏感皮肤<br>不能替代沐浴 |
| 止汗液 | 减少出汗量 | 用于腋下<br>不适用于敏感皮肤,不能替代沐浴 |

## 二、淋浴或盆浴

淋浴或盆浴适用于病情较轻,生活能自理,全身情况良好的患者。

### (一) 准备用物

毛巾和两块浴巾、肥皂、沐浴温度计(盆浴使用)、衣服或睡衣、根据要求需使用的梳洗物品、睡袍,以及防滑鞋、橡胶浴室垫(如果有需要)、一次性浴室垫、手套、轮椅、淋浴椅、转移凳,以及根据需要所需的物品(图 2-3-1)。

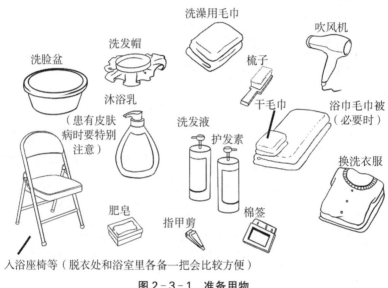

**图 2-3-1 准备用物**

### (二) 操作

(1) 核对床号、姓名,向患者交代有关事项,如调节水温的方法、呼叫铃的使用方法,不可以用湿手接触电源开关等。

(2) 调节浴室温度至 22～26 ℃。①盆浴:用温水(通常是 40.5 ℃)放到浴缸的一半满。②淋浴:打开淋浴,调整水温和水压,让患者测试水温。如果过热或过凉,调整水温。

(3) 携带用物,护送患者进入浴室。盆浴时,应扶患者进出浴盆,防止滑倒。浴室不锁门,在门外挂牌示意。注意患者入浴时间,提醒患者盆浴的时间不可以超过 20 分钟。至少每 5 分钟检查患者一次,防止发生意外。必要时,照护人员应进入浴室协助患者脱衣、沐浴及穿衣。

(4) 沐浴后,应观察患者的情况,必要时做好记录。

(5) 整理用物,护送患者回病室。

### 三、床上擦浴

床上擦浴适用于病情较重、长期卧床、活动受限及生活不能自理的患者。

#### (一) 准备用物

洗浴盆、肥皂、沐浴温度计、修甲棒或指甲剪、毛巾、浴巾、衣服或睡衣、乳液、爽身粉、除臭剂或止汗剂、刷子和梳子、依照要求的其他梳洗物品、纸巾、手套等(图2-3-2)。

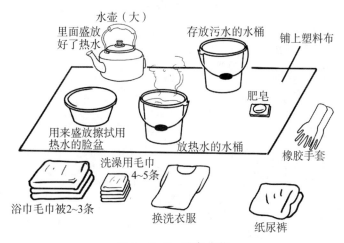

图2-3-2 准备用物

#### (二) 操作

(1) 备齐用物携带至患者床旁,核对床号、姓名,解释操作目的及配合方法,以取得合作。

(2) 关好门窗,调节室温至22~26℃,多人房间用屏风或围帘遮挡,按需给予便盆。

(3) 根据病情放平床尾及床头支架,将患者身体移向床缘,靠近照护者。将脸盆放于床旁桌上,倒入热水2/3满,测试水温为50~52℃。

(4) 擦洗方法,一般用热水擦净,浴巾擦干即可。如皮肤污垢较多,可先用热水湿润皮肤,再用涂有浴液或浴皂的毛巾擦洗,然后用清洁湿毛巾擦去皂液,清洗并拧干毛巾后再次擦净,最后用浴巾边按摩边擦干(即一湿、二皂、三清、四净、五干)。要及时换水,洗净毛巾。洗脸和颈部只用清水擦洗2遍。

(5) 擦洗顺序

1) 洗脸和颈部:将微湿的毛巾包在右手上(图2-3-3)呈手套状,左手扶患者头顶部,右手用小毛巾先洗眼部(由内眦向外眦擦拭),揉洗毛巾,同法洗另一侧,然后擦洗一侧额部、面颊部、鼻翼、人中、耳后、下颌直至颈部。同法擦洗另一侧。用较干毛巾再依次擦洗一遍。根据情况更换热水,注意擦净耳郭、耳后及颈部皮肤皱褶处(图2-3-4)。

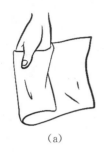（a）　　　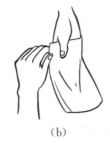（b）　　　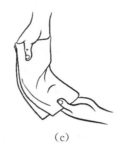（c）　　　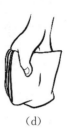（d）

图 2 - 3 - 3　将微湿的毛巾包在右手上

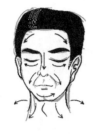

脸和颈

仔细擦拭眼睛四周，鼻翼和两边，嘴的四周，鼻子内部，耳朵内部和后部等

不重复使用同一毛巾，同一面；更换毛巾上正反面

颈部后面，将头抬起从左右两边进行擦拭

图 2 - 3 - 4　擦洗顺序

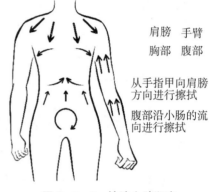

肩膀　手臂
胸部　腹部

从手指甲向肩膀方向进行擦拭

腹部沿小肠的流向进行擦拭

图 2 - 3 - 5　擦洗上肢顺序

2）擦洗上肢、泡洗双手：协助患者脱上衣（先脱近侧，后脱远侧；如有外伤，先脱健侧，后脱患侧），暴露一侧上肢，在擦洗部位下垫浴巾，一手支托患者肘部及前臂，另一手由远心端向近心端擦洗上肢（图 2 - 3 - 5）。同法擦洗另一侧上肢。协助患者侧卧，将患者双手浸泡于盆内热水中，洗净、擦干。

3）擦洗胸腹部：患者平卧，将浴巾铺于患者胸腹部，一手略掀起浴巾，一手依次擦洗胸部及腹部（图 2 - 3 - 5）。

4）擦洗颈、背、臀部：协助患者侧卧，背向照护人员，浴巾铺于患者背侧下，依次擦洗后颈部、背部、臀部。为患者换上清洁上衣（先穿远侧，后穿近侧；如有外伤，先穿患侧，后穿健侧）。

5）擦洗下肢、泡洗双足：患者平卧，协助脱裤，将浴巾一半铺于一侧腿下，另一半盖在腿上，依次擦洗髋部、大腿、腘窝、小腿、踝部。同法擦洗另一侧下肢。协助患者两腿屈膝，垫浴巾及橡胶单于患者脚下，足盆放于橡胶单上，将患者双脚浸泡于盆内热水中，洗净，移去足盆及橡胶单，两脚放浴巾上擦干。

6）擦洗会阴：铺浴巾于患者臀下，协助或指导患者清洗会阴部（女患者由耻骨联合向肛门方向清洗），为患者换上清洁裤子（图 2 - 3 - 6）。

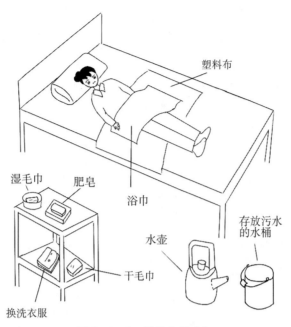

湿毛巾　　肥皂

塑料布

浴巾

水壶

存放污水
的水桶

干毛巾

换洗衣服

图 2-3-6　擦洗会阴准备

7）根据患者需要，为患者梳发，修剪指（趾）甲。

8）整理床单位，按需要更换床单，安置患者于舒适卧位，开窗通风。

9）清理用物，做好记录。

**（三）注意事项**

（1）擦洗过程中，照护人员应遵循节力原则，使患者尽量靠近自己，站立时，两脚稍分开。

（2）动作轻柔、敏捷，及时更换温水，防止受凉，并注意遮挡，以保护患者自尊。

（3）注意擦净腋窝、指间、乳房下、脐部、腹股沟等皮肤皱褶处。

（4）注意观察患者的病情变化及全身皮肤情况，如患者出现寒战、面色苍白等变化，应立即停止擦洗，给予适当处理。

## 四、口腔卫生

口腔是病原微生物侵入人体的主要途径之一。口腔的温度、湿度及食物残渣非常适宜微生物的生长繁殖，人的口腔内经常存有大量的致病菌和非致病菌。健康人由于机体抵抗力强，加之饮水、进食、漱口、刷牙等活动对细菌起到一定的清除作用，通常不会引起口腔问题。当患病时，由于机体抵抗力降低，饮水、进食、漱口、刷牙等活动减少，细菌得以在口腔内迅速大量繁殖，可引起口腔的局部炎症、溃疡、口臭等，导致食欲减退、消化功能下降、局部疼痛及其他严重的合并症，同时，还可引起一定的社交心理障碍。口腔炎是指口腔黏膜出现炎症，口角出现溃烂、破裂和痂皮，多是由过度疲劳、精神紧张、营养不良、口腔不洁、免疫功能低下而导致细菌感染所致。老年人常因缺乏 B 族维生素、口角口水和食物残渣引发细菌感染而引起口角炎。口腔黏膜出现红肿、起水疱、溃烂等现象，局部灼痛，流口水，常伴口臭、口干、尿黄、大便干结等表现，吃咸、辣等刺激性食物时加重。常反复发作。由此可见，口腔护理非常重要，照护人员必须认真评估和判断患者的口腔卫生状况，及时给予口腔卫生指导和采取相应的护理措施。

**（一）准备用物**

软毛牙刷、牙膏、漱口水（或护理计划中标注的漱口液）、牙线（如果有使用）、装好冷水的水杯、吸管、接水盘、擦手巾、纸巾、手套等。

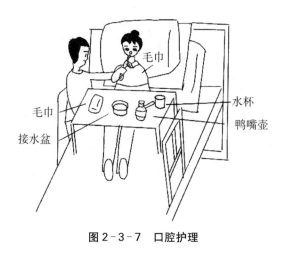

图 2-3-7 口腔护理

**（二）操作**

（1）把患者置于可以轻松刷牙的位置。

（2）把毛巾铺在患者的胸前，防止溅洒到衣服和床上用品上。

（3）调整患者前面的床桌。

（4）让患者进行口腔护理，包括刷牙和舌头，漱口，牙线剔牙，并且使用漱口水或其他漱口液（图 2-3-7）。

（5）在患者做完后移除毛巾。

（6）把床桌移到床边。

**（三）注意事项**

（1）擦洗时动作要轻柔，防止损伤口腔黏膜及牙龈，尤其是对凝血功能差的患者。

（2）昏迷患者禁忌漱口，以免溶液呛入呼吸道引起窒息。

（3）长期使用抗生素的患者，应注意观察口腔黏膜有无真菌感染。

（4）传染患者的用物按隔离消毒原则处理。

（5）应先取下活动义齿，用牙刷涂牙膏或义齿清洗液轻轻刷洗义齿的各面，再用冷水冲洗干净，待患者漱口后戴上。暂时不用的义齿可浸于冷开水杯中备用，每日换水一次。

# 第二节　个人修饰

头发护理、剃须及指甲和足部护理，对很多患者来说非常重要。和个人卫生一样，这些个人修饰措施能防止感染并且促进舒适度，并且患者做力所能及的个人修饰会促进他们的独立,以及提高他们的生活质量。

# 一、更换衣物

## (一) 更换衣物原则

(1) 保护隐私,不要暴露患者。

(2) 鼓励患者尽可能自己去完成。

(3) 确保衣服和鞋子尺码正确,很多机构有专门为肥胖患者提供的大尺码衣服和鞋子。

(4) 先从患者健侧(强壮或"良好"的一侧)脱衣服,先从患侧(较虚弱的一侧)穿衣服。

(5) 在穿脱衣服时,注意支撑其手臂或腿。

(6) 注意轻柔地移动或搬动身体,不要用力导致关节超出它的活动范围或引起疼痛。

## (二) 更换衣物方法

(1) 备齐用物携至患者床旁,核对床号、姓名,解释操作目的及配合方法,以取得合作。

(2) 升高床铺以省力,必要时升高床护栏,降低患者患侧的床护栏。将患者置于仰卧位。

(3) 脱开口在后的衣服:抬高头部和双肩,或者帮助他翻身、背对照护人员;解开纽扣、拉链,把衣服的两侧拉到患者的身体两侧,把衣服从健侧的肩膀脱下,再脱患侧。

(4) 脱开口在前的衣服:解开纽扣、拉链,把衣服从健侧的肩膀和手臂脱下来,协助患者坐立起或抬高头部和双肩,把衣服拉到患侧,从患侧脱掉衣服。

(5) 脱套衫:从健侧脱衣服;抬高头部和双肩,把衣服拉到患者颈部,把衣服从患者头部脱出来,从患侧脱掉衣服。

(6) 脱短裤或长裤:脱鞋子和袜子,协助患者于仰卧位,解开扣子、拉链,解开并移去皮带,让患者将臀部抬离床面,把裤子向下拉到臀部,让患者放低臀部,把裤子下拉,从双脚脱掉。

(7) 穿开口在后的衣服:把衣服滑拉至患侧的手臂和肩膀上,把衣服滑拉至健侧的手臂和肩膀上,抬高患者的头部和双肩,把两侧拉到背后,系好纽扣、拉链,协助患者于仰卧位。

(8) 穿开口在前的衣服:将患侧衣服滑拉至手臂和肩膀,抬高头部和双肩,把衣服一边拉到背后,把患者放下来;把健侧衣服滑拉至手臂和双肩,系上纽扣、拉链。

(9) 穿套头衫:协助患者于仰卧位,把衣服从患侧的手臂和肩膀穿上,抬高患者的头部和双肩,把衣领套过头部,把衣服拉下,穿上健侧手臂和双肩的衣服。

(10) 穿短裤和长裤:把裤子从双脚上滑拉至双腿上方,让患者臀部抬高离开床面,把裤子向上拉至臀部,让患者放低臀部。

## 二、头发护理

头发的外观和感觉影响着身心健康,头发护理是个体日常卫生护理的重要内容之一。有的患者自己不能进行头发护理,在他们需要帮助的时候,请给予及时协助。

### (一) 梳发

对生活不能自理的患者,照护人员协助梳发。

1. 用物　治疗巾、梳子(可自备)、纸袋。必要时备橡皮圈或发夹。

2. 操作方法

(1)备齐用物携至患者床旁,核对床号、姓名,解释操作目的及配合方法,以取得合作。

(2)协助患者坐起,铺治疗巾于肩上,如患者不能坐起,则协助患者平卧,头偏向一侧,铺治疗巾于枕头上。

(3)将头发从中间分成两边,一手握住一股头发,一手持梳,由发根逐渐梳至发梢。

(4)如长发或头发打结,可将头发缠绕于手指上,慢慢梳理。

(5)根据患者喜好,将长发编辫或扎成束。同法梳理另一侧。

(6)脱落的头发置于纸袋中,撤下治疗巾,协助患者取舒适卧位。整理床单位,清理用物。

3. 注意事项

(1)尽量使用圆钝齿的梳子,防止损伤头皮。

(2)避免强行梳理和扎得过紧,以免造成患者不适或疼痛。

(3)尊重患者的习惯,尽量满足个人喜好。

### (二) 洗发

1. 用物

(1)马蹄形垫洗发:治疗车上备橡胶马蹄形垫(或自制马蹄形卷);治疗盘内置橡胶单、毛巾、浴巾、眼罩或纱布、别针、棉球 2 个、洗发液、梳子、镜子、纸袋、护肤品(可自备);水壶(内盛 40~45 ℃热水)、冲洗壶或量杯、污水桶(盆),必要时备电吹风。

(2)洗头车洗发:洗头车,其余同马蹄形垫洗发。

2. 操作方法

(1)备齐用物携至患者床旁,核对床号、姓名,解释操作目的及配合方法,以取得合作。

(2)根据季节关门窗,调节室温至 22~26 ℃。必要时使用围帘遮挡,按需给予便盆。移开床旁桌、椅。

(3)垫橡胶单及浴巾于枕上,松开患者衣领向内反折,将毛巾围于颈部,用别针固定。

(4)马蹄形垫洗发(图 2-3-8):协助患者呈斜角仰卧位,头靠近床缘,移枕于肩下,患者可屈膝,垫枕于两膝下。置马蹄形垫于患者后颈部,将头部枕于槽中,马蹄形垫的开口处下方接污水桶(盆)。

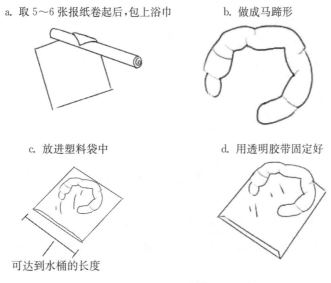

a. 取 5～6 张报纸卷起后,包上浴巾　　b. 做成马蹄形

c. 放进塑料袋中　　d. 用透明胶带固定好

可达到水桶的长度

图 2-3-8　马蹄形垫洗发

(5)洗头车洗发(图 2-3-9):洗头车置于床旁,患者头部枕于洗头车的头托上。

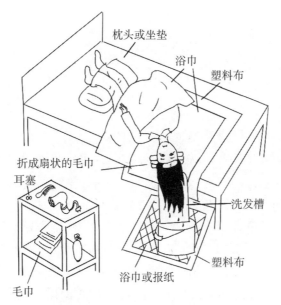

枕头或坐垫

浴巾

塑料布

折成扇状的毛巾

耳塞

洗发槽

塑料布

浴巾或报纸

毛巾

图 2-3-9　洗头车洗发

(6)用棉球塞两耳;眼罩或纱布遮盖双眼。

(7)洗发,松开头发,患者确定水温合适后,用热水充分润湿头发,再将洗发液均匀涂遍头发,用双手指腹反复揉搓头皮和头发,方向沿发际向头顶部再至枕后。梳去脱落的头发置于纸袋中,用热水冲净头发。必要时重复一遍。

(8) 擦去发上积水,除去耳内棉球和眼罩,用患者自己的毛巾擦干面部。

(9) 解下颈部毛巾包住头发,一手托住头颈部,一手撤去马蹄形垫(洗头车接水盘),将枕头、橡胶单、浴巾一起移回原位,协助患者平卧。

(10) 用包头的毛巾揉搓头发,再用浴巾擦干或用电吹风吹干头发。梳成患者喜欢的发型。

(11) 取下枕上橡胶单及浴巾,协助患者取舒适卧位。

(12) 整理床铺,移回床旁桌、椅,清理用物,并记录。

3. 注意事项

(1) 洗发过程中,应随时注意观察病情变化,如发现面色、脉搏、呼吸异常时应立即停止操作。

(2) 病情危重、身体极度虚弱的患者不宜床上洗发。

(3) 注意调节水温和室温,防止患者受凉或烫伤。

(4) 洗发过程中应注意防止污水溅入眼和耳内,并避免沾湿衣服及床单。

(5) 揉搓力度要适中,不可用指甲抓洗,避免造成头皮抓伤。

(6) 洗发时间不宜过长,以免引起头部充血、疲劳,造成患者不适。

## 三、剃须

### (一) 用物

洗脸盆、浴巾、毛巾、面巾、剃须刀、镜子、剃须膏或肥皂、剃须刷、须后水或乳液、纸巾或毛巾、手套。

### (二) 操作方法

(1) 备齐用物携至患者床旁,核对床号、姓名,解释操作目的及配合方法,以取得合作。

(2) 将温水装进盆里,把盆放在移动床上桌上。

(3) 如果允许,协助患者半坐卧位或者仰卧位。将浴巾铺在患者的胸前和双肩上。

(4) 清洗患者的脸,不要擦干;打湿毛巾或浴巾、拧干,把毛巾或浴巾敷在脸上几分钟。把剃须膏挤在手上,或者使用剃须刷涂抹起泡,用一只手绷紧皮肤。

(5) 顺着毛发生长的方向剃,其间可冲洗剃须刀,用纸巾或毛巾擦拭。如有出血,直接按压出血区域。洗掉残留的剃须膏或肥皂,用毛巾轻拍擦干。

(6) 如果有要求,使用须后水或乳液(如果有划伤或切伤,请不要使用须后水或乳液)。

(7) 移除并丢弃浴巾和手套,洗手。

### 四、指甲与足部护理

#### (一) 用物

洗脚盆、弯盘、肥皂、毛巾、指甲剪、足部乳液、凡士林、纸质浴巾、浴垫、手套。

#### (二) 操作方法

(1) 备齐用物携至患者床旁,核对床号、姓名,解释操作目的及配合方法,以取得合作。

(2) 浴垫放在双足下方,洗脚盆盛放 2/3 的水。检查水温,让患者也检查水温,根据需要调整水温。

(3) 把盆放在浴垫上,戴手套。帮助患者将双脚放入盆中,确保双足完全被水覆盖。

(4) 调整移动床上桌至患者前面,给弯盘装上 2/3 满水,见第(2)步的水温。把弯盘放在移动床上桌上,把患者的手指放进盆里。

(5) 手指浸泡 5~10 分钟,双脚浸泡 15~20 分钟。可根据需要重新给水加温,移除弯盘。

(6) 擦干双手,用指甲剪修剪指甲,用乳液擦手。

(7) 用肥皂洗脚,擦干双脚,修剪指甲,擦凡士林。

(8) 丢弃手套,整理用物。

## 第三节　照护要点与注意事项

### 一、个人与专业职责

患者依赖照护人员来满足他们的卫生需求。照护人员有责任提供有利于患者整体健康的照护,以维持和改善患者的生活质量、健康和安全。

### 二、权利与尊重

隐私促进尊严与尊重。为了保护隐私权,不要暴露患者;在进行护理之前请关上门、窗及拉好窗帘;请遮盖好患者,仅暴露操作中涉及的身体部位。患者的个人修饰喜好不同,应询问和了解他们的喜好。在任何可能的情况下,要尊重患者的个人修饰习惯。

### 三、独立与社交

个人选择帮助患者保持独立。卫生是非常私人的事务,允许个人选择沐浴时间、用物、穿着等方面。在尽可能安全的情况下鼓励患者自我护理,这样做可以促进患者独立并且提高其自尊。在患者允许的情况下,允许家庭成员在尽可能安全的情况下协助患者个人修饰。这样能促进社会互动,也让患者的家人参与到患者的护理中来,让患者感受到亲情。

## 四、任务与团队合作

个人卫生和修饰很费时,照护人员、患者及其他团队成员制订团队合作计划并组织护理。例如,××先生因卒中住院治疗,在个人修饰方面需要帮助。他早上 8 点吃早餐,9 点 30 分做语言治疗,10 点 30 分做物理治疗,他的妻子会在午餐时间来探望他。该先生喜欢在早餐后、妻子探视之前梳头、剃须和换衣服,并且想在物理治疗后休息。照护人员的工作计划是应在早餐后、语言治疗前帮助××先生完成个人修饰。应该提前做出计划,在最合适的时间里与团队合作来满足患者的需求。

## 五、道德与法律

照护人员会经常执行一些任务,如沐浴及其他个人卫生措施。久而久之,一些照护人员在常规任务里变得不那么谨慎,他们可能会忘记危险,或者会认为不会发生什么糟糕的情况,这是非常不安全的。有时可能会发生错误和意外,因此照护人员必须时刻谨慎。危害可来自常规护理措施,应时刻遵循本章的安全措施。

患者有权不受虐待和约束。永远不要强迫患者实施某一项护理。如果患者反抗或拒绝护理,就不要再继续。意识混乱或拒绝护理的阿尔茨海默病患者需要特别护理措施,请耐心、友善护理并解决问题。请保护患者的权利,展示对患者的尊重。

**参考文献**

[1] 茶国萍,王照朋,郝红丽,等.护理学基础实训教程[M].南京:东南大学出版社,2016.
[2] 王瑞敏,梅建国.护理学基础[M].3 版.重庆:重庆大学出版社,2018.
[3] 王瑞敏,张雷.护理学基础学习指导[M].3 版.重庆:重庆大学出版社,2018.

# 第四章　照护床的准备

## 第一节　概　　述

床是患者睡眠和休息的用具,尤其是卧床的患者,他们饮食、排泄、活动和娱乐都在床上,因此,应保证床的安全和舒适。

铺床的基本要求是舒适、平整、扎紧、安全、实用。每天铺床保持被服清洁、干燥、无皱痕,可以促进舒适、预防皮肤破损、预防压疮。

铺床经常在患者淋浴后的早上,或者患者正在淋浴,坐在椅子上,或者患者离开了房间。通常应在探视者到达之前铺床和整理房间。

为了保持床铺整齐和清洁,当被服潮湿、弄脏时需要给予更换,无论什么时候被服变松、有皱褶时都要整理被服,在就寝时间整理变松的、有褶皱的被服,在饭后和吃零食后检查并清除食物及碎屑,铺床有接触患者血液、体液、分泌物、排泄物的可能,遵循标准预防措施和基于疾病传播途径的预防原则。

### 一、铺床原则

在铺床过程中,安全和医学无菌原则很重要,请遵循铺床的原则。

(1)遵循人体身体力学原理,使患者接受照护时保持舒服的姿势。

(2)遵循安全的移动和转移患者的原则。

(3)遵守医学无菌原则,遵守标准预防和基于疾病传播途径的预防原则。

(4)携带足够的被服进入患者房间,不要带来多余的被服,剩余的被服被视为污染的。

(5)把干净的被服放在洁净的台面上,如床旁椅、床上桌、床头柜上。如果机构制度有要求,应在干净的台面和被服之间安置一个屏障(毛巾、纸巾)。根据机构的制度处理脏的被服,不要把脏的被服放在地面上或干净的被服上面。

(6)不要抖被服,因为抖动会传播细菌。

(7)保持被服远离身体和衣服,不要让被服接触衣服。

（8）把床单铺好并保持无皱痕。根据需要，扯直并拉紧松的床单、毯子和床罩。

（9）潮湿、弄脏的被服需要立即更换。

## 二、常用铺床法

常用的铺床法包括备用床、暂空床、占用床和麻醉床铺床法。

1. 备用床　是指没有患者使用的床或是准备接收新的患者的床，被子不反折。在护理中心，也为白天不在床上的患者铺备用床。

2. 暂空床　是指有患者使用的床，被子扇形三折于床尾，以便于患者上床。备用床的被子扇形三折于床尾，即为暂空床。

3. 占用床　是为在床上的患者铺的床。

4. 麻醉床　适用于患者从担架移到床上，也适用于救护车送来的患者。

## 第二节　铺　床

## 一、铺床指南

在铺床前需要从护士和护理计划获取以下信息。

（1）铺床的种类：备用床、暂空床、占用床或麻醉床。

（2）是否需要使用棉垫单。

（3）是否需要使用防水垫单，防水垫或尿不湿。

（4）患者移动或活动时的体位限制。

（5）患者是否使用了床护栏。

（6）患者的治疗、理疗和活动日程安排。例如，刘先生需要在床上进行治疗，治疗后换床单；当文女士在物理治疗时，铺好她的床。

（7）如何安置患者的体位和需要哪些安置体位的设备。

（8）床是否需要固定在某个位置。

（9）何时报告观察内容。

（10）患者的何种情况需要立即上报。

## 二、备用床

### （一）准备

1. 照护人员　衣帽整洁、洗手、戴口罩。

2. 用物　床刷、枕芯、枕套、棉胎、被套、大单、床褥，以上用物按顺序由下而上正确折叠后放置于治疗车上。

3. 环境 病室光线充足,通风,安静、整洁,病室内无患者正在进行治疗或进食。

## (二) 操作

治疗车推至床旁,移开床旁桌离床头 20 cm,移开床旁椅至床尾正中,离床尾 15 cm。翻转床垫,用床刷清扫床垫。将床褥平整地铺在床垫上,将其余用物放在床旁椅上。

铺大单将大单放在床正中处,大单纵、横中线与床的纵、横中线对齐,先床头后床尾展开床单。先铺床头,用右手托起床垫,左手伸过床头中线,将大单平整地塞入床垫下,再在离床头 30 cm 处,向上提起大单边缘,使大单边缘呈等边三角形,以床沿为界,将上面的三角先放于床面上,先把下半三角塞于床垫下,再将上半三角翻下,塞于床垫下。再用同样方法铺同侧床尾,将中部拉紧塞于床垫下。转至对侧,用同样方法铺对侧床单。在铺对侧床尾第四个角时注意双手拉紧大单,保证床单及四角平整紧致(图 2-4-1)。

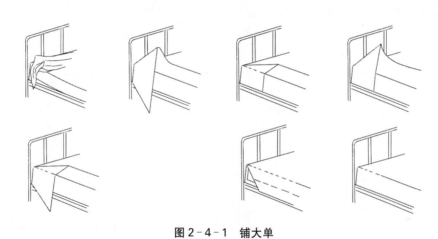

图 2-4-1 铺大单

1. 套被套

(1)"S"式:将被套纵中线与床纵中线对齐,被套正面向外平铺于床上,开口端向床尾。将开口端的上层打开至 1/3 处,将折叠成"S"形的棉胎放于被套开口处,把棉胎向床头拉至被套封口处,将棉胎向两边展开,与被套边平齐。被盖上缘与床头平齐,至床尾逐层拉平被套及棉胎,系带(图 2-4-2)。

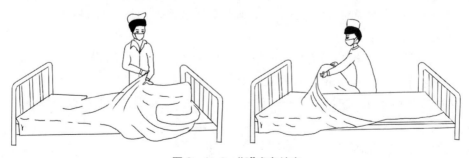

图 2-4-2 "S"式套被套

（2）卷筒式：被套反面在外平铺于床上，与床头对齐，分开向床尾，中线与床中线对齐。将棉胎平铺在被套上，上缘与被套封口平齐。将棉胎和被套床头两角向上折，再一并由床头卷至床尾，将盖被向床头翻卷，于床尾处拉平系带。

2. 套枕套　拍松枕芯，套上枕套系带，开口背门，横放于床头盖被上。

3. 整理　移回床旁桌、椅，确认床单整洁后离开病室，洗手。

### （三）注意事项

（1）患者进餐或做治疗时暂停铺床。

（2）操作中应用节力的原理

1）铺床前应将用物备齐，按使用顺序放置。

2）铺床时，身体应靠近床边，上身保持直立，两腿前后或左右分开稍屈膝，有助于扩大支持面，增加身体稳定性，既省力，又能适应不同方向操作，减少走动。

3）手臂的动作要协调，尽量用连续动作，避免过多地抬起、放下、停止等动作，以减少体力消耗，缩短铺床时间。

（3）铺床顺序从床头到床尾，最后中部。操作时动作轻稳，避免抖动拍打，避免尘埃飞扬。

## 三、暂空床

### （一）准备

1. 照护者　衣帽整洁、洗手、戴口罩。

2. 用物　床刷、枕芯、枕套、棉胎、被套、大单、床褥，以上用物按顺序由下而上正确折叠后放置于治疗车上。必要时准备橡胶单、中单或一次性医用垫单。

3. 环境　病室光线充足，通风，安静，整洁，病室内无患者正在进行治疗或进食。

### （二）操作

（1）治疗车推至床旁，移开床旁桌离床头 20 cm，移开床旁椅至床尾正中，离床尾 15 cm。用物放在床旁椅上。

（2）床单、被套铺法同备用床。将备用床的盖被头端向内折 1/4，再扇形三折于床尾，并使各层平齐。

（3）酌情铺单。根据病情需要铺橡胶单和中单（或一次性医用垫单）：将橡胶单放于床上，上缘距床头 45～50 cm，中线与床中线平齐并展开，用同样方法将中单铺在橡胶单上，两单边缘下垂部分一起拉紧平整地塞入床垫下。转至对侧，用同样方法拉紧橡胶单和中单铺平塞于床垫下。

（4）整理枕头放回床头，移回床旁桌、椅，洗手。

### (三) 注意事项

(1) 同暂空床各项注意事项。

(2) 橡胶中单及中单按患者需要放置。

(3) 暂空床应便于患者离床活动。

## 四、占用床

### (一) 准备

(1) 照护者：着装整洁、洗手、戴口罩。

(2) 患者：了解操作目的，愿意配合。

(3) 用物：清洁大单、中单、被套、枕套、床刷、床刷套(微湿)、污物袋，必要时备清洁衣裤。

(4) 环境：关闭门窗，调节室温。

### (二) 操作

(1) 将清洁被服及用物按更换顺序置于推车上，推至床旁。向患者解释换单目的、方法，询问患者是否需要便器，以取得合作。关好门窗，移开桌椅。

(2) 撤脏单铺干净大单、中单

1) 松开被尾，松开近侧各层被单，移枕至对侧床边，助患者翻身至对侧(背向照护者)。将一次性脏中单及脏大单卷于患者身下，扫净棉褥。

2) 将清洁大单的中线与床中线对齐后展开，半幅塞入患者身下，另半幅自床头、床尾、中间，按顺序铺平拉紧呈斜角塞入床垫下，铺上一次性中单，另一半塞入患者身下，下垂的一次性中单塞于床垫下铺好。

3) 移枕，助患者侧卧于铺好的一边，面向照护者。转向床的另一侧，将污中单和污大单卷起放于污袋内，扫净床褥，拉出洁净大单铺好。用同样方法铺好一次性中单，助患者仰卧于床正中。

(3) 撤脏被套、套净被套松开被筒拉出棉胎头端使呈"S"形于床尾，展开净被套将尾端打开 1/3 或 1/2，然后将棉胎套入清洁被套内，卷出污被套放入污袋内，叠成被筒，被尾向内折叠与床尾齐。

(4) 换枕套：一手托起患者头颈，一手迅速将枕头取出，在床尾换完并置于患者头下，中线对正床中线，开口背门。

(5) 帮助患者取舒适卧位，桌、椅归位、整理好床单元，开窗通风。将污被单送污物室，洗手。

### (三) 注意事项

(1) 床铺应符合实用、耐用、舒适、安全、美观的原则；大单、被套、枕套应做到平、整、紧、实、美。

（2）动作轻稳，避免抖动、拍打等动作，以免微生物传播。

（3）更换大单、被套时，注意患者保暖及防止坠床。

（4）操作过程中及时询问患者有无不适症状，密切观察病情变化，指导并鼓励患者协助完成操作。

（5）应用省时、节力原则，避免多余无效动作，减少走动次数。

## 五、麻醉床

### （一）准备

1. 护士准备　衣帽整洁、洗手、戴口罩。

2. 用物准备

（1）床上用物：床刷、枕芯、枕套、棉胎、被套、橡胶单和中单各两条、大单、床褥，以上用物按顺序由下而上正确折叠后放置于治疗车上。

（2）麻醉护理盘：无菌巾内放置治疗碗、开口器、舌钳、牙垫、吸痰导管、氧气导管、压舌板、镊子、纱布、无菌巾外，另备手电筒、血压计、听诊器、治疗巾、弯盘、胶布、棉签、护理记录单、笔。

（3）其他：备输液架、必要时备吸引器、给氧装置、吸痰装置、胃肠减压器、负压吸引器、输液泵、注射泵等。

3. 环境准备　病室光线充足，通风，安静、整洁，病室内无患者正在进行治疗或者进食。

### （二）操作

（1）推治疗车至床旁，移开床旁桌离床头 20 cm，移开床旁椅至床尾正中，离床尾 15 cm。用物放在床旁椅上。

（2）床单铺法同备用床先铺近侧大单→铺橡胶单和中单（将橡胶单放于床上，上缘距床头 45～50 cm，中线与床中线平齐并展开，用同样方法将中单铺在橡胶单上）→两单边缘下垂部分一起拉紧平整地塞入床垫下→转至对侧，用同样方法铺大单、橡胶单和中单。

（3）被套铺法同备用床，将盖被纵向折三折于一侧床边，开口处向门。

（4）套枕套同备用床开口背门，横立于床头。

（5）整理移回床旁桌、椅放于折叠被同侧床尾；置麻醉护理盘于床头桌上，输液架置于床尾，其他物品按需放于妥善处理；整理用物和环境；洗手。

### （三）注意事项

（1）同暂空床各项注意事项。

（2）橡胶中单及中单按患者需要放置

1）腹部手术铺于床中部。

2）颈、胸部手术患者,可将第二块橡胶单、中单铺于床头,上缘齐床头,下缘压在中部橡胶单和中单的上面。

3）下肢手术患者,可将第二块橡胶单、中单铺于床尾,下缘齐床尾,上缘压在中部橡胶单和中单的上面。

4）非全麻手术患者,只需铺于手术部位。

（3）注意中单要遮盖橡胶单,避免橡胶单与患者皮肤接触,导致患者的不适。

（4）铺床时要换上清洁被单,保证术后患者舒适并预防感染。

## 第三节　照护要点与注意事项

### 一、注重安全和舒适

需要根据人体力学原理抬高床面。床也必须是平的,如果床是锁着的,打开它,然后调整床,在完成操作后把床放回正确的位置,然后锁上床。移除患者床上的被服时要戴手套,也要遵循标准预防和基于疾病传播途径的预防原则。被服可能含有血液、体液、分泌物或排泄物。

### 二、个人与专业职责

床是患者房间最大的物品。照护者负责提供一个整洁有序的环境,床必须是干净整洁的;如果患者躺在床上,可以根据需要拉紧和绷直床单。这些行为可以提高他们的舒适度和生活质量。

### 三、权利与尊重

患者有权利尽可能地让自己的环境变得像家一样。住院患者经常从家里自带床单、毯子、被子等,这些用品也许对他们来说具有特殊的意义和价值。保护个人的物品不被损坏和丢失,还要用细心和尊重来处理患者的所有物品。

### 四、独立与社交

在可能的情况下,允许个人选择。照护者认为最好的,但对患者来说可能并不是最好的。询问患者的喜好,在规划工作和时间管理时要考虑到他们的爱好。允许的选择越多,患者感受到的独立性越强。

### 五、任务与团队合作

医院处理脏被服有不同的方式:有些在每个房间都有污衣筐;有些在走廊有手推车,每一轮班或必要的时候,手推车里的东西会被清空;有些医院有一间专门用来放脏被服的房间;有些是斜槽。处理脏被服时,应该遵循机构规定来处理脏被服;注重团队合作;把脏被服放在正确的地方,不要把脏被服放在一个它本不属于的房间或手推车里面。如果使用的是斜槽,要放进正确的斜槽内,在同一个区域里其他的斜槽可能是放垃圾的地方。

## 六、道德与法律

必须始终用尊重、细心和热心来对待患者。意识混乱或拒绝护理的阿尔茨海默病患者需要特别护理措施,请耐心、友善护理并解决问题。请保护患者权利,展示对患者的尊重。

### 参考文献

［1］茶国萍,王照朋,郝红丽,等.护理学基础实训教程［M］.南京:东南大学出版社,2016.

［2］王瑞敏,梅建国.护理学基础［M］.3版.重庆:重庆大学出版社,2018.

［3］王瑞敏,张雷.护理学基础学习指导［M］.3版.重庆:重庆大学出版社,2018.

# 第五章 安全的转移

## 第一节 概　述

　　体位是指机体所处的一种姿势状态。床上体位是影响老年人舒适度的一个重要因素,在照护过程中,照护人员应根据老年人的具体情况采取合适的床上体位;掌握体位转移技巧,帮助老年人进行体位转换,完成床上、座椅、轮椅和厕所等的转移。在执行这些任务过程中,照护人员要学会正确使用自己的肢体,保护老年人的安全,同时也避免自己受伤。体位转换可以促进血液循环,促使胸腔扩张和腹部肌肉收缩,增加肌肉力量和张力,维持关节功能,预防废用性肌肉萎缩、骨质疏松、压疮、便秘、坠积性肺炎、下肢静脉血栓等并发症。

　　对于大多数失能的老年人来说,移动是痛苦的。有些老年人存在关节疼痛,还有些人在手术或受伤后会感到疼痛。在帮助老年人摆放体位时,要确保不会引起更多的痛苦;转移过程中动作要轻柔缓慢,确保老年人舒适和安全。

## 第二节　床上体位摆放与体位转换

### 一、常见的床上体位

#### (一)仰卧位

　　仰卧位是卧床老年人维持较多的一种舒服体位。它是指用高度适宜的枕头垫起头部和肩部,双手置于身体两侧或腹部,下肢伸展,膝下垫毛巾卷以保持舒适。

#### (二)侧卧位

　　侧卧位是指身体向一侧自然侧卧,具体操作方法是头转向一侧,在头部和颈部下方放置一个枕头,双下肢自然屈曲,肘关节屈曲,分别在上面的腿和肘关节下面放置枕头。

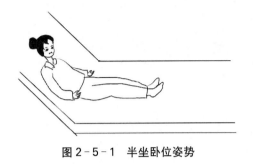

图 2-5-1 半坐卧位姿势

### (三)半坐卧位

半坐卧位是老年人不能从卧位直接到坐位时采取的一种体位。具体方法是将床头摇高至 30°~50°,在膝下放置软枕或毛毯以垫高膝关节,防止身体下滑。此体位可以保持呼吸通畅,减轻心肺负担,适用于甲状腺术后、心肺疾病呼吸困难的老年人(图 2-5-1)。

### (四)长坐位

长坐位是指伸直双下肢坐立的姿势。此姿势需要腰部及膝盖内侧有一定的柔韧性,否则容易翻倒。如果老年人上肢能够活动,可以用手固定使身体平衡保持长坐姿势。

### (五)端坐位

将床头摇至 70°~80°,身体稍前倾,床上放一桌子,分别在桌子上和老年人后背放一枕头,使老年人背部能向后倚靠,膝下用毛毯垫高至 15°~20°。此体位适用于心力衰竭或哮喘发作的老年人。

## 二、体位转换

定时翻身可以预防压疮。有的老年人可以独自完成床上翻身和复位,有的则需帮助。照护人员帮助老年人完成翻身后,要使其维持良好的身体力线,确保老年人的嘴、鼻和脸没有被枕头或其他物体挡住。很多老年人患有脊柱、膝和髋关节炎,当帮助这类老年人翻身时,要优先使用轴线翻身,以减少老年人的疼痛。由仰卧位变侧卧位的体位变换,是照护中最常用的体位。

### (一)主动翻身(偏瘫)

从仰卧位向侧卧位翻身时,照护人员可指导老年人利用上肢的摆动,配合下肢的动作完成翻身。

(1)患者双手交叉,双臂伸展,举至身体上方,使肩关节屈曲 90°,即与身体垂直。

(2)偏瘫患者向患侧翻身时,健侧腿屈曲;向健侧翻身时,将健侧足插于患侧足下方。

(3)双上肢伸展,左右摆动。

(4)双上肢向需翻身侧摆动的同时,利用惯性将躯干上部向该侧旋转。

(5)照护人员可在一旁协助患者骨盆旋转以完成翻身动作。

### （二）协助翻身

（1）患者仰卧,双手交叉置于胸前,双膝屈曲,双足支撑于床面。

（2）照护人员站在床的一侧,先将患者双下肢移向近侧床缘,再将患者肩部移向床缘;然后一手扶托肩部,一手扶托膝部,轻推患者转向对侧。若需向近侧翻身,则以同样体位,先将患者向对侧稍平移,双手扶托对侧肩部和膝部,轻轻向己侧翻转。

（3）整理床单,可用枕头垫高患者肢体,保持舒适的侧卧体位(图2-5-2)。

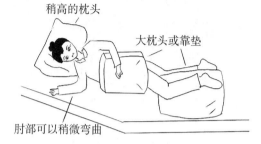

身体侧卧后,为保持舒适,可以借助一些靠垫

稍高的枕头

大枕头或靠垫

肘部可以稍微弯曲

**图2-5-2 舒适的侧卧体位**

# 第三节 床 边 转 移

## 一、卧位转移

### （一）床上坐立（全护）

（1）用手肘托起患者的颈部(图2-5-3)。

（2）以肘关节为杠杆,将患者身体翻向自己所在侧,屈膝下蹲使患者身体保持舒适位(图2-5-4)。

（3）将患者身体拉向自己的一侧,在帮患者坐起时按住患者右肘,伸出右脚以便移动患者的身体(图2-5-5)。

（4）照护人员将身体重心移动至右脚,以便完全支撑起患者的上半身(图2-5-6)。

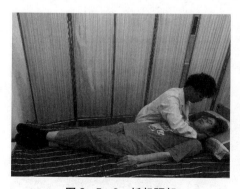

图2-5-3 托起颈部

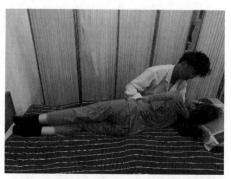

图2-5-4 翻转身体

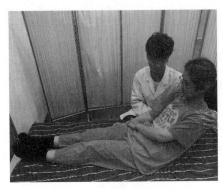

图 2-5-5　辅助患者起身

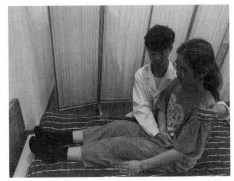

图 2-5-6　上半身完全坐起

### (二) 半护起身(左侧偏瘫)

(1) 让患者健侧手握患侧手放在腹部,脸朝向右侧(图 2-5-7)。

(2) 健侧腿屈曲,患侧腿由照护人员帮助屈曲(图 2-5-8)。

(3) 让患者用健侧手握住患侧手腕并向右下方斜拉。同时照护人员把双膝轻轻地朝自己身体一侧翻转,这样患者就可以轻松地变成侧卧位(图 2-5-9)。

(4) 让患者以健侧肘为支撑坐起来,照护人员扶住患者健侧肩以协助患者坐起(图 2-5-10)。

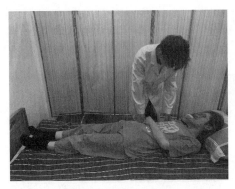

图 2-5-7　肢体摆放

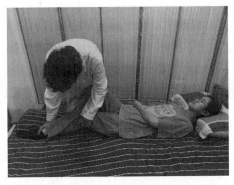

图 2-5-8　双腿屈曲

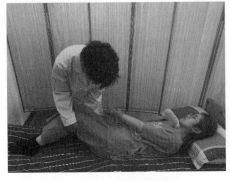

图 2-5-9　辅助患者翻身

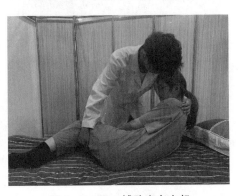

图 2-5-10　辅助患者坐起

### （三）床边移动

(1) 将患者双手交叉放在腹部,抬起双膝(图2-5-11)。

(2) 照护人员以肘关节支撑患者颈部,用手掌托起患者的肩胛骨;以另一侧的手腕为支撑,抱起患者的上半身向床边移动(图2-5-12)。

(3) 一只手伸到患者的腰下,另一只手伸到患者的大腿根部(靠近臀部),将患者下半身向自己身体一侧移动(图2-5-13)。

(4) 双膝靠在床沿上(图2-5-14)。

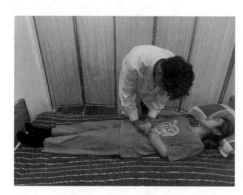

图2-5-11 姿势摆放

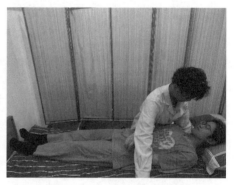

图2-5-12 移动上半身

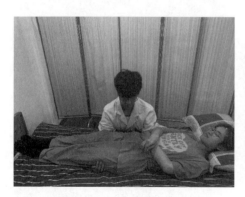

图2-5-13 移动下半身

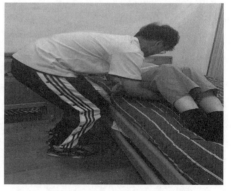

图2-5-14 双膝抵住床沿

## 二、坐位转移

### （一）床边坐立(全护、右侧偏瘫)

(1) 照护人员站在患者偏瘫侧,让患者健侧手握住患侧手,将患者的健侧腿放至患侧腿下面,尽量叠放。照护人员将身体重心靠近患者,为避免患者紧张害怕,要用整个身体支撑患者,将患者的双腿移动到床边(图2-5-15)。

（2）患者的健侧手臂放到照护人员的颈部，按照在床上坐立的要领使患者坐起（图2-5-16）。

（3）照护人员的右手伸到患者的双膝下，将患者的身体以"V"字形抱起旋转以减少与床接触的面积（图2-5-17）。

（4）让患者坐在床沿（端坐）调整身体平衡，应确保患者的双足着地，并坐稳（图2-5-18）。

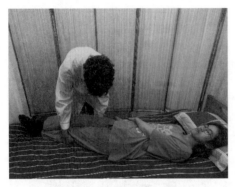
图2-5-15　双腿移至床边

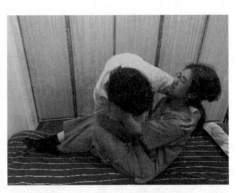
图2-5-16　托起患者颈部

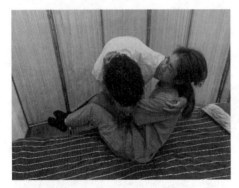
图2-5-17　辅助患者坐起

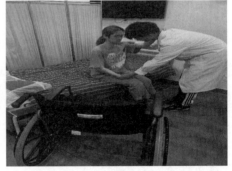
图2-5-18　调整姿势，保持平衡

## （二）床边坐位到站位

（1）患者端坐呈功能位，双足着地，力量较强的足在后面，躯干前倾。

（2）照护人员面向患者站立，双脚分开与肩同宽，双膝夹紧患者的双膝外侧以固定，双手扶托患者双髋或拉住患者腰带，将患者向前向上拉起。

（3）患者双臂抱住照护人员颈部或双手放于照护人员肩胛部，与照护人员一起向前向上用力，完成抬臀、伸腿至站立。

（4）调整患者身体重心，使患者双下肢直立承重，维持站立平衡。

# 第四节　床 椅 转 移

## 一、床到座椅的转移(右侧偏瘫)

（1）座椅放在患者身体健侧。

（2）照护人员面向患者,双脚站稳同时抵住患者的脚,用膝盖顶住患者患膝,防止患者滑脱或因膝关节无力而摔倒。

（3）搂住患者的腰部,帮助其站起同时向健侧移动。患者健手抓住椅子把手,加强稳定性。确保患者的重心转移在健腿上,让患者以身体为轴向健侧转动,确保臀部对准椅面。

（4）辅助患者缓慢坐到座椅上。

## 二、床到轮椅的转移(右侧偏瘫)

（1）轮椅放到患者身体健侧,轮椅与床呈45°,刹住车闸,竖起脚托让患者坐在床边上（图2-5-19）。

（2）抓住患者的腰带,提起患者腰部,让其重心前移靠在照护人员身上。照护人员用膝盖顶住患者膝盖,使患者保持站立姿势,可以让其自由活动健肢（图2-5-20）。

（3）患者用健手抓住轮椅扶手,以站立的健侧下肢为轴心转动身体（图2-5-21）。

（4）照护人员顶住患者的膝盖慢慢地帮其坐到轮椅上,建议患者尽量使用自己的健肢（图2-5-22）。

（5）照护人员移动到轮椅后边,从身后将双手穿过患者的腋下,抓住患者手腕,使患者身体前倾,利用患者后仰时产生的力量抱起患者,帮助其完全坐到轮椅上（图2-5-23）。

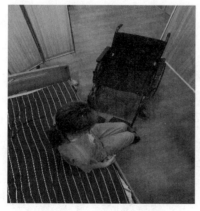

图2-5-19　轮椅摆放

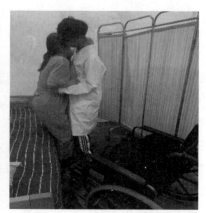

图2-5-20　辅助患者站起

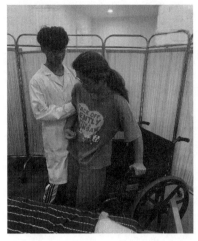

图 2-5-21 健手抓住轮椅,转动身体

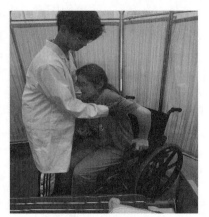

图 2-5-22 辅助坐下

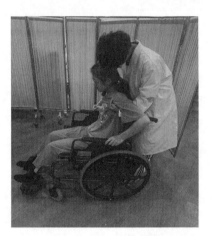

图 2-5-23 姿势调整

### 三、轮椅到床的转移(左侧偏瘫)

(1)轮椅推到床边,与床呈 45°,让患者健侧靠近照护人员。固定住轮椅的车轮,让患者双脚着地,并把脚托竖起来(图 2-5-24)。

(2)患者的臀部向照护人员移动,照护人员的膝盖需顶住并支撑患者膝盖,以防患者膝关节屈曲,同时,避免患侧下肢先离开轮椅,导致危险发生(图 2-5-25)。

(3)患者用健侧手握住轮椅的扶手同时身体前倾。照护人员抱住患者腰部,帮助其站立起来(图 2-5-26)。

(4)站稳后,帮助患者旋转身体,使患者膝盖充分弯曲,坐在床上(图 2-5-27)。此时,患者要用自己的健侧手扶住床沿,保持身体平衡(图 2-5-28)。

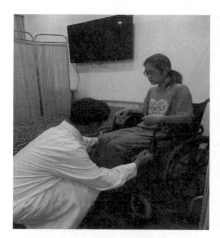

图 2-5-24　轮椅摆放

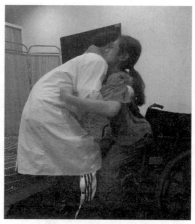

图 2-5-25　向前移动

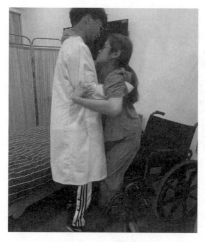

图 2-5-26　辅助站起

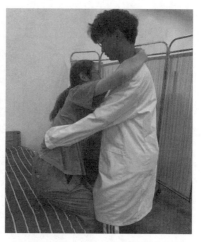

图 2-5-27　辅助坐下

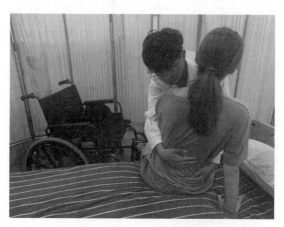

图 2-5-28　健手支撑,保持平衡

# 第五节 轮椅转移

## 一、轮椅的构造和选择

轮椅对行动不便或步行困难的老年人来说是最便利的代步工具。不仅可以在室内使用，还可以外出使用，扩大了老年人的生活范围。同时，对于室内可以步行但站立姿势不稳或外出时不能长时间站立的老年人也可以使用轮椅。

### (一) 轮椅的构造(图 2-5-29)

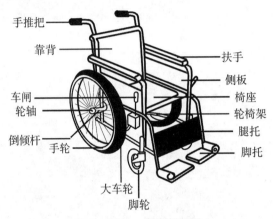

图 2-5-29 轮椅的构造

### (二) 轮椅的选择

轮椅的种类有很多，如普通型轮椅、高靠背型轮椅、可调型轮椅、电动型轮椅等。要根据老年人的年龄、体型和身体状况选择合适的轮椅。轮椅座位要放置软垫，避免老年人臀部受压而出现压疮。

标准型轮椅要点(图 2-5-30)如下。

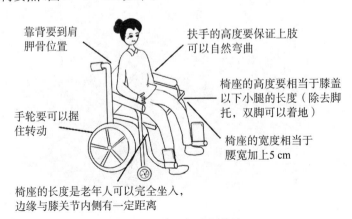

图 2-5-30 标准型轮椅

## 二、轮椅的使用

### （一）轮椅的折叠和打开方法

折叠时,刹住两侧车闸,竖起脚托,将椅座的中间部分提起来(图2-5-31)。

打开时,刹住两侧车闸,向外撑开后,用手压平椅座两端(图2-5-32)。

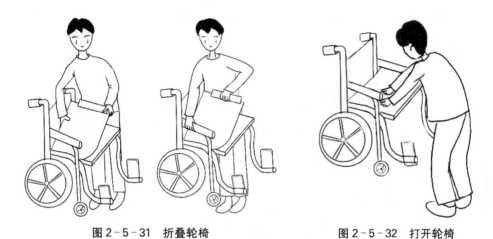

图2-5-31　折叠轮椅　　　　　　　　图2-5-32　打开轮椅

### （二）推轮椅的方法和车闸的使用方法

1. 推轮椅的方法　照护人员站在轮椅后方,双手握住手推把。注意观察前后左右,确保老年人的安全,缓慢推动轮椅(图2-5-33)。

2. 车闸的使用方法　照护人员站在轮椅一侧,一只手握住手把,另一只手握住刹车闸。另一侧的车闸也采用同样的方法操纵(图2-5-34)。

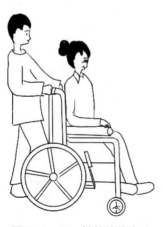 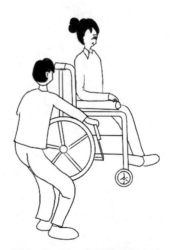

图2-5-33　推轮椅的方法　　　　　　图2-5-34　车闸的使用方法

### （三）脚轮的抬起和移动

1. **脚轮的抬起**　一脚踩倾倒杆,同时握住手推把用力压向后下方。动作要迅速,但要以老年人的舒适度为准(图2-5-35)。

2. **脚轮的移动**　抬起脚轮,只用大车轮保持平衡移动(图2-5-36)。

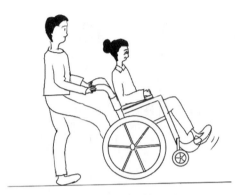 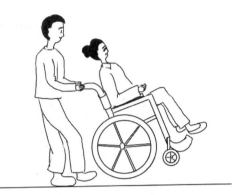

图 2-5-35　脚轮的抬起　　　　　　　　图 2-5-36　脚轮的移动

### （四）上、下台阶

1. **上台阶**　脚踩倒倾杆抬起前轮,脚轮保持抬起状态前进,将脚轮推至上一台阶,后轮碰到台阶时抬高大车轮向前推(图2-5-37)。动作尽量轻一点,以减少对轮椅的冲击。

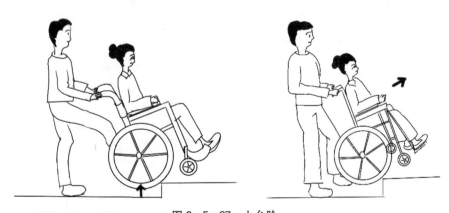

图 2-5-37　上台阶

2. **下台阶**　以倒退的方式,抬起大车轮慢慢地向后移动,并放于下一台阶,然后抬高脚轮后退,注意脚托和老年人脚尖不要碰到台阶上,缓慢地放下脚轮(图2-5-38)。

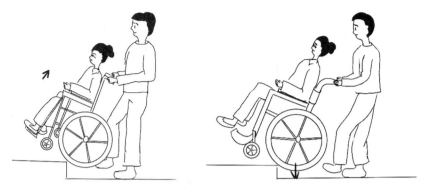

图 2-5-38 下台阶

注：如果台阶较低，也可以前进式下台阶。此时下台阶前先将脚轮抬起，进行调整使后轮左右同时从上面下来。需要注意的是，如果一只轮子停留在台阶上，轮椅会向一边倾斜，容易发生危险。

### （五）上、下坡

1. 上坡　照护人员身体前倾一步步地向上推（图 2-5-39）。

2. 慢下坡　照护人员身体后倾，向前推动轮椅，边观察老年人状态边缓慢下坡（图 2-5-40）。

3. 急下坡　支撑着轮椅缓慢地向后倒退（图 2-5-41）。

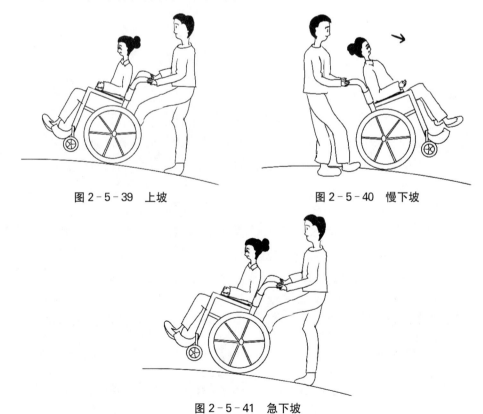

图 2-5-39 上坡　　　　　　　　图 2-5-40 慢下坡

图 2-5-41 急下坡

### （六）沙土路或崎岖不平的路

抬起脚轮，缓慢地移动。如果脚轮不能紧贴地面，一旦压到不明物体（如小石子），有可能飞到老年人前面，导致危险事件发生（图2-5-42）。

注：此过程容易晃动，要注意观察老年人的状况。

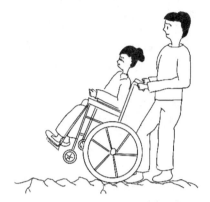

图2-5-42　过沙土路或崎岖不平的路

### （七）上、下电梯

1. 上电梯　乘电梯时，应轮椅朝后直接（轮椅和电梯入口呈直角）进入，要注意使用车闸（图2-5-43）。

2. 下电梯　下电梯时同样也是轮椅朝后（图2-5-44）。

注：不得已而面向前方上、下楼梯时，要注意脚轮不要卡在接缝里。

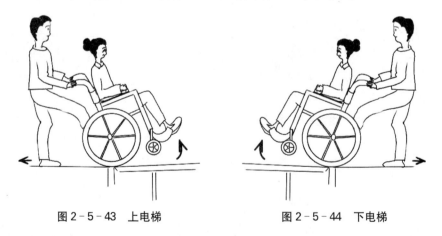

图2-5-43　上电梯　　　　　　　图2-5-44　下电梯

## 三、轮椅转移方法

### （一）轮椅转移到厕所（右侧偏瘫）

（1）将轮椅推到马桶旁边与马桶呈45°固定，并让患者健侧靠近自己。让患者双脚着地,竖起脚托(图 2-5-45)。

(2)将患者腰部向已侧移动,用自己的膝盖顶住并支撑患者膝盖,以免患者膝关节屈曲(图 2-5-46)。

(3)让老年人用健手抓住轮椅的扶手,身体前倾。照护人员身体重心后移,抱起患者,再让其用健手抓住马桶旁边的扶手以保持身体平衡(图 2-5-47)。

(4)将老年人的健侧手放到自己的肩部,全身用力抱起患者,然后旋转患者腰部,让其慢慢坐到马桶上(图 2-5-48)。

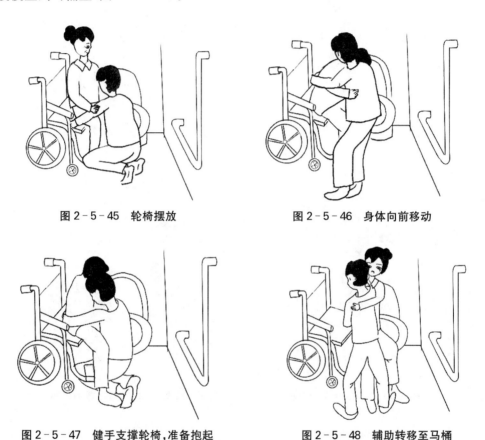

图 2-5-45　轮椅摆放　　　　　　　图 2-5-46　身体向前移动

图 2-5-47　健手支撑轮椅,准备抱起　　　图 2-5-48　辅助转移至马桶

**(二)轮椅转移到车上(左侧偏瘫)**

(1)将轮椅靠近汽车,与汽车呈 30°～40°。固定轮椅并竖起脚托,让患者双脚着地(图 2-5-49)。

(2)将患者腰部向已侧移动,照护人员将头钻过患者靠近车门侧的腋下,让其趴在自己肩上,带动其上半身移动(图 2-5-50)。

(3)照护人员用自己的膝盖顶住老年人膝盖,使其身体前倾,并嘱患者用健侧手抓住患侧手,抱紧照护人员,以腰部为支点抱起患者(图 2-5-51)。

（4）转过患者的腰部,移动到车座位上,慢慢地帮助其坐下(图2-5-52)。

（5）将患者的上半身靠在椅背上,再将其双脚放入车内(图2-5-53)。

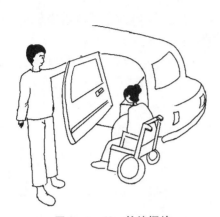

图2-5-49　轮椅摆放

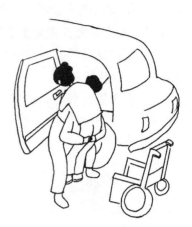

图2-5-50　转移前的准备

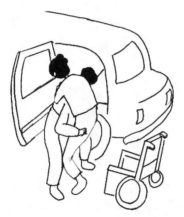

图2-5-51　将老年人抱起

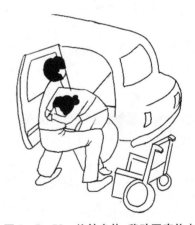

图2-5-52　旋转身体,移动至座位上

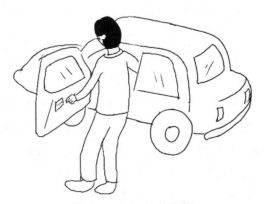

图2-5-53　姿势调整

# 第六节 照护要点与注意事项

## 一、个人与专业职责

明确自己的职责,负责患者翻身、移动和转移的安全。观察患者的面色表情,询问其身体状况。特别注意长时间卧床不起的患者突然起身时,容易产生直立性低血压症状,如头晕、眩晕、视物模糊、疲乏、恶心、心悸、晕厥等。注意不要强迫患者保持某种姿势,移动时动作要轻、稳,避免拖、拉、拽,防止患者皮肤受损或关节脱位。

## 二、权利与尊重

帮助患者翻身时,先确认患者的状态,是否有偏瘫、残疾、疼痛、压疮等症状,让患者保持安全、舒适的姿势。移动或转移患者前,向其说明目的和意义,取得其理解与配合。即使是意识不清或耳背的患者,也要对其家属事先说明情况,注意保护患者的个人隐私,适当地遮盖其身体,然后再进行移动。

## 三、独立与社交

为了使患者充分发挥自己的活动能力,不能凡事都提供帮助,要鼓励他们自立。即使取得了细微的进步,也要告知患者,增强其自信心。

## 四、任务与团队合作

移动患者是一件很费力的事情,照护人员要注意自身健康的管理。当自己无法独自完成任务时,要及时寻求同事的帮助,团队合作以保证患者的安全。

**参考文献**

程云,吴秀菊.患者体位转换与实施技巧[J].上海护理,2019,19(01):71-75.

# 第六章　伤　口　照　护

## 第一节　概　述

### 一、原因

由于老年人组织器官逐渐衰退,合并慢性疾病,服用多种药物等综合因素,轻微的伤害即可导致其损伤。正常皮肤与外界致伤因素、机体内在因素(如局部血流供应障碍)相互作用使皮肤黏膜、器官和骨骼缺损或破坏,形成伤口,伴部分正常组织丢失。常见原因包括外科手术,创伤(机械性、物理性、化学性和生物性因素),长久的压力和摩擦力,动静脉血流灌注不足及神经损伤。

### 二、临床类型

#### (一) 按皮肤完整性分类

1. 闭合性损伤　伤后皮肤黏膜完整。

(1) 由钝器击打造成挫伤(最常见),伴青肿。

(2) 由旋转、牵拉或肌肉猛烈而不协调的收缩等间接暴力导致肌肉、韧带、关节囊等组织扭伤。

(3) 长时间挤压四肢、躯干等肌肉丰富的部位造成挤压伤等。

2. 开放性损伤　损伤部位皮肤或黏膜有破损。

(1) 由长久的压力或摩擦力导致皮肤擦伤,若未及时处理,擦伤处皮肤与皮肤或衣物等其他物体继续摩擦造成表皮脱落。

(2) 由于急剧牵拉或扭转,浅表皮肤和深部组织撕脱与断裂,伤口多不规则,为撕裂伤。

(3) 由锐器(如刀、木头、玻璃等)导致的刺伤,若穿破皮肤,进入身体、脏器或体腔,即为贯穿伤。

（4）由于动脉或静脉血流减少，组织灌注不足导致皮肤或黏膜表面组织发生溃疡，其伤口呈或深或浅的火山坑样的局限性缺损等。

### （二）根据伤口深度分类

可分为全层伤口（累及真皮、表皮、皮下组织，严重至筋膜和肌肉）和部分皮层损伤伤口（累及表皮层和真皮层）。皮肤解剖结构见图2-6-1。

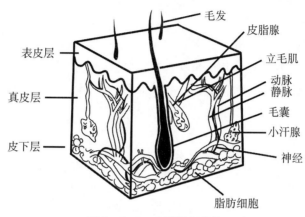

图2-6-1 皮肤解剖结构

### （三）按污染程度分类

由轻到重分为清洁（未被污染）、清洁-污染（含有部分菌群）、污染（极易感染）、感染（已化脓，含大量微生物，有临床感染或脏器穿孔的伤口）及慢性伤口（不易愈合，如压疮、血管性溃疡），伤口感染是影响愈合的最常见因素。

## 第二节 皮肤撕裂伤

## 一、定义

皮肤撕裂伤常由体表受到钝性暴力所致，伤口边缘呈多样性。老年人皮肤薄且脆弱，小的刺激即可造成撕裂伤，甚至皮肤"翻转"，其患病率为6.2%。易发生撕裂伤的部位常包括双手、手臂和下肢，撕裂处可成为微生物进入机体的"入口"，增加感染风险。高危人群包括活动不便、营养不良、脱水、意识改变及极度消瘦者，尤其要关注神志不清拒绝照顾的老年人群，因为该类人群动作快，或在看护期间躲避照护人员，自行拍打或踢某些物体，导致皮肤撕裂伤，需要足够的耐心冷静处理，若强加照护可能起到相反效果。

## 二、预防措施

（1）在移动、改变体位或转运时，会增加摩擦力、剪切力、拉力或皮肤上的压力，应用合适的方法帮助移动，使用辅助用具或用枕头支撑手臂和腿以减轻压力。

（2）在床栏、轮椅扶手、脚踏板和支撑脚的位置垫衬垫，缓冲其手、手臂、双腿坠落撞在坚硬物体表面上的力量。

（3）提供充足的光线以避免老年人因看不清而撞到家具、墙壁或设备，并带其去安全的地方散步。

（4）注意身体补水，在沐浴后使用乳液；小心地帮助其撕除胶带（避免用黏性太强的胶布）、穿脱衣服；并选择质地柔软的长衣长裤，避免在脆弱的皮肤上按扣子、拉拉链。

（5）不要佩戴大且凸起的戒指或手镯，并修剪指甲至合适长度，保持边缘光滑，防止刮伤自己或其他人。

# 第三节　血管性溃疡

## 一、定义

一般由于动脉或静脉血液循环不良，发生疼痛、水肿或开放性损伤（血管性溃疡、坏疽）。临床常见为血管性溃疡，患者疼痛敏感且治疗时间漫长，小腿或足部常存在开放性慢性伤口。

## 二、溃疡类型

血管性溃疡包括静脉溃疡、动脉溃疡和糖尿病足。在照护过程中，有不同的危险因素及临床表现，具体如下。

### （一）静脉溃疡

静脉溃疡又称淤血性溃疡，占下肢溃疡约 70%，每年新发病率为 0.06%～2%，男性多见。由于腿部静脉瓣关闭不全，血液回流心脏受阻导致液体瘀滞，常发生于脚后跟和内踝，最早出现水肿，最常见浅静脉扩张或曲张。溃疡使小血管破裂，血红蛋白进入组织间隙造成皮肤发褐，干燥、坚硬如皮革样，周围有淤积性皮炎伴发痒症状，患者常因疼痛难以行走，可伴伤口渗液，感染风险高，难以愈合。常见的危险因素包括血栓史、静脉曲张史、静脉炎、身体移动能力下降、肥胖、高龄，以及腿部、足部、骨或关节处手术史。

### （二）动脉溃疡

动脉溃疡是由动脉血流不足导致的，常发生于脚趾之间、脚趾背和外踝，特点为疼痛剧烈,皮肤发凉呈蓝色且有光泽,间接性跛行。下肢动脉硬化闭塞是其主要原因,患病率为15.67%,高危因素是高血压、糖尿病、高血脂、吸烟,以及随年龄增长的动脉狭窄。

### (三) 糖尿病足

由于糖尿病患者神经、血管损伤,其下肢重度缺血形成足部溃疡,患病率为6.3%。神经损伤表现为足部和腿部部分或完全失去感觉,感知不到痛觉(如割伤)和热温觉(如水疱、烧伤),由此导致感染和大面积溃疡;血管损伤表现为血流量减少导致组织和细胞不能获得充足的氧气和营养,伤口愈合缓慢,严重导致坏疽。高危因素包括男性、高龄、病程长、高血糖、糖尿病并发症及高血压等。

## 三、预防措施

(1)老年患者坐着时提醒不要盘二郎腿。

(2)至少每2小时变换一次体位。

(3)不要穿过紧的衣服或松紧带、橡皮筋型的吊带袜。

(4)保持足部和脚趾间的清洁干燥,鞋子合脚,定期检查腿和足部有无皮肤破损或颜色的改变,避免受伤(图2-6-2)。

(5)洗脚水温度低于37℃,不要用加热器或热水袋暖脚。

(6)在沐浴时或皮肤干燥时不要抓挠皮肤。

(7)保持床单干净、干燥且无褶皱,并遵循照护计划使用枕头或其他用具为脚后跟或其他骨突出外减压,必要时可使用保护性仪器,帮助其行走和运动。

(8)糖尿病患者重点关注足部问题,如鸡眼、茧、水疱、趾甲内生症、蹈囊炎、足底疣、锤状趾、皮肤干燥和开裂、足癣。

(9)已发生溃疡照护原则:①减轻压力,保护溃疡;②恢复皮肤组织灌注;③抗感染;④代谢控制,治疗并发症(如水肿、营养不良);⑤处理伤口及伤口床以促进愈合(经常检查创面,保持创面清洁,去除表面坏死组织和保护再生组织);⑥患者及家属教育;⑦明确病因,预防复发。

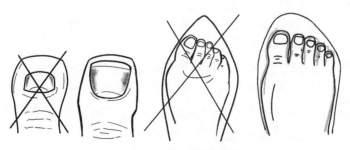

图2-6-2 剪趾甲和选鞋方法

# 第四节 伤口愈合

## 一、伤口修复及愈合

### (一) 组织修复分为炎症、增生和重塑3个阶段

1. 炎症阶段 一般持续3天,伴红、肿、热、痛,功能丧失。
2. 增生阶段 在3~21天,细胞增生修复伤口。
3. 重塑阶段 在21天~2年,形成瘢痕,颜色变淡,苍白。

### (二) 愈合类型

1. 一期 常为手术切口,伤口边缘对合严密,无感染,不会导致严重功能障碍。
2. 二期 常为污染和感染伤口,边缘无法整齐对合,愈合时间延迟3~5天,有感染风险。
3. 三期 常为糖尿病足和下肢溃疡,伤口是在痂下愈合,时间长且过程反复,有时伴有正常功能丧失,感染和循环不良是其主要原因。

注:在愈合期间,注意补充蛋白质,促进伤口组织的生长和修复,但谨慎应用抗生素,降低感染风险。

## 二、并发症及处理

伤口愈合受很多因素影响,包括年龄、吸烟、糖尿病、血液循环、营养状况及生活方式。若未向愈合方向好转,则警惕并发症。

### (一) 出血和休克

1. 内出血 肉眼无法观察到,常发生于组织和内脏,形成血肿,出血处呈红蓝色,当患者呕血、咳血、失去意识至休克时提示内出血。
2. 外出血 肉眼可以观察到,严重至休克,常见流血和敷料浸血,注意观察身体低位部分血液瘀滞。
3. 休克 为最严重状态,因组织和器官未得到充足的血液,常表现为血压下降、脉搏快且微弱、呼吸急促、皮肤湿冷苍白、焦躁不安、烦渴、意识模糊直至失去意识。

注:一旦发生大出血,会危及生命,应立即做好协助抢救准备,如果发生血液飞溅或接触血液时,要遵循标准预防和疾病传播途径的预防原则,戴手套、口罩、护目镜或防护面罩等。

### (二) 感染

感染主要由创伤造成,发生于受伤过程中、受伤后或外科手术期间,表现为发红和液

体渗出,伤口疼痛柔软,通常伴发热。应及早行清创术,使用抗菌药物和破伤风毒素,若已经发生感染,及时引流和换药。

### (三)伤口裂开和切口疝

此为外科紧急事件,伤口裂开常发生在腹部切口,而切口疝是由切口深处的筋膜层裂开或未愈合所致,腹压增大使内脏或组织向外凸出,伴伤口"砰出"的感觉,应立即通知护士,用大片含生理盐水的无菌敷料覆盖伤口,帮助患者进行术前准备。

## 三、伤口观察

### (一)观察内容

观察伤口部位(外科切口或创伤导致的多发伤)、大小及深浅(使用一次性厘米尺、无菌棉棒,见图2-6-3和图2-6-4)、外观(红肿、温度、边缘闭合和裂开情况等)、渗出液的性质(表2-6-1)和总量、气味(恶臭),以及周围皮肤情况(完整性、颜色和肿胀程度),尤其注意伤口渗液,在受伤和愈合的炎症阶段时常发生,渗出量取决于伤口大小和位置,渗液的总量和性状也受到出血和感染的影响,一旦出现渗液聚集,会造成皮下组织肿胀,严重时会发生感染等并发症,应及时处理,记录渗液性状、总量及气味。

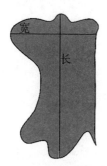

图2-6-3 伤口长、宽的测量方法1

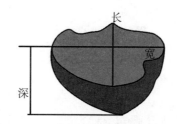

图2-6-4 伤口长、宽、深的测量方法2

表2-6-1 渗液颜色及意义

| 特征 | 可能的原因 |
| --- | --- |
| 清澈 | 正常、纤维溶解酶的细菌感染、尿瘘、淋巴漏液 |
| 混浊、黏稠 | 炎症反应或感染 |
| 粉红或红色 | 毛细血管损伤 |
| 绿色 | 细菌感染 |
| 黄色或褐色 | 伤口出现腐肉或肠瘘 |
| 灰色和蓝色 | 与使用含银敷料有关 |

### (二)渗液处理

测量渗液的方法有多种,如称重使用前后的辅料,观察敷料浸湿程度或测量容器中所有渗液量。若预计有大量渗液,医师会根据伤口类型、大小和位置放置引流管(烟卷式或闭合式引流)。因此,照护人员应密切观察伤口及其渗液情况,及时处理,以促进愈合和防止并发症的发生。

## 四、伤口照护措施

(1)清洁伤口,去除附着于伤口和皮肤表面的刺激。

(2)预防和控制感染,避免感染扩散,必要时进行伤口细菌培养。

(3)伤口探查,检查有无异物存在或深部组织受损。

(4)移除失活的组织及异物,可进行清创术,控制感染。

(5)保护伤口及其周围组织,减少二次伤害。

(6)为伤口愈合提供湿润、低氧及平衡的环境,对渗液量较多($>10\,mL/24\,h$),特别是有感染性渗液的伤口,应采用吸收渗液的敷料,对洞穴性伤口可用封闭式负压吸引技术。

(7)使患者感到舒适,减轻疼痛,做好身心照护。

(8)促进伤口闭合

1)若伤口床已准备好,且组织缺失少,可直接缝合或使用免缝胶带、负压闭合技术等。

2)若组织缺失多选择合适的敷料,使其愈合。

# 第五节  敷料的应用

## 一、敷料类型及固定

伤口敷料可提供湿润环境,遮盖伤口以保护不受伤害和微生物入侵,吸收渗液并移除坏死组织,提高舒适感,且加压敷料可控制出血。

### (一)敷料类型

根据原材料和使用方式命名,有(无黏胶)纱布、半透薄敷料,干性/中等湿性/湿性敷料。根据伤口成因、位置、伤口床情况、渗液量、周围皮肤、气味、细菌负荷及疼痛选择相应敷料,需在伤口周围固定好,否则微生物会进入伤口,同时渗液也会渗漏出去。

### (二)固定方式

1. 胶带固定法  使用前询问患者是否对胶带过敏,使用时不要环绕住身体任何部位,若发生肿胀会导致循环受损。

2. **蒙哥马利结固定法** 一般应用于固定大面积的敷料和频繁更换敷料时,可避免频繁更换胶带导致的并发症。一个伤口大概需要在敷料两边各贴 2~3 个蒙哥马利结。

## 二、更换敷料

### (一) 操作前

满足患者的饮食和排泄需要,并选择性服用止痛药,洗手后备好所需用物,放在随手可及的地方,避免来回走动污染伤口,再次洗手确认患者并摇起床头,保护好隐私。

### (二) 操作时

帮助患者取舒适卧位并保暖,塑料袋卷边放置合适位置后再次洗手,必要时穿防护用具、戴手套。移走胶带(朝伤口的方向轻轻移除)或蒙哥马利结(将其卷起移除),打湿敷料朝背离伤口方向清除胶印并移去纱布敷料,从最上一层开始,逐层移除,把污染一侧背向患者,敷料放置塑料袋中,若敷料黏住伤口或引流部位,用生理盐水湿润敷料后移开,同时观察伤口、渗液情况(伤口是否红肿、温暖、裂开,渗液性质、总量、气味,周围组织颜色、完整性、肿胀度,以及敷料是否被污染)和患者疼痛情况和发热症状等。摘除手套放置塑料袋中洗手,打开一块新的敷料剪裁到所需长度,戴上新手套用生理盐水清洗伤口(从伤口向周围皮肤,从上至下,每次清洗不同的缝线时使用新棉球),固定敷料后摘下手套洗手,帮助患者取舒适体位并保暖。

### (三) 操作后

把信号灯放置在手边并把床降至最低位置,使用过的仪器和设备放回原位,并留下备用的敷料和胶带,捆紧塑料袋按规定处理,洗手,记录观察的内容。

## 第六节 满足基本需求

伤口会影响日常活动,应满足老年人的基本需求。照护过程中重视以下几点。

### 一、减轻疼痛,促进舒适

疼痛会影响呼吸和活动,且翻身、改变体位或行走又会加重疼痛。因此,在进行伤口照护前,依据患者的疼痛感,允许服用止痛药,活动时轻轻帮扶患者。

### 二、协助进食,确保营养

营养(补充蛋白质、维生素及微量元素)在伤口愈合期间起着重要作用,但因疼痛不适及伤口渗液的气味可能会影响食欲。因此,在进食前询问患者饮食喜好,及时移除屋内污染的纱布,将引流瓶远离患者视野,必要时使用室内除臭剂。

### 三、加强观察,预防感染

感染始终是伤口愈合过程中常见的并发症,应遵守标准预防和基本疾病传播途径的原则,仔细观察伤口有无感染的症状和体征。

### 四、心理支持,增强自尊

患者害怕出现伤口留疤、毁容、裂开,愈合延迟或感染等不良情况及医药费的增加,导致功能障碍,情绪不稳。因此,照护期间态度要温和友好,促进良好交流互动,注重多团队协作(治疗师、社会工作者和心理咨询师等),促进患者身心的健康恢复。

## 第七节 其他照护要点与注意事项

(1)如果有伤口,衣服穿脱顺序为应从健侧开始脱下,从患侧开始穿上;擦拭身体时,伤口部位避免使用肥皂和沐浴液;洗浴前要注意植入导尿管或人工肛门等地方。

(2)若发生开放性骨折,骨头露出皮肤时,先止血,伤口处理并固定,不可强行把骨折部位恢复原位,伤口处衣物剪开使患者放松,谨慎处理,防止二次骨折。

(3)为减轻肿胀防止液体在手术部位聚集,患者用腹带(腹部和胸部)和紧身服固定伤口敷料,使用时注意以下两点:①若有松懈、褶皱、固定位置偏离或引起不适需重新固定,安全别针针头背向伤口方向;②若有渗液或污染立即更换防止细菌滋生。使用过程中询问并观察患者有无疼痛或不舒适的感觉,若发现皮肤过敏反应、呼吸和循环等问题,立即处理。

(4)老年人皮肤较脆弱,易被烫伤或冻伤,尤其注意神经系统损伤、意识丧失、精神混乱、循环系统紊乱,以及感知热和疼痛的能力减弱的或有金属植入物的人群;若观察到红肿、水疱、疼痛或皮肤苍白等情况,迅速移动冷热疗法的部分装置,立即处理。

(5)昏睡、瘫痪、循环不良的老年人用热水袋时,温度不能超过50℃;急性腹痛无明确诊断者禁用热水袋;女性患者阴道出血和盆腔急性炎症时不宜坐浴,以免引起感染;面部热敷者需30分钟后外出,防止感冒;若患者热敷部位不禁忌压力,可用热水袋放置在敷布上再盖以大毛巾,以维持温度。

(6)慢性炎症或化脓性病灶的老年人,对冷敏感、体质虚弱及有心脏病的老年人禁用冰袋,禁忌部位包括耳郭、枕后、阴囊、心前区、腹部和足底等。

(7)伤口照护期间,照护人员要注重专业职责,细心照护并保障安全;尊重患者及其权利,不要随意判断患者或忽视其感受;保证患者独立和社交,促进与家庭成员和朋友的交流;团队合作可促进患者舒适,并适当节省自身体力;注意道德与法律,遵守职业道德要求,按规定及时记录患者姓名和消耗的物品数量及类型。

## 参考文献

[1] 李小鹰,王洁,王全义,等.周围动脉硬化闭塞症在老年血脂异常人群中的现患率调查[J].中华老年心脑血管病杂志,2005(01):3-6.

[2] 中华医学会外科学分会血管外科学组,中国医师协会血管外科医师分会,中国医疗保健国际交流促进会血管外科分会,等.中国慢性静脉疾病诊断与治疗指南[J].中华医学杂志,2019,39(99):3047-3061.

[3] Chang Y Y, Carville K, Tay A C. The prevalence of skin tears in the acute care setting in Singapore [J]. Int Wound J, 2016,13(5):977-983.

[4] Tatsioni A, Balk E, O'donnell T, et al. Usual care in the management of chronic wounds: a review of the recent literature [J]. J Am Coll Surg, 2007,205(4):617-24e57.

[5] Zhang P, Lu J, Jing Y, et al. Global epidemiology of diabetic foot ulceration: a systematic review and meta-analysis (dagger) [J]. Ann Med, 2017,49(2):106-116.

# 第七章　压力性损伤的防治

老年人长时间卧床容易引发压力性损伤,是压力性损伤的高发人群之一。压力性损伤通常不易治疗,一旦患了压力性损伤,会进一步引发细菌感染,引起败血症等一系列严重并发症,降低其生活质量,若不及时干预,严重可引发死亡。所以更好地了解压力性损伤、早期预防及发现压力性损伤,以及采取适当的治疗措施是非常重要的。

## 第一节　概　　述

压力性损伤,又称压疮、压力性溃疡,是指身体局部组织长期受压,血液循环障碍,局部组织持续缺血、缺氧、营养缺乏,而引起的局限性组织破损和坏死。压力性损伤不仅影响老年人的身体健康和生活质量,也给社会带来了沉重的经济负担,是全球医疗卫生事业面临的共同难题。压力性损伤是长期卧床或躯体移动障碍的老年人皮肤易出现的最严重问题,具有发病率高、病程发展快、难以治愈及治愈后容易复发的特点。最常见于骨骼突出部位的皮肤,如肩部、肘部、足跟、脚踝、臀部和尾骨等处,好发于因病或术后无法行动或长期卧床、使用轮椅的人群。

## 第二节　压力性损伤的原因与危险因素

### 一、压力性损伤的原因

压力是导致压力性损伤发生的主要原因,剪切力和摩擦力也是发生压力性损伤的重要因素,通常是由其中 2～3 种力联合作用所导致。他们可能造成皮肤破损,进而发展为压力性损伤。

皮肤破损的常见原因:与年龄有关的皮肤的改变;皮肤干燥、水肿;毛细血管脆弱;皮肤表层薄弱;皮下脂肪层的丧失;触、热、冷感觉的衰退;活动减少;长期坐轮椅或长期卧床;慢性疾病(糖尿病、高血压);引起血液循环障碍的疾病;缺乏营养、脱水;大小便失禁;不易察觉的身体部位的潮湿(皮肤褶皱、乳房下方、会阴部);骨隆突部位受压;手指及足趾护理;摩擦力及剪切力。

## 二、压力性损伤的危险因素

压力性损伤主要是由持续性压迫造成的血流不畅、暴露于潮湿环境、摩擦、变形、压力及剪切力等外源性因素而引发。另外,皮肤特殊性、营养不良、年龄、失禁、活动能力受损、体温异常、脊髓损伤、卒中等疾病、感染等内源性因素也有一定影响。

### (一)老年人皮肤的特殊性

随着年龄的增长,老年人皮肤的含水量及保湿能力下降,皮肤变得松弛干燥,缺乏弹性,致使皮肤易损性增加;皮脂腺也逐渐衰老,皮下脂肪萎缩变形,降低了骨突部位对压力的缓冲作用;老年人皮肤感觉和敏感度降低,致使其自我保护能力、对压力的感受能力、躲避能力降低,对早期皮肤问题不能及时发现,较易形成压力性损伤。

### (二)活动能力受限

慢性消耗性疾病或意外跌倒等均有可能导致老年人活动能力受限或丧失,而长期卧床或长时间不改变体位,会致使局部组织受压过久,导致血液循环障碍,同时为了避免疼痛采取强迫体位,也较易形成压力性损伤。

### (三)营养不良

长时间卧床的老年人,胃肠等消化吸收功能较弱,加上其他基础疾病的影响,往往会造成营养不良、新陈代谢下降等循环障碍,抵抗力和免疫力下降,影响破损皮肤的抗感染能力和修复能力,而营养不良时肌肉也会出现萎缩,骨隆突部位的皮肤受压时缺少必要的保护,进而产生血液循环障碍,形成压力性损伤。

### (四)潮湿的环境

尿路阻塞、尿道括约肌/肛门括约肌松弛等病理性及生理性因素均可导致尿失禁,导致局部组织潮湿,造成骶尾部、会阴部压力性损伤的发生。另外,尿液为碱性,尿液长时间浸渍会致使偏酸的皮肤酸碱度改变及角质层变软,从而使皮肤失去保护能力及防御能力,同时皮肤长时间处于潮湿的环境(多汗、大小便失禁)或被褥、床垫褶皱不平,床上有异物等刺激身体局部,也会使皮肤抵抗力下降。

### (五)老年慢性并发症

老年人很容易并发各种慢性疾病。糖尿病、肥胖、心血管疾病、脑血管疾病等慢性疾病,糖皮质激素、免疫抑制剂等药物,均会增加压力性损伤的发生率。

### (六) 压力

身体局部使用石膏、夹板及绷带,衬垫不当、松紧不宜,致使局部组织受压过久,会使压力性损伤发生的危险性更高。

### (七) 其他因素

老年人由于社会生理环境的变化,极易出现性格、情绪等方面的变化,负面情绪影响下,肾上腺素分泌增加,蛋白质合成抑制,组织极易被分解,致使皮肤耐受性下降,促进压力性损伤的发生,甚至诱发、加重原发病。

## 第三节 压力性损伤的好发部位

压力性损伤多发生于无肌肉包裹或肌肉层较薄、缺乏脂肪组织保护,又经常受压的骨隆突处。在肥胖人群中,皮肤相互接触的部位也可能发生压力性损伤。比较常见的部位有腹部赘肉、双腿、臀部、大腿之间及乳房下方,这些部位易产生摩擦力。坐位下好发于坐骨结节。不同的体位,受压的部位也有所不同(图 2-7-1)。

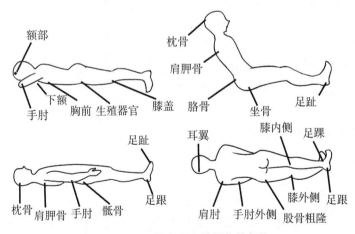

图 2-7-1 易患压力性损伤的部位

1. 仰卧位姿势下 仰卧位姿势下好发于枕骨粗隆、肩胛部、肘部、脊柱体的隆突、骶尾部、足跟。

2. 侧卧位姿势下 侧卧位姿势下好发于耳部、肩峰、肘部、肋骨、髋部、膝关节的内外侧、内外踝。

3. 俯卧位姿势下　俯卧位姿势下好发于耳部、颊部、肩部、女性乳房、男性生殖器、髂嵴、膝部、脚趾。

# 第四节　压力性损伤的高危人群

1. 卧床或使用轮椅者　较长时间处于同一位置,局部组织受压,导致发生压力性损伤。

2. 行动需要帮助的老年人　如瘫痪或髋骨骨折增加了压力性损伤的风险。

3. 易震颤或肌张力高的人群　当身体移动时会与床单或者其他物件表面产生摩擦力。

4. 大小便失禁者　一方面,尿液和粪便中有对皮肤刺激性强的物质,可以导致皮肤破溃;另一方面,失禁常导致皮肤潮湿。

5. 暴露在潮湿环境中　尿液、粪便、伤口引流液、汗液及唾液都可以使老年人暴露于潮湿环境中,并刺激皮肤,更换体位的过程也增加了摩擦力和剪切力,增加损伤皮肤的风险。

6. 营养不良　均衡饮食对皮肤的营养是必要的,皮肤营养不良增加了压力性损伤的风险。

7. 体液失衡　体液平衡对保持皮肤健康是有必要的。

8. 意识障碍者　他们不能通过移动或改变体位的活动来防治压力性损伤。某些药物和疾病影响意识状态。

9. 痛觉或压力觉障碍者　痛觉和受压的感觉是组织损伤的表现,如果不能感受到痛觉和触压觉,老年人也就无法将这些症状告知工作人员。

10. 血液循环障碍　良好的血供将氧气和营养物质输送到全身的细胞,缺乏氧气和营养物质细胞和组织就会凋亡。

11. 肥胖者或消瘦者　摩擦力会破坏皮肤,肥胖症者压力性损伤的风险更大。

12. 曾经发生过压力性损伤者　压力性损伤3期或4期愈合的部位更容易复发。

# 第五节　压力性损伤的分期

压力性损伤最初的症状表现为局部骨隆处皮肤颜色发亮、发红;继而皮肤颜色变深,与相邻部位皮肤颜色不一致,解除压力后皮肤颜色不改变,皮温触之凉或热。主诉可能会有疼痛感、烧灼感、麻木感及局部痒感,部分无任何异常感觉。2016年,美国国家压疮咨询委员会(National Pressure Ulcer Advisory Panel，NPUAP)将压力性损伤分为以下各部分。

1. 1期　指压不变白红斑,局部皮肤完好,出现压之不变白的红斑,深色皮肤表现可能不同;指压变白红斑或感觉、皮温、硬度的改变可能比观察到皮肤改变更先出现。此期的颜色改变不包括紫色或栗色变化,因为这提示可能存在深部组织损伤。

2. 2期　部分皮层缺失,伴真皮层暴露。伤口床有活性、呈粉色或红色、湿润,也可表现为完整的或破损的浆液性水疱。脂肪及深部组织未暴露。无肉芽组织、腐肉、焦痂。该期损伤往往是骨盆皮肤微环境破坏和受到剪切力,以及足跟受到的剪切力导致。该分期不能用于描述潮湿相关性皮肤损伤(MASD),如失禁性皮炎(IAD)、皮肤皱褶处皮炎(TTD)及医疗黏胶相关性皮肤损伤(MARS)或创伤伤口(皮肤撕脱伤、烧伤、擦伤)。

3. 3期　全层皮肤缺失,溃疡处常常可见脂肪、肉芽组织和伤口边缘内卷。可见腐肉和(或)焦痂。不同解剖位置的组织损伤的深度存在差异,脂肪丰富的区域会发展成深部伤口,可能会出现潜行或窦道,无筋膜、肌肉、肌腱、韧带、软骨和(或)骨暴露。

4. 4期　全层皮肤和组织缺失,可见或可直接触及筋膜、肌肉、肌腱、韧带、软骨或骨骼。可见腐肉和(或)焦痂。常常会出现边缘内卷、窦道和(或)潜行。不同解剖位置的组织损伤的深度存在差异。如果腐肉或焦痂掩盖组织缺损的深度,则为不可分期压力性损伤。

5. 不可分期　全层皮肤和组织缺失,损伤程度因创面被腐肉和(或)焦痂掩盖,不能确认组织缺失的程度。只有去除足够的腐肉和(或)焦痂,才能判断损伤是3期还是4期。位于缺血肢端或足跟的稳定型焦痂(表现为干燥、紧密黏附、完整无红斑或波动感)不应去除。

6. 深部组织损伤　皮肤完整或破损,伴局部区域出现持续存在的指压不变白的深红色、栗色或紫色皮肤改变,或表皮分离显露深色创面或形成充血水疱。疼痛和温度变化通常先于颜色改变出现。深色皮肤的颜色表现可能不同。这种损伤是由强烈和(或)长期的压力和剪切力作用于骨骼-肌肉交界面导致。该期伤口可迅速发展暴露组织缺失的实际程度,也可能愈合而不出现组织缺失。如果可见坏死组织、皮下组织、肉芽组织、筋膜、肌肉或其他深层结构,说明这是全皮层的压力性损伤(不可分期、3期或4期)。该分期不可用于描述血管性、创伤性、神经性病变型伤口或皮肤病等情况。

7. 医疗器械相关性压力性损伤　该概念描述了损伤的原因,是指由使用用于诊断或治疗的医疗器械导致的压力性损伤,损伤部位形状通常与医疗器械形状一致。这一类损伤可以根据上述分期系统进行分期。

8. 黏膜压力性损伤　由使用医疗器械导致相应部位黏膜出现的压力性损伤。由于这些损伤组织的解剖特点,这一类损伤无法进行分期。

# 第六节 防治和治疗

现在,很多国家对压力性损伤的关注越来越多,但它仍有较高的发病率和死亡率,并为个人和卫生保健系统带来负担。虽然压力性损伤通常是由其他医疗条件和健康状况不佳导致的,但绝大多数压力性损伤是可以避免的。考虑到压力性损伤治疗的复杂性和高昂的费用,防止压力性损伤的发生是很有必要的。如果压力性损伤已经发生的话,除了所有防治措施,还应采取适当的治疗措施。

## 一、压力性损伤的防治措施

防治压力性损伤远易于治疗压力性损伤,因此,优质的照护、保持清洁及皮肤护理是非常必要的。压力性损伤的防治措施如下。

### (一)保持良好的血液循环

(1)避免压迫:变换体位以避免长时间的局部压力是防治压力性损伤的一个重要因素。尽量采取坐位(增加坐立的时间);无法坐立时,则要及时变换体位,在卧床期间的20小时内容易发生压力性损伤,照护人员要每隔一段时间让患者翻一次身,一般以2～3小时为佳,若没有发现受压部位变红,则可逐渐延长时间,以此来确认变换体位的频率,避免身体局部受压导致皮肤和皮下组织缺血缺氧发生不可逆转的损伤和再灌注损伤。

(2)定期进行皮肤的按摩,用温水擦拭皮肤,当发现受压部位出现颜色改变时,要及时翻身,并且用红花酒精或70%的酒精、白酒或痱子粉涂于受压部位,用手掌的大鱼际部位向中心方向进行按摩,一般持续10～15分钟。

(3)合理使用辅助用具防治压力性损伤,除了减少压力的持续时间,最小化压力大小也是至关重要的,有各种各样的支撑面,包括专用床、床垫、床垫覆盖层和垫子,旨在降低压力和最大限度地减少剪切力。

(4)使用枕头、楔形枕或其他用物来避免骨突部位互相接触。

### (二)避免摩擦

(1)移动及活动身体时要尽量避免剪切力和摩擦力,可合理使用支撑用具;照护人员可以尽量让患者采取仰卧30°倾斜,头抬高45°进行翻身,防止骶尾部滑动形成剪切力,在帮助患者进行翻身时要格外小心,避免会造成皮肤损伤的拖、拉、推等动作,从而降低患者压力性损伤的发生率。

(2)使用医用卧式便器,以及换尿布时尽量抬高老年人的腰部,避免摩擦。

(3)床单和睡衣等尽量避免褶皱。

（4）及时打扫床铺，床上不要有过多的食物残渣等异物。

### （三）防潮

（1）保持衣物的清洁、干燥、平整；及时为患者更换床单、衣物等，保证患者皮肤的干燥清洁。

（2）敷料，包括薄膜、水胶体和泡沫，已经被预防性地用于防止皮肤损伤，这些敷料可以保护完整的皮肤免受浸渍，也可减少摩擦和剪切力的影响。

（3）经常检查出汗多或有伤口引流管的老年人的皮肤情况，如果出现大量的渗出液，需要及时更换辅料，保持干燥，必要时更换衣物。

（4）避免皮肤暴露在潮湿的环境中。经常检查失禁老年人的皮肤，在排泄物弄脏衣物时及时更换，换尿布时，需使用干毛巾将皮肤擦干，按照指导使用失禁的护理产品。

（5）洗澡后保持皮肤清洁干燥，避免皮肤因洗澡、尿液、粪便、汗液、伤口引流液及其他分泌物而潮湿。

### （四）保持身体清洁

（1）多观察皮肤情况，包括转移老年人时、转移后、更换体位时、洗澡、排泄后。发现任何问题立即上报。

（2）保持个人卫生，做好清洁工作，做好洗澡或擦拭身体的工作；给老年人洗澡或擦干身体时，避免搓擦或用力摩擦，不要刺激皮肤。

（3）排尿和排便后用热毛巾擦拭。

（4）各种面霜、乳液和软膏已被用作压力性损伤防治策略的一部分，目的是减小摩擦力，促进和维护健康的皮肤；患者大小便之后用清水清洗干净，在患者容易出汗的部位涂抹爽身粉等。

### （五）注意均衡营养

（1）给予营养支持，缺乏营养会使机体免疫力降低，使得皮肤的抗压和抗磨能力降低，需要补充营养，以保持负氮平衡。注意高热量、优质蛋白质（脂肪含量较少的肉、鱼、豆腐、蛋、乳制品等）、高纤维与低脂肪食物的摄取。

（2）定期吃水果，补充维生素；配合相关的腹部按摩措施，促进胃肠的蠕动。

（3）禁止食用辛辣、生冷、油腻等刺激性食物。

（4）必要时可给予静脉注射蛋白和输血，以提高营养状况。

（5）支撑用具可以用来缓解或减轻压力，包括泡沫、气囊、凝胶或水垫。

## 二、保护性设备的使用

医师开具医嘱使用伤口护理产品、药物、治疗方法及特殊设备来促进压力性损伤的愈合。保护性设备通常被用来预防和治疗压力性损伤及皮肤破损。常见设备如下。

### （一）支被架(图 2 - 7 - 2)

支被架是放置在床上且高出老年人身体的金属框架。亚麻材质的保护罩盖住支架防止其对双腿、足部、脚趾的压力,同时保护老年人,避免受凉。为此,需要把保护罩的角塞入床垫下方。

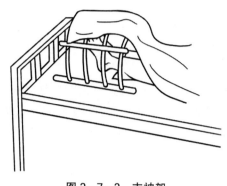

图 2 - 7 - 2　支被架

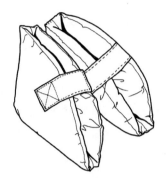

图 2 - 7 - 3　足跟及肘部保护用具

### （二）足跟及肘部保护用具(图 2 - 7 - 3)

这些保护用具由泡沫填充物、减压垫、羊皮及其他有缓冲作用的材料制成,它们贴合足跟和肘部的形状。有些保护用具内有套筒和网状物,有些是用系带捆绑固定在外。这些设施舒适度好,可以减轻剪切力和摩擦力。

### （三）凝胶坐垫或水垫

这些设备包括减压凝胶垫或水垫,用在椅子或轮椅上可以减轻垂直压力。外层为乙烯基材质,坐垫外面套布套,以利于保护皮肤。有些坐垫配以双色,工作人员以颜色来区分和轮换老年人体位。

### （四）特殊床(气垫床)

在床垫内产生气体流动。老年人如同躺在漂浮的气体上,体重被均匀分散,身体几乎不承受垂直压力。有些床可以无须移动老年人身体、通过多方位调整床的角度而将老年人的体位更换成俯卧位或仰卧位,床依然是平行的,身体的受压点随着体位的改变而改变,这样就在几乎没有摩擦力的情况下更换了体位。有些床可以连续地左右倾斜转动,对有脊髓病变的老年人非常有用。

### （五）其他设备

枕头、股骨转子卷带、脚踏板及其他固定设备,这些设备可以帮助老年人保持良好的体位。

### 三、压力性损伤并发症的防治

#### （一）感染

感染是最常见的并发症，Ⅱ、Ⅲ、Ⅳ期压力性损伤都有潜在的细菌感染。潜在感染指细菌出现在伤口表面或组织中，老年人没有感染的症状或体征。当老年人出现感染的症状或体征时，提示伤口发生了感染。对部分老年人而言，疼痛及伤口愈合延迟提示有感染。为了治愈压力性损伤，必须及时诊断和治疗感染。

#### （二）骨髓炎

骨髓炎是指骨质和骨髓部位发生的炎症。当压力性损伤发生在骨隆突部位时有骨髓炎的风险；如果创面没有愈合，患脊髓炎的风险也很大。老年人有剧烈疼痛，通过卧床休息和使用抗生素治疗会改善。为老年人更换体位时动作要轻柔。骨髓炎可能需要通过外科手术去除坏死的骨质和组织。

#### （三）疼痛

压力性损伤会产生疼痛，对疼痛进行管理非常重要。疼痛会影响躯体活动度，而长期体位不变动是压力性损伤的危险因素，并且可能会延迟压力性损伤的愈合。

### 四、压力性损伤的治疗措施

（1）压力性损伤部位压力的减轻逆转了主要的潜在病因，是治疗的最重要组成部分。减压是通过使用减压支撑面和频繁的变换体位来实现的。但应小心谨慎，不仅要减轻压力性损伤部位的压力，还要避免在其他部位造成新的压力性损伤，因为重点是减轻特定部位的负荷。

（2）清洗伤口通常被认为是伤口照护的一个重要因素，因为它有助于清除伤口中的死亡组织、细菌和异物。没有特定的清洗液或技术被证明是最好的，但是盐水或自来水被认为是合适的伤口清洗方式。清创术去除坏死组织和腐肉，减少细菌负荷和生物膜，并有助于消除影响愈合的表型改变细胞。在进行所有这些操作时，清创术旨在将慢性伤口环境转变为更类似于急性伤口环境的环境，从而使伤口处于愈合轨道。

（3）除非怀疑感染，否则不需要伤口培养。应定期评估感染迹象，如疼痛加剧、发热、红斑、引流或全身症状。应避免使用过氧化氢和聚维酮碘等细胞毒剂。当怀疑感染时，应开始口服抗生素，并根据培养结果或在缺乏临床反应的情况下在必要时加以改进。在不怀疑感染的情况下，不应进行体外伤口培养。深度伤口和骨外露的伤口易患骨髓炎，最好在磁共振成像或骨活检中检测，并且需要静脉注射抗生素治疗。

（4）局部药物具有理论上的优势，可以改善对初始保守治疗无效的压力性损伤的愈合，同时潜在地减少手术修复的需要。血小板衍生生长因子已被美国食品药品监督管理局批准用于治疗糖尿病足溃疡，并在治疗压力性损伤方面有效且耐受性良好。其他实验性外用药物包括富血小板血浆、活化的供体巨噬细胞和苯妥英,但这些治疗的证据和有效性是有限的。伤口愈合协会建议,对于其他治疗无效的压力性损伤,应考虑局部生长因子,如血小板衍生生长因子或富含血小板的血浆。

(5) 负压伤口疗法(NPWT)可能有利于 3 期或 4 期压疮。NPWT 有几个潜在的好处,包括改善渗出物管理、增加伤口灌注、刺激肉芽组织形成,以及减少细菌负荷。NPWT可以帮助优化伤口床,用于外科手术闭合或促进不适合外科手术的停滞伤口的愈合。虽然缺乏大型前瞻性试验的数据,但小型随机对照试验和回顾性分析发现,与标准护理敷料相比,使用 NPWT 可显著减小伤口大小。

## 第七节　照护要点与注意事项

### 一、注重长期照护与家庭照护

#### (一) 避免可避免压力性损伤

1. 难免压力性损伤　难免压力性损伤是指尽管运用了正确的照护措施尽力防治但还是发生了压力性损伤。对部分老年人而言,压力性损伤是难以避免的。

2. 可避免压力性损伤　是指由运用不恰当的照护措施导致的压力性损伤。照护时须做到以下几点。

(1) 评估老年人的健康状况及压力性损伤的危险因素。

(2) 明确并采取照护措施满足老年人需求,达到照护目标。

(3) 监测并评估措施的效果。

(4) 必要时调整照护措施。

#### (二) 正确处理压力性损伤

给带有压力性损伤的老年人提供必需的治疗和照护来促进压力性损伤的愈合、防止感染及新的压力性损伤的发生。

早期识别有压力性损伤风险的老年人,在患病(感冒、流感)期间或当老年人的身体状况改变时,压力性损伤的风险会增加;很多压力性损伤发生在老年人住进照护机构的前 4周之内;老年人在受压 2～6 小时内可以发生压力性损伤。照护时须注意采取包括减少和去除危险因素的措施。

### 二、注重沟通

当发现局部皮肤变红、皮肤颜色改变、有水疱或皮肤及组织破损时,及时告诉医师。尽可能把观察到的情况详细记录,并记录具体的部位。并提醒家属也要多关注老年人皮肤,如果发现压力性损伤的症状要通知专业人士。

## 三、注重自我修养

### (一) 个人与专业责任

在预防和治疗压力性损伤的过程中需承担相应任务,包括更换体位、运用保护性设备及皮肤照护;须通过改善老年人的生活质量、促进舒适和安全来行使自己的职责。

### (二) 权利与尊重

仔细观察并及时汇报有关皮肤改变的问题,可以避免皮肤进一步破损。需要跟老年人进行相关的沟通,当你看见或怀疑有问题皮肤时,应告诉医师。

有任何皮肤破损或压力性损伤症状需要立即汇报并记录(表2-7-1)。

表2-7-1　照护记录

| 日期 | 时间 | 照护记录 |
|------|------|----------|
| 08-27 | 8:30 | 在协助住院医师查房时,发现老年人左脚足后跟有1/4硬币大小的红肿部位,没有渗出液,医师表示:局部皮肤轻微破损 |

### (三) 独立与社交

压力性损伤是一个严重的问题,感染、疼痛、截肢及延长住院时间都是并发症。治愈压力性损伤需要一个长期的过程,时间越久,家人和朋友可能不能经常前来探望,老年人可能会感觉自己与其他人产生了隔阂,出现孤独感和沮丧的心理。满足老年人的物质需求很重要,但也不能忽略其精神和社会需求。对老年人态度友好,表现出自己的同情心,花时间去倾听,采取各种措施来提升老年人生活质量。

### (四) 任务与团队合作

汇报与记录压力性损伤的并发症是工作中的重要部分。确保准确、真实地汇报和记录,不要谎报或虚假记录;同时,不要在你还没有完成任务之前汇报或记录。缺乏交流沟通、虚假记录及疏忽大意都会对老年人造成伤害。必须诚实、谨慎地完成汇报及记录任务。

**参考文献**

[1] Edsberg L, Black J, Goldberg M, et al. Revised national pressure ulcer advisory panel pressure injury staging system: revised pressure injury staging system [J]. Journal of Wound, Ostomy, and Continence Nursing: Official Publication of The Wound, Ostomy and Continence Nurses Society, 2016,43(6): 585-597.

［2］Mervis J，Phillips T. Pressure ulcers：prevention and management ［J］. Journal of the American Academy of Dermatology，2019，81（4）：893－902.

［3］Moore Z，Webster J. Dressings and topical agents for preventing pressure ulcers ［J］. The Cochrane Database of Systematic Reviews，2018，12：CD009362.

［4］Reddy M，Gill S，Rochon P. Preventing pressure ulcers：a systematic review ［J］. JAMA，2006，296（8）：974－984.

# 第八章 预 防 跌 倒

## 第一节 跌倒的危害

WHO 报告显示,年龄在 64 岁以上的社区老年人每年跌倒发生率为 28%～35%,年龄在 70 岁或以上的为 32%～42%,而居住在养老院的老年人跌倒发生率则更高,我国的慢性病及其危险因素监测调查显示我国≥60 岁居民 6 个月内跌倒发生率为 8%,亦处在较高水平。跌倒可给老年人带来一系列不容忽视的问题。2015 年全国疾病检测系统死因监测结果显示,我国≥65 岁老年人跌倒死亡率为 58.03/10 万,占该年龄人群全部伤害致死原因的 34.83%,是老年人首位伤害死因。

美国 CDC 的数据显示:①跌倒是老年人致死的最主要原因;②在美国,65 岁以上老年人每年有 1/3 会发生跌倒;③大约有 1800 个护理中心有过跌倒致死的病例;④跌倒会导致严重的损伤,如骨折,骨折通常发生在脊柱、髋骨、前臂、脚踝等;⑤髋部骨折和头部的创伤会增加死亡的风险;⑥担心或害怕跌倒会导致进一步的功能丧失、抑郁、无助感和社交障碍,这些将有可能导致再次跌倒的发生。

## 第二节 跌倒发生的危险因素

跌倒的危险因素有多种,包括内在危险因素和外在危险因素。明确跌倒的危险因素并对其进行评估有助于制定跌倒的预防方案。

### 一、内在危险因素

1. 生物学因素 包括年龄、性别、种族。
2. 疾病因素 包括神经系统疾病者,如中枢神经系统损伤;平衡功能障碍;协调功能障碍;骨骼肌肉系统疾病;骨质疏松;心血管疾病;泌尿系统疾病;视力相关疾病。

3. **功能水平因素**　包括认知功能障碍、身体功能障碍、空间位置觉障碍、注意力障碍、执行功能障碍、心理功能障碍。

4. **行为因素**　包括:①服用药物:抗焦虑药物、催眠药物、抗精神病药物、抗抑郁药物等;②使用不恰当辅具;③穿着不适当的衣服和鞋子;④老年人危险行为习惯:搬重物、爬高处挂窗帘等。

## 二、外在危险因素

目前环境适老化尚未广泛应用于居家、社区及医疗环境中。大多数的跌倒发生在病房和老年人院内,常见的环境危险因素包括不均匀的台阶高度、台阶过窄、台阶表面过于光滑,昏暗的灯光、凌乱的地面、家具摆放不当等,这些都是导致跌倒的原因;湿滑的厕所和浴室更是导致跌倒的重要原因。以下列举了引起跌倒的常见原因。

环境因素如下。

(1) 护理设备:静脉注射、引流管和引流袋等。

(2) 杂乱的地板。

(3) 家具、地毯或地垫摆放不当。

(4) 光线弱。

(5) 陌生或不熟悉的环境。

(6) 湿且滑的地板、浴缸和淋浴间。

(7) 信号灯及常用物品没有定点放置。

(8) 床、轮椅、助行器、手杖和拐杖:使用不当或不合适。

## 三、危险时段

据统计,大部分跌倒发生在后半夜,地点以卫生间和床旁为主。跌倒也很有可能发生在交接班时。提示应协调夜间时段护理人员的配置,增加人力及巡视次数,同时注意改善卫生间环境,注意地板防滑,尽可能让行动不便的患者在床旁如厕,降低卫生间跌倒危险事件的发生概率。

### (一) 注重长期护理和家庭护理

在家庭护理的环境里,有许多导致跌倒风险的因素。

(1) 凌乱的房间和过道:电线、接线板、鞋子、书本、杂志、毯子等。

(2) 摆放不当或磨损的地毯、地垫。

(3) 宠物。

(4) 地板的问题:松动的瓷砖和地板,错位的脚垫、潮湿的地板。

(5) 湿滑的浴缸或淋浴间地板。

(6) 有冰或雪的行车道、台阶及人行道。

（7）松动或脱落的抓手或扶手。

（8）微弱的灯光。

（9）没有穿鞋或穿着不安全的拖鞋：鞋子没有防滑底，并且鞋带过长。

（10）辅助设备需要维修：助行器、手杖、轮椅。

（11）在取物件时要攀爬或用力。

针对跌倒的原因与危险因素，我们应该加强团队合作和时间管理，共同降低跌倒的风险。

### （二）注重团队合作和时间管理

整个健康团队应保护服务对象免受伤害，及时回应呼叫铃，包括自己负责的病房及其他病房。明确责任，尤其在交接班期间，注意预防跌倒。

## 第三节  预防跌倒的措施

机构的服务对象的护理计划和预防跌倒措施如下，其中很多措施都可以为家庭式护理提供参考。护理计划也会列出具体的防范措施。一般的护理常识和简单的安全措施能够预防多数的跌倒；健康团队和服务对象及家庭成员的共同努力，可以降低更多跌倒的风险。目标是在不降低服务对象生活品质的情况下尽可能预防跌倒的发生。

### 一、跌倒风险评估

1. 风险人群筛查  询问跌倒史，识别是否有步行或平衡困难，临床判断。

2. 风险因素评估  对在 6 个月内跌倒超过 1 次或有步态和平衡缺陷的老年人进行多因素跌倒风险评估，包括病史评估、体格检查、功能评估和环境评估。

3. 风险评估工具  对有跌倒风险的人群，应使用合适的工具进行评估。

### 二、环境安全措施

包括安全的卫生间/淋浴间、地板、家具、床及其他设备，合适的灯光，随手可及的信号灯和便捷的警报装置等。以下是预防跌倒的环境安全措施。

1. 卫生间和淋浴间/盆浴间

（1）浴盆和淋浴间有防滑地板或防滑垫。

（2）淋浴间、盆浴间和厕所也应该有扶手（安全把手）。

（3）卫生间有扶手。

（4）淋浴间使用座椅。

（5）其他浴缸和淋浴间的安全措施。

2．地面

（1）地毯（如果使用的话）是从墙到墙，或者固定住。

（2）不要使用零散的、摆放不当的地垫或地毯。

（3）地板或地毯的颜色为同一种颜色，眼花缭乱的设计会导致老年人眩晕。

（4）地板无反光，有防滑面。

（5）在实木地板、瓷砖或油毡地板上使用防滑蜡。

（6）及时报告松动的地板和瓷砖及磨损的地毯情况。

（7）地板和台阶避免有杂物、插线板和其他可能导致跌倒的物件。

（8）地板无液体泼溅，一旦发现立即清理，并在区域内放警示标志牌。

（9）地板上不要放置多余的家具和设备。

（10）电线、延长线、电插板不要出现在走道上。

（11）设备和用品都放在走廊边上（不要放到走道中间）。

3．呼叫系统

（1）教会服务对象如何使用信号灯。

（2）在病房内将病床的高度设置为最低，床头安装呼叫信号灯。

（3）及时回复信号灯，服务对象可能不容等待。

4．跌倒标识

（1）地面有水渍时需放置"小心地滑，预防跌倒"提示牌。

（2）对存在药物相关跌倒风险的患者，于患者床头粘贴防跌倒标志。

5．行走辅助设备　选择合适的辅助工具，使用长度适宜、接触地面面积较大的拐杖。

6．光线

（1）室内光线充足。

（2）灯的开关（包括卫生间）都在触手可及的地方。

（3）卧室、走廊和卫生间都有夜灯。

## 三、合适的衣着

1．穿防滑鞋　避免穿着袜子、拖鞋走动或鞋带过长。

2．合适的鞋子　脚在鞋内应不易滑动，系紧鞋带。

3．合适的衣服　衣服不松垮，不要拖在地板上；皮带系紧。

## 四、保护工具的使用

1．髋关节保护器　适用于虚弱的老年人。

2．约束带　针对躁动的患者，使用前应征求患者及其家属的同意。

3．床栏　护士不应使用床栏来预防跌倒，但意识不清或躁动不安的患者应加床栏，同时需有家属陪护。

## 五、运动锻炼

1. 肌力训练 肌力训练可以缓解老年人肌肉萎缩,改善肌肉功能,常见的训练包括有氧耐力训练、抗阻训练等。

2. 步态训练 纠正异常步态,包括反应性步态训练和意识性步态训练。

3. 太极 推荐住院时间超过4个月和没有跌倒骨折病史的老年人练习太极拳预防跌倒。

## 六、营养支持

1. 膳食 老年人要加强膳食营养,保持均衡的伙食。

2. 维生素D 推荐跌倒风险较高的老年人补充维生素D。

3. 钙 推荐跌倒风险较高的老年人补充钙,每日剂量为1000~1500 mg。

## 七、健康教育

1. 患者教育 所有被评估为高跌倒风险的老年人都应进行健康教育。

2. 陪护人员教育 对高跌倒风险的患者家属提供跌倒预防健康教育,包括跌倒风险、跌倒预防的信息。

3. 医疗人员教育 教育机构应将预防跌倒和减少伤害纳入职工健康教育和培训项目内容。

# 第四节 预防跌倒辅具的应用

## 一、床护栏

### (一) 什么是床护栏

床护栏是一种设于床旁用于提供保护服务对象的设施。床护栏可以升降。它们用杠杆、弹簧锁或按钮来锁定位置。床护栏一般可安装在床的上半部、下半部或床的两侧,和床的长度一样。如果使用带有四个小护栏的护理床,那每一边两个护栏,一个是设在床的上半部,另一个是设在床的下半部。

### (二) 什么时候使用床护栏

护士和护理计划者会在需要时升起床护栏。如无意识或服用镇静药物的服务对象、一些意识模糊或呆滞的服务对象都会需要床护栏的保护。对于需要床护栏保护的服务对象,应保持护栏总是升起来的,必要时可以放下。

### （三）床护栏的危害性

床护栏的使用可以让有的服务对象感到更安全，也可以帮助一些服务对象在床上改变体位。但有些服务对象下不了床或活动受限，当他们需要使用卫生间时会尝试翻过床护栏，这时可能导致服务对象跌倒；服务对象也有被床护栏卡压的风险，服务对象有可能被扯住、困住、缠住或勒住。如果服务对象完全不能下床或服务对象在没有帮助的情况下不能放低床护栏，除非服务对象有医疗指征，一般不建议使用床护栏。对于家庭式护理的服务对象，在家里也可能用到床护栏，当出现相同风险时同样需要提供相应的安全措施。由家人安装和确认床护栏的安全性，如检查有无松动或不合适的床护栏。

### （四）注重安全和舒适

使用床护栏时应注意确保服务对象的安全与舒适。

1. 安全　在给服务对象进行护理时，先升高床铺，并遵循以下安全措施，以防止服务对象跌倒。

（1）对于使用床护栏的服务对象：如果在独自工作，请升高远侧床护栏；任何原因需要离开服务对象的床边时，请升高两侧的床护栏。

（2）对于不使用床护栏的服务对象：请求一名同事来协助你，这名同事站在你的对侧床边，这样可以保护服务对象不会跌倒。

（3）当床处于升高的位置时，绝不要单独留下服务对象。

（4）在完成护理后，把床降到最低位置。

2. 舒适

（1）服务对象必须能够越过升起床栏的高度来拿到床边上和床旁桌子上的物品。这些物品包括水壶和杯子、纸巾、电话，以及电视和灯的遥控器；调整床上的桌子以保证它在服务对象可以够得着的范围内。

（2）询问服务对象是否需要其他的物品在他的旁边，如果需要把它们也放在床旁的桌子上。

（3）确保服务对象需要的物品、包括信号灯，都一直在服务对象可以随手够得到的范围内。

## 二、扶手和抓杆

1. 扶手　是指安装在走廊和楼道的扶手。它们可以给予走路不稳的服务对象以支持，预防跌倒。

2. 抓杆　是指安装在卫生间及淋浴间/盆浴间里的抓杆。它们为坐着或从厕所起身的服务对象提供支撑，也方便服务对象进出淋浴间或盆浴间。

### 三、轮锁

床脚有轮子,它们让床更容易移动;而轮子上的锁能防止床随意移动。除非需要床的移动,其他时候要保持轮子是锁住的。

以下情况必须确保床的轮子是锁好的。

(1) 在给予床边护理时。

(2) 当帮助服务对象上下床时。

### 四、传送带或步态带

1. 何谓传送带或步态带　它是用于帮助支撑走路不稳或残疾的服务对象,并可防止服务对象跌倒和受伤的护理用具。当用于转移服务对象时,被称为传送带;当用于帮助服务对象行走时,被称为步态带。

2. 传送带或步态带的使用方法　带子绕过服务对象的腰,通过手柄抓住带子,从下方控制住服务对象,从而在转移服务对象或当协助服务对象行走时给予支撑。

3. 传送带或步态带的选择　标准尺寸的传送带/步态带适合腰围大小在 $60\sim130\,cm$ 范围的服务对象。如果服务对象的腰围大于 $130\,cm$,请遵循医师、护士的指示和护理计划。

4. 注重沟通　当提供传送带或步态带时,应注意和服务对象有效沟通。可以询问服务对象关于他的舒适度。你可以说:"感觉如何呢? 带子会不会太松或太紧了?"根据服务对象的舒适度和安全性适当调节传送带或步态带的松紧度。

5. 注重安全和舒适　当服务对象使用传送带或步态带时,确保服务对象的安全和舒适。

(1) 安全:传送带或步态带在护理中心常被使用,如果服务对象需要帮助,就会要求使用带子。请按照制造商的说明安全使用传送带或步态带。

1) 有的传送带或步态带有快卸带。将快卸带的纽扣置于服务对象的背后,在他够不着的地方,这样可防止服务对象在操作中不小心解开纽扣。因为一旦纽扣被解开,可能会对服务对象造成伤害。

2) 不要将多余的带子悬空,应把它绑在腰带上。

3) 在操作结束后,请解开带子。当服务对象还戴着带子的时候,请不要单独留下他。

4) 对于有的服务对象,使用传送带或步态带是不安全的。带子可能会导致压迫感或会与护理器材产生摩擦。

5) 传送带或步态带禁忌证:行造口术,如结肠造口术、回肠造口术、尿道造口术;胃造瘘管;慢性阻塞性肺疾病;腹部伤口,切口或引流管;胸部创伤,切口或引流管;监护设备;疝气(人体某个脏器或组织离开其正常解剖位置,通过先天或后天的薄弱点、缺损或孔隙进入另一部位);其他情况或牵涉到胸或腹部的护理设备。

(2) 舒适:传送带或步态带总是系在衣服的外面,它不适用于裸露的肌肤,且适用于胸部以下。注意胸部不要压在带子下面,带子的扣子也不要放置在服务对象的脊椎部位。

# 第五节　服务对象跌倒的应对

## 一、正在跌倒的应对方法

### (一)不要尝试预防跌倒

服务对象在站立或行走时,有可能跌倒。通常是因为服务对象很虚弱、感觉头晕或昏沉而发生昏厥。跌倒也可能是由于地板滑或者地板上的液体泼溅物,打了蜡的地板、地垫或是不合脚的鞋子。在发现服务对象即将跌倒时,如果试图扭动或拉扯要跌倒的服务对象,两人都可能受到伤害,因为跌倒时会失去平衡。尤其是肥胖的服务对象跌倒时,更容易导致你和服务对象的受伤。如果跌倒,其头、腰、臀部、膝盖和后背都有可能受伤。

### (二)帮助服务对象平卧

如果服务对象跌倒,应立即将他平放于地板上,保护服务对象的头部。使服务对象保持不动,医护人员会检查他是否受伤或骨折之后,再将其扶起并冷静地向服务对象解释。

### (三)呼救

当服务对象倒在地上时,不要移动服务对象。同时确认服务对象意识情况,防止患者神志不清,无法配合护士的各项处理措施,可能会使护士及服务对象陷入危险。为了服务对象的安全,应在服务对象允许的情况下进行移动,切记不要强制压制服务对象。保持冷静,并且要用温柔平静的语气和服务对象沟通。

### (四)报告

在所有跌倒情况发生后,请完成事故报告。

### (五)特殊应对

如果是有肥胖症的服务对象跌倒,一人无法处理时,为了服务对象的安全和护士自身的安全,应做到以下几点。

(1)遵循流程:帮助跌倒的服务对象。

(2)尽快地移开任何可能导致伤害的物品。

(3)尝试保护服务对象的头部:避免服务对象的头部撞击到地板、设备或其他物品上。

(4)立即寻求帮助,同时不要离开患者,应留在服务对象的身边。

（5）根据需要协助医疗团队，将服务对象移回床上。

## 二、跌倒的处理流程

分为帮助正在跌倒的服务对象和服务对象跌倒后的处理流程。

### （一）帮助正在跌倒的服务对象的处理流程

对于老年人跌倒时的自救问题，当老年人不慎跌倒时，要先找到支撑点休息，再打电话求救。如果背部先着地，应弯曲双腿，挪动臀部到放有毯子或垫子的椅子或床旁桌，然后使自己较舒适地平躺，盖好毯子，保持体温，如可能要向他人寻求帮助。休息片刻，等体力准备充分后，尽力使自己向椅子的方向翻转身体，使自己变成俯卧。双手支撑地面，抬起臀部，尽力站起来。然后尽力使自己面向椅子跪立，双手扶住椅面。以椅子为支撑，尽力站起来。休息片刻，部分恢复体力之后，打电话寻求帮助，最重要的就是报告自己跌倒了。

### （二）服务对象跌倒后的处理流程

（1）医疗保健从业人员应对经历跌倒的患者进行全面评估。

（2）对于任何跌倒的老年人，均应检测其生命体征（包括血压、心率、呼吸频率、血氧饱和度和血糖水平）。

（3）跌倒的时间段和事件及跌倒后的结果（如意识丧失、头晕、心悸、起床困难）应进行记录。

（4）为发生跌倒的人及其家属提供教育。

（5）根据当地政策报告跌倒事件。

## 三、注重自我修养

### （一）个人与专业职责

必须对所提供的安全护理负责，包括所采取的防止跌倒的措施。将跌倒风险分级护理，即通过评估将服务对象按照跌倒危险程度分级。根据风险级别，给予明显标识，并进行合理干预以实现早期预防，有效保证服务对象安全。将跌倒流程化管理，以提高服务质量，建立跌倒预防规范化流程，包括动态评估、醒目标识高危因素，对高危患者进行干预，加强安全指导，及时评价并持续改进，提高服务对象认知度和依从性，有效降低跌倒发生率。

### （二）权利与尊重

服务对象有权感受到安全。保障安全不仅是权利，更是基本需求。害怕或担心跌倒会使服务对象感到不安全。在移动服务对象之前，解释要做什么及他需要做什么。同时在操作过程中,每一步都要进行解释说明。不要在没有告知服务对象的情况下移动服务对象,确保安全地移动和转移服务对象,帮助服务对象增加舒适度。良好的沟通可以促进服务对象的舒适度,也保障了服务对象安全的权利。

### (三) 独立与社交

有的服务对象感到安全设备限制了他们独立。应合理地解释安全设施使用的理由。不要让服务对象认为是为了执行安全措施或使用安全设备而去做这件事。确保安全始终是最重要的事情。

### (四) 任务与团队合作

跌倒是多因素交互作用的结果,预防跌倒需要跨学科团队多方共同指导,包括全面评估风险、消除危险因素。加强健康教育及制定住院患者跌倒应急预案等。

### (五) 道德与法律

跌倒是一个很严重的事件,未采取措施预防跌倒会导致法律问题。护理管理者应通过建立规范化非惩罚上报制度和网络直接报告系统,以消除护士受罚顾虑,简化不良事件上报流程,增强护士主动上报意识,有利于管理者及时发现潜在缺陷并制定整改措施,以达到前瞻性预防跌倒的效果。实时进行预防跌倒质量控制,建立系统化预防跌倒流程和规范化跌倒上报流程,保证服务对象安全,实行全过程、全方位预防跌倒的高效管理。

### 参考文献

[1] 郭晓贝,王颖.住院病人预防跌倒安全管理策略的研究进展[J].护理研究,2019,33(02):286-289.
[2] 齐士格,王志会,王丽敏,等.2013年中国老年居民跌倒伤害流行状况分析[J].中华流行病学杂志,2018,39(04):439-442.
[3] 王玉梅,李凌,熊莉娟,等.老年人跌倒预防临床实践指南的质量评价及内容分析[J].中华护理杂志,2019,54(11):1729-1734.
[4] 肖爽,赵庆华.数据挖掘中的关联规则在住院患者跌倒事件防范中的运用[J].中华护理杂志,2014,49(10):1215-1218.
[5] 中国康复医学会老年康复专业委员会专家共识组,上海市康复医学会专家共识组.预防老年人跌倒康复综合干预专家共识[J].老年医学与保健,2017,23(05):349-352.
[6] Yoshida S. A global report on falls prevention: epidemiology of falls [R/OL]. Geneva (Switzerland): World Health Organization, 2007.

# 第九章 运动障碍老年人的步行照护

## 第一节 概　　述

　　人口老龄化现象在中国越来越普遍,人口统计学数据显示,2019 年我国 60 岁及以上的老年人口达 2.5 亿,占全国总人口的 18%,比 2018 年末增加 439 万人。老年人因年龄增加、身体功能减退、卒中、腿部疾病及慢性病等多种原因导致步行能力降低或丧失的情况越来越常见。下肢髋、膝、踝本体感觉功能也会随着衰老逐渐衰退,且这一退行性变化可能会对老年人平衡、转移、行走等日常功能产生不利影响。然而,步行是完成各项日常生活必须具备的能力。步行能力下降不但增加了跌倒的风险,而且严重影响老年人的健康和生活质量,是老年人需要重点关注的方面之一。

## 第二节 步行的照护

　　对于存在运动障碍的老年人的移动问题,需要对这部分老年人进行步行的照护,对于其不同的身体状况及残存能力需要选择适合其个体的步行方式。有的老年人可恢复独立步行,而其他一些则需要始终提供帮助。卧床后,活动程度需慢慢地增加。首先老年人可以坐在床边,然后坐在床边的椅子上,接着老年人可以在房间内行走,也可以在走廊上行走。行走可以预防发生肌肉挛缩及肌萎缩。卧床期间需要合适的体位摆放和锻炼。有规律的行走可帮助预防肌无力。

### 一、跪立位移动

　　跪立位移动指的是利用双膝负重进行移动的方法。此种方法适用于身体难以保持平衡、无法站立的老年人。躯干对人体姿势的维持、稳定和直立有重要作用。跪立位的保持需要躯干肌群主动收缩,如果在其中加入一些跪起、旋转及侧倾训练,对提高躯干的控制能力更有帮助,而且跪立位移动也符合平衡训练中重心由低到高的原则,也能强化平衡反应中的髋策略。躯干平衡控制是运动功能及日常生活活动能力的基础和关键,平衡训练可使躯干肌群及患侧下肢的负重得到改善,有利于重心分布对称,提高步行的稳定性。跪立位移动的范围限于室内。可去除地上的障碍物,以便能保证老年人安全顺利地移动。

## 二、借助平衡杠步行

借助平衡杠步行是在因受伤或生病而不能步行时常采用的一种功能康复训练方法,通常在医院及康复中心等室内场所进行,用于步行训练的初期。如果单靠提起腰部,用双手支撑身体重心的方式进行训练是没有效果的。这个方法的要点在于本人要切实感受到脚踩在地面上的感觉。

1. 静态训练　训练改变手的位置,前后变化、左右手交替,两手离开平衡杠,肩前屈外展,上肢摆过中线等;向前、后、左、右迈步,转身;站立位下,上肢用力支撑体重;身体重心向前、后和侧方转移。

2. 动态训练

(1) 三点步训练:①站立不动;②伸出健侧手,向前抓住平衡杠;③迈出患侧腿;④迈出健侧腿。

(2) 两点步训练:①站立不动;②健侧手跟患侧腿同时向前;③迈出健侧腿;④迈出患侧腿(图2-9-1)。

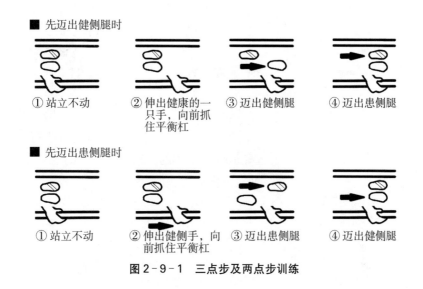

**图2-9-1　三点步及两点步训练**

(3) 上下楼梯训练:上楼先上健侧腿,后上患侧腿;下楼先下患侧腿,再下健侧腿(图2-9-2、图2-9-3)。

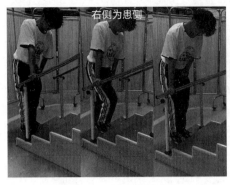

图 2-9-2　上楼梯训练

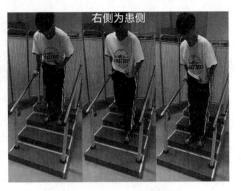

图 2-9-3　下楼梯训练

## 三、借助助步器步行

助步器是患者进行自我康复锻炼、促进其功能恢复必不可少的临床功能性康复治疗辅助手段,也是老年人出行的重要工具。助步器具有稳定性强、安全的特点。适用于肌张力低下、行走时稳定性差,但判断力和视力较好的老年人。有的助步器需要一定的臂力支撑。主要适用于室内活动,虽然室外也可以使用,但由于使用的辅助用具较小,稳定性有待加强,所以地面不平整时需要特别注意,要根据老年人的情况、对支持的需求程度和残疾的类型选择助行器。老年人通常需要助行器或手杖来保证行走的安全。对于行动迟缓或有平衡问题的老年人,助步器可作为长期步行辅助工具。一般常见的助步器如下(图 2-9-4)。

双轮助步车　　　步行车　　　标准助步车

四轮助步车　　　四轮助步车

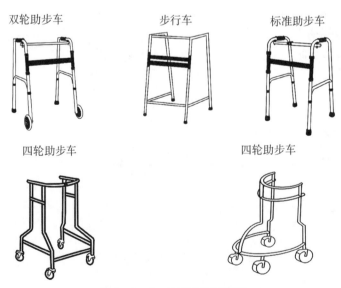

图 2-9-4　常见助步器类型

1. 双轮助步车  车轮可以 360°旋转,狭窄的空间也可以使用。

2. 步行车  相互交替移动前行。

3. 标准助步车  轻便及稳定性好,高低可以调节。

4. 四轮助步车  地面接触面积比较大,稳定性好,扶手部分可以调节高度。

5. 三轮助步车、室外四轮助步车  带有车闸的室外用助步车,而且可以调节把手的高度。

## 四、借助手杖步行

借助手杖是步行时身体难以保持平衡时使用的一种移动方法,老年人在医师及康复理疗师的建议下选择手杖,并接受他们关于步行方法的指导。此方法在室内及室外都可以进行,但地面不平整时需要特别注意。另外,长距离移动时,需要考虑借助轮椅移动。最重要的注意事项是照护人员应站在老年人患侧照护,因其患肢长时间不用(腿不着地状态),所以不易保持平衡。

### (一) 手杖的种类(图 2-9-5)

1. 普通手杖  整体呈"f"形,轻便易携带,适用于一般行走不便的老年人。

2. 支架式手杖  手杖上端有支撑手腕部的装置,可以使腕部和前臂得到固定。适用于腕部支撑力弱或腕关节强直的老年人。

3. T 字形手杖  上端呈"T"字形。带有软环的话,可以加大手杖与手的接触面积,从而增加行走时的稳定性。

4. 四脚式手杖  手掌下端具有四个支点,可以进一步增加稳定性,较适用于稳定性和平衡能力较差的老年人。

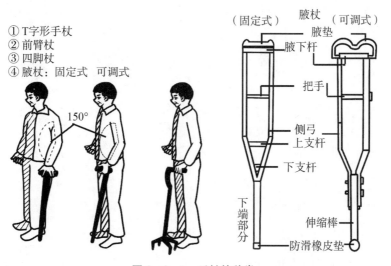

图 2-9-5  手杖的种类

### （二）借助手杖步行的方式

常用的方法是以后跟式→伴随式→前行式逐步取得康复效果（图2-9-6）。

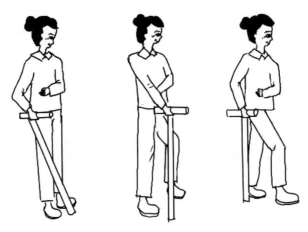

图2-9-6　借助手杖步行的方式

1. 常用借助手杖步行方式　①前行式：患侧和健侧腿交替步行；②伴随式：患侧腿跟在健侧腿旁边，呈一条线；③后跟式：健侧腿始终跟在患侧腿的后面。

2. 两点式步行　患侧腿与手杖同时前行，然后再迈出健侧腿。与三点式步行相比，这是康复过程中更高阶段的步行方式。下肢截肢或脊椎损伤者应选用腋杖，置于腋下4～5 cm比较合适。

3. 上、下台阶　把身体重心放在健侧腿上，这样容易保持身体平衡，上台阶时应先迈健侧腿，下台阶时应先迈患侧腿。

（1）上台阶时：①把手杖放在扶手上，一起抓住，向上移动；②抬起健侧腿；③带动患侧腿（图2-9-7）。

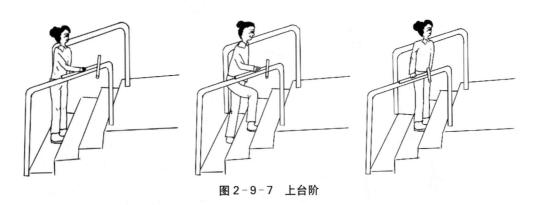

图2-9-7　上台阶

（2）倒退着下台阶时：①把手杖放在扶手上，一起抓住；②后退，先下患侧腿；③健侧腿后退站稳后，手后退（图2-9-8）。

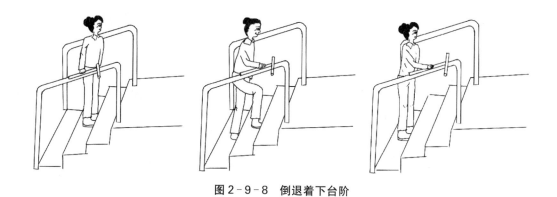

图 2-9-8　倒退着下台阶

（3）面朝前方下台阶时：①把手杖放在扶手上，向前伸，并抓住扶手；②向前、先迈出患侧腿；③健侧腿下移（图 2-9-9）。

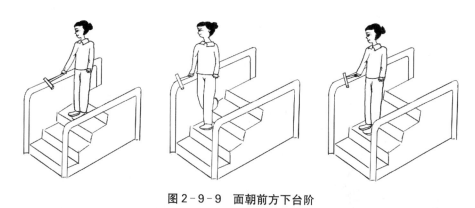

图 2-9-9　面朝前方下台阶

**（三）协助使用手杖的患者步行法**

（1）嘱患者健侧持手杖，照护人员从后方将手伸到患者腋下，拇指放到腋窝后，用手支托患者腋下，手背按住患者患侧上肢，以防患者向患侧或后方跌倒。

（2）嘱患者健侧持手杖，照护人员一手扶住患者肩部，另一手提拉患者腰带，防止患者身体向前方或两侧倾倒。

## 五、使用拐杖步行

拐杖可分为固定式和可调节式两种。可调节式拐杖可根据患者要求调整高度和扶手位置。拐杖的高度以患者身高的 77% 为佳，下端着地为同侧足前外方 10 cm 处。拐杖有腋下和手腕两处支撑，稳定性比手杖好，适用于下肢肌张力弱、关节变形或下肢骨折不能支撑较大体重且臂力好的患者。指导使用拐杖的患者步行法主要包括以下几个方面。

1. **四点步行法**　右侧拐杖向前移动，迈出左脚，左侧拐杖向前移动，与右侧拐杖平行，右脚跟上左脚，与左脚平行（图 2-9-10）。

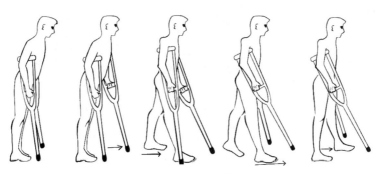

图 2-9-10 四点步行法

2. 三点步行法 先伸出两侧拐杖,迈出左腿,稳定后,再迈出右腿。

3. 两点步行法 右侧拐杖和左脚同时向前移动,稳定后,左侧拐杖和右脚同时向前移动(图 2-9-11)。

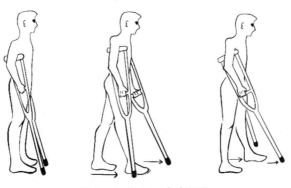

图 2-9-11 两点步行法

4. 摆至步步行法 两侧拐杖同时伸向前方,身体重心移向前方,用拐杖支撑,悬空身体,借人体重力两腿向前摆动至拐杖附近但不超过拐杖,着地平稳后,再同时移动两拐到身体两侧。步速较慢,但较稳定(图 2-9-12)。

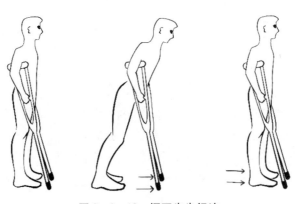

图 2-9-12 摆至步步行法

5. 摆过步步行法　常在摆至步熟练后再训练,两侧拐杖同时伸向前方,身体重心移向前方,用拐杖支撑,悬空身体,借人体重力两腿向前摆动至拐杖前方处着地(图2-9-13)。

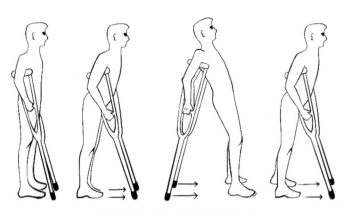

图2-9-13　摆过步步行法

## 六、独立步行

即使可以不借助辅助工具而自己步行,如果站立姿势不稳,或耐力不够,也会发生危险。应根据实际情况配合使用手杖,或者使用助步器或轮椅步行。

散步等外出时的注意事项如下。

(1) 根据交通流量或路面状况(是否有沙土路、坡道、台阶等),路边的设施(是否有长椅或洗手间等),以及患者的意向等选择路线。

(2) 选择宜穿脱的衣服。

(3) 照护人员通过对患者表情的观察或问询的方式,把握患者的健康状况,如果发现患者有倦意时,注意让其休息。

(4) 注意脚下是否有妨碍步行的障碍物,特别是在天冷路滑时容易绊倒,这一点需特别注意。

(5) 患者如果没有半身麻痹的症状,照护人员应走在道路内侧,如果有半身麻痹的症状,照护人员应走在其患侧。

## 第三节　照护要点与注意事项

步行(移动)在人的生活中,对满足人吃饭、排便、清洁、穿衣等基本需求,达到自立,起着不可或缺的作用。另外,如果可以外出散步,使人的活动范围扩大,还可以起到调节心情的作用。

# 一、确认要点

## (一) 事前确认

(1) 把握老年人的身体状况(确认其运动障碍的部位及其状态)。是年老而产生的活动不便,还是由脑血管疾病等引起的,其处于什么恢复阶段,康复的目标是什么等。

(2) 确认老年人所使用的辅助用具,了解该辅助用具的功能等。

(3) 检查老年人所使用辅助用具的安全性。特别是手杖及步行器前端的橡皮垫,如果磨损厉害,容易发滑,应该及早更新。

## (二) 实施时确认

(1) 了解老年人的行走类型,提出合适的建议,以及给予合适的照护。

(2) 经常整理妨碍老年人步行的物品,如电线、地毯和书本等,一点小东西都有可能使其绊倒。

(3) 为老年人换上便于步行的服装。

(4) 通过对老年人表情的观察、询问等方式掌握其健康状况,如果看上去有倦容,要让其注意休息。

## (三) 事后确认

(1) 观察老年人的健康状况,必要时让其卧床休息,如果出汗,要帮助其更换衣服。

(2) 根据老年人的步行方式及辅助用具的种类,对室内布置提出必要的建议。

(3) 如有更方便移动的方法,或者有助于老年人自立的辅助用具,应建议老年人有效利用。

# 二、照护要点和注意事项

活动前,先与老年人谈论有关活动。这样可以促进舒适度并减少恐惧感。向老年人解释步行的距离、需要使用的辅助用物、你将如何协助、老年人需要向你反映的内容、如果老年人将要跌倒,你会如何进行帮助。

(1) 老年人自己可以步行时,尽量让其自己步行,只在必要时伸手相助即可,尽量创造让其自己步行的机会。

(2) 鼓励老年人自己步行。

(3) 适当地鼓励老年人,不要让他们感到恐惧或不安。与他们保持适当的距离,以便当他们身体不稳时,能立即伸手相助。

## 第四节  失能患者的体位管理

近年来,我国老龄化越来越严重,老年人口数量逐渐增加,老年人的养老问题成了社会关注的热点问题。失能患者是老年人群体中的一个特殊类别。失能的判定采用国际通用的日常生活活动能力量表,即采用吃饭、穿衣、上下床、如厕、室内走动、洗澡6项指标评价,3~4项不能独立完成为"中度失能",5~6项不能独立完成为"重度失能"。失能患者因大部分或基本丧失生活自理能力,多数患者处于长期卧床的状态,导致难以咳出呼吸道分泌物,容易发生中小气管堵塞,引发不同程度的肺部感染。需要更多地关注这一人群的体位管理。

关于卧床问题来讲,半俯卧位可有效减少老年人误吸的发生,运用自然照护理念,可单人操作,可促进支气管内分泌物的流出,老年人耐受度及家属接受度高。采用半俯卧位管理,即左右半俯卧位、仰卧位交替进行,床头常规抬高15°~30°,约2小时变换体位一次,每天半俯卧位时间≥12小时。半俯卧位摆放方法:照护人员站在患者一侧,拉起对侧床栏,将枕头向对侧移动,并与床头呈15°斜向安置;将患者对侧上、下肢体向对侧床沿移动,离开身体,为翻转留出足够的空间;将近侧上肢置于患者的腹部,近侧下肢屈曲,足跟靠近大腿根部。照护人员一手压住患者的足背,一手置于大腿靠膝关节端,轻压并向床尾方向推移,可见臀部与床稍分离,臀部压力及大腿重心向床尾移动,然后双手转至患者臀部,将臀部向床尾45°方向推移,臀部自然离开床面,带动了身体向对侧翻转。此时,立即用一手轻推患者肩背部,使整个身体自然侧翻成90°,双手戴上长滑膜手套(长至肘部),伸至患者身体与床面之间,利用滑动的作用,调整上半身与床面成80°~90°,头偏向一侧,嘴角处于低位,让患者的口腔分泌物自然流出。胸前放置一个枕头,让患者呈拥抱枕头的状态,调整髋部与床面成30°~60°,上侧下肢自然向前屈曲,放一个枕头支撑;下侧下肢自然伸直,向后靠,避免过度牵拉或损伤患者,然后抬高床头15°~30°利用滑膜手套(长至肘部)将受压部位全部扶平一次,并拉平床单、衣物做减压处理,轻压肢体与接触面紧密贴合,做定位处理。

关于失能患者体位转移方面,协助患者床上平卧位转移至轮椅的具体步骤分解如下:将轮椅放置于床尾45°,刹闸,脚踏板向上抬起,轮椅与床之间的高度调整至一个平面,卸下轮椅的近床侧扶手;协助患者从平卧位翻身至右侧卧位。照护人员立于床的左侧,将患者的左上肢横过胸前,将左下肢跨过右下肢,左足置于右侧床面;照护人员一手放于患者左腰下,一手置于患者左侧髋部下方,腹部抵住床沿作为支撑点,用力推动患者髋部向上,使其右侧卧,两膝屈曲;协助患者从右侧卧转移至床边坐位。照护人员位于床右侧,将患者的双腿置于床边;协助患者完成床-轮椅转移。

注意事项包括:照护人员面向患者站立,双膝微屈,腰背挺直,半蹲位,用自己的双足和双膝抵住患者的双足和双膝的外侧，双手抱住患者臀部，同时告知患者躯干尽量向前倾，下颏抵在照护人员的一侧肩部；用力将患者向上提起，患者呈站立位后，将其重心前移至其脚上，直至患者的臀部离开床面；引导患者转身坐于轮椅上，在其背部下方放置一个软枕，保持上身直立，避免肘关节过度屈曲，前臂和手用软枕支撑，手指自然伸展，避免过度屈曲；双足平放在轮椅的脚踏板上，下肢外侧置软垫，避免双腿外旋及两足尖外旋。在其背部下方放置一个软枕，保持上身直立，避免肘关节过度屈曲，前臂和手用软枕支撑，手指自然伸展，避免过度屈曲；双足平放在轮椅的脚踏板上，下肢外侧置软垫，避免双腿外旋及两足尖外旋。

## 参考文献

［1］国家统计局.中华人民共和国 2019 年国民经济和社会发展统计公报［J］.中国统计,2020(3)：8 - 22.

［2］兰红珍,何华英,高旭东,等.Bobath 技术运用于失能老年患者体位转移的研究［J］.护理学杂志,2017,32(19)：37 - 40.

［3］梁春萍,钟凤华.重度失能老人体位护理研究进展［J］.护理研究,2019,33(13)：2288 - 2290.

［4］沈月娟.坠积性肺炎的预防和护理效果分析［J］.世界最新医学信息文摘,2017,17(90)：255.

［5］王海波,李建军,倪波业.单跪立位躯干强化训练对脑卒中 Pusher 综合征患者平衡功能的影响［J］.中国康复理论与实践,2016,22(009)：1049 - 1051.

# 第十章 氧气需求

## 第一节 呼吸系统结构概述

呼吸系统是人体与外界空气进行气体交换的一系列器官的总称,包括鼻、咽、喉、气管、支气管和由大量的肺泡、血管、淋巴管、神经构成的肺,以及胸膜等组织。临床上常将鼻、咽、喉称为上呼吸道,气管以下的气体通道(包括肺内各级支气管)部分称为下呼吸道(图 2-10-1)。

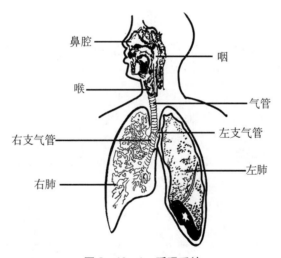

**图 2-10-1 呼吸系统**

空气通过鼻子进入身体:鼻子吸入空气→咽部→喉→气管→左、右支气管→肺→细支气管→肺泡。

肺是海绵样的组织,它们由肺泡、血管和神经组成。每个肺被分为叶:右肺有三个叶,左肺有两个叶。肺之间被隔膜分开。同时,每个肺都被胸膜覆盖。胸膜分为两层:一层附着于肺,另一层附着于胸壁。胸膜分泌一种非常薄的液体,填充于两层胸膜的空隙;

这种液体可以减小在呼气与吸气时胸膜之间的互相摩擦。肋骨、胸骨和椎骨组成骨架保护肺部。

肺泡是由单层上皮细胞构成的半球状囊泡，它们由毛细血管供给血液，氧气和二氧化碳在肺泡和毛细血管之间相互交换。毛细血管里的血液从肺泡里获取氧气，然后血液回到左心并且泵入身体的其他部位。呼气时肺泡带走毛细血管里的二氧化碳。

## 第二节　影响氧气需求的因素

氧气是个体生存所必需的。空气里大约含有21%的氧气，这样就能达到身体的需要。呼吸是指吸气和呼气，是向细胞供应氧气并排出二氧化碳的过程。呼吸系统把氧气带到肺部并且带走二氧化碳。

呼吸和循环系统必须正常工作才能保证细胞得到足够的氧气。所有涉及这些系统的疾病损伤或手术都会影响氧气的摄取和利用。身体各系统互相依赖，任何系统的功能变化（如神经系统、肌肉骨骼、泌尿系统）都会影响氧气的需求。氧气需求受以下因素影响。

1. 呼吸系统功能　结构完好功能正常的呼吸系统，维持气道通畅，并且肺泡可以交换氧气和二氧化碳。呼吸过程包括三个互相联系的环节：外呼吸，是指气体在血液中的运输，包括肺通气和肺换气；内呼吸，指组织细胞与血液间的气体交换。其中任意一个过程受到影响都会改变呼吸功能，如空气吸入和呼出肺部的过程、氧气和二氧化碳在肺泡中交换的过程、血液运输氧气至细胞并从细胞带走二氧化碳的过程。

2. 循环系统功能　血液必须可以正常流入和流出心脏，毛细血管和细胞必须可以进行氧气和二氧化碳的交换。变窄的血管会影响血流。

3. 神经系统功能　神经系统疾病和损伤可能影响呼吸肌而导致呼吸变得困难或无法完成。大脑损伤会影响呼吸频率、节奏和深度，麻醉剂和镇静剂会影响大脑和减慢呼吸，血液中的氧气和二氧化碳浓度同样会影响大脑功能。当身体缺氧时，为获得更多氧气，呼吸会加深加快，二氧化碳增多时也会通过加深加快呼吸来排出更多的二氧化碳。

4. 红细胞数量　红细胞含有血红蛋白。血红蛋白可以提取肺部的氧气运送到细胞。骨髓产生红细胞，不良的饮食、化疗和白血病会影响骨髓功能导致红细胞生成过少。失血也会使红细胞数量减少。

5. 衰老　呼吸肌肌力下降，肺部组织缺少张力，咳嗽的力量减弱，患者如果不能通过有效咳嗽将上呼吸道的分泌物排出，则容易发展成肺炎（肺部的炎症和感染）。

6. 运动　运动时氧气需求增加，呼吸频率和深度增加可以带来更多的氧气。有心脏和呼吸疾病的患者即使是轻微的活动也会导致氧气需求的增加，而他们的身体不一定能带来足够的氧气到细胞中,这时医师可能会限制他们的活动,让他们休息从而获得足够或更多的氧气。

7. 发热　发热会使氧气需求增加。机体会增加呼吸频率和深度来满足身体的需求。

8. 疼痛　疼痛时氧气需求会增加。可以通过呼吸增快来满足需求。胸部和腹部的损伤和手术经常牵涉到呼吸肌肉,呼气和吸气时会导致疼痛。

9. 药物　一些药物会抑制脑部的呼吸中枢。呼吸抑制意味着呼吸变得缓慢、微弱,频率在每分钟 12 次以下。呼吸太弱导致不能将足够的氧气带到肺部。当呼吸停止时被称为呼吸暂停。麻醉剂(如吗啡、杜冷丁或其他药物)可能有这些不良反应。安全剂量下使用这些药物可以缓解严重的疼痛,药物滥用则可能导致呼吸抑制或呼吸暂停。

10. 吸烟　吸烟会引起肺癌和慢性阻塞性肺疾病。吸烟是冠心病的风险因素之一。

11. 过敏　过敏是对一种物质的敏感,可以引起身体的反应和症状。常见的症状是流鼻涕、气喘和充血,上呼吸道黏膜肿胀严重时可以阻塞气道,有休克和死亡的风险。花粉、尘土、食物、药物、蚊虫叮咬、面粉、鲜花、香水、喷雾、动物和烟草通常会引起过敏。过敏可能会诱发慢性支气管炎和哮喘。

12. 污染物　污染物是一种存在于空气中或水中有害的化学品或物质,如灰尘、烟气、毒素、石棉、煤灰和锯末,会损伤肺部。污染可能发生在家中、工作场所或公共场合。

13. 营养　身体需要铁元素和维生素(维生素 $B_{12}$、维生素 C 和叶酸)来制造红细胞。吃饭时应当细嚼慢咽,过快可能引起气短。

14. 酒精　酒精会抑制大脑。酒精过量会降低咳嗽反射,增加误吸的风险,误吸可能引起气道阻塞和肺炎。

# 第三节　缺　氧

缺氧说明细胞没有足够的氧气,不能维持机体的正常功能。任何影响呼吸功能的问题都会引起缺氧。大脑对缺氧非常敏感,早期表现为烦躁不安、眩晕和定向障碍,所有的器官都需要氧气来正常工作,缺氧会威胁生命。一旦发现缺氧的症状和体征,需要立即上报,并针对缺氧的原因进行治疗。

## 一、缺氧的症状和体征

缺氧的常见症状和体征为:烦躁不安、眩晕、定向障碍、思维混乱、无法集中精神、忧虑、焦虑、易怒、行为或性格改变、乏力、脉率加快、呼吸急促或加深加快、坐姿经常前倾、发绀(皮肤、口唇、黏膜和甲床青紫色)。

## 二、异常呼吸形态

正常成年人的呼吸是每分钟 16～20 次,节律规则。婴儿和儿童的频率更快,每分钟可达 20～30 次。正常的呼吸应该是安静的、不费力和规律的。两侧胸部同时升高和回落,男性和儿童以腹式呼吸为主,女性以胸式呼吸为主。以下是常见的异常呼吸形态。

1. 呼吸过速　快速的呼吸。呼吸频率超过 24 次/分。发热、运动、疼痛、妊娠、气道阻塞和缺氧是常见原因。

2. 呼吸过缓　缓慢的呼吸。呼吸频率低于 10 次/分。过量的药物和神经系统异常是常见原因。

3. 呼吸暂停　没有呼吸或呼吸停止。发生在突然的心搏骤停和呼吸骤停时。睡眠呼吸暂停是另一种呼吸暂停。

4. 通气不足　呼吸缓慢、表浅并且有时不规律。肺部疾病是常见的影响因素,如肺炎,其他原因包括肥胖、气道阻塞、药物不良反应。神经系统和肌肉骨骼异常会影响呼吸肌导致通气不足。

5. 通气过度　呼吸过快过深。原因包括哮喘、肺气肿、感染、发热、神经系统异常、缺氧、焦虑、疼痛和药物。

6. 呼吸困难　呼吸困难、费力和疼痛。心脏病和焦虑是常见原因。

7. 潮式呼吸　又称陈施氏呼吸。是一种周期性的呼吸异常,呼吸由浅慢逐渐变为深快,然后再由深快转为浅慢,再经一段呼吸暂停 5～20 秒后,又开始重复以上过程的周期性变化,其形态犹如潮水起伏。常见于药物过量、心力衰竭、肾衰竭和脑部疾病。濒死时较为常见。

8. 端坐性呼吸困难　只有在坐姿时呼吸才会顺畅和舒适。常见原因为肺气肿、哮喘、肺炎、心绞痛、其他心脏或呼吸疾病。

9. 间断呼吸　又称毕奥呼吸。表现为规律地呼吸几次后突然停止呼吸,间隔一个短时间后,又开始呼吸,如此反复交替。发生于神经系统异常时。

10. 深度呼吸　又称库斯莫呼吸。指一种深而长的呼吸,是糖尿病酮症酸中毒昏迷的信号。

## 三、缺氧的协助评估和诊断检查

呼吸功能改变可能是急性或慢性的。及时准确地协助评估并上报,快速地满足患者对氧气的需求,采取措施来纠正缺氧并防止情况进一步恶化。

### (一)协助评估并上报

1. 缺氧　观察前面所提到的缺氧的体征和症状。

2. 呼吸形态　观察上述异常呼吸形态。

3. 呼吸困难　主诉"喘气"或"气短"。

4. 咳嗽(关注频率和一天中咳嗽的时间) 干咳、有痰或无痰、喘鸣音。

咳出的痰液需观察以下内容。

(1) 颜色:清、白色、黄色、绿色、棕色或红色。

(2) 气味:无味或有味道。

(3) 黏稠度:黏稠、水状或泡沫状(有气泡或泡沫)。

(4) 咳血:含血的痰。关注痰是否呈鲜红色、深红色或有血丝。

5. 呼吸 是否异常(喘息声、湿啰音、蝉鸣音)。

6. 胸部疼痛 关注疼痛的部位、持续或间断、患者的描述(刺痛、刀割样、闷痛)、什么情况导致更加严重(活动、咳嗽、打哈欠、打喷嚏、叹气或深呼吸)。

7. 发绀 皮肤、黏膜、嘴唇、甲床。

8. 生命体征改变

9. 体位 直坐、前倾或靠在桌面上。

**(二) 测量呼吸的方法**

1. 操作前准备

(1) 用物准备:秒表、记录本和笔,必要时准备少许棉花。

(2) 患者准备:体位舒适、情绪稳定、保持自然呼吸状态。

(3) 环境准备:安静整洁、光线充足。

2. 操作步骤及要点

(1) 体位:测量脉搏后,护士仍保持诊脉手势,确认患者直坐,取得合作,分散患者注意力。

(2) 测量呼吸:观察患者胸部和腹部的起伏,一起一伏为一次呼吸。一般情况测量30秒,将所测数值乘以2为呼吸频率;如患者呼吸不规则或婴幼儿则测量1分钟;如患者呼吸微弱不易观察时,可用少许棉花置于患者鼻孔前观察棉花纤维被吹动的次数,计数1分钟。

(3) 记录:记录呼吸值,单位为次/分。合理解释测量结果。

## 第四节 氧气需求相关指标

### 一、脉搏血氧饱和度

脉搏血氧饱和度是测量动脉血中的氧气浓度。这里的氧气浓度是指血红蛋白包含氧气的量。采取措施预防和治疗缺氧。血氧浓度的正常范围在90%~100%,但85%的数值对于有某些慢性疾病的患者也是正常的。

血氧饱和度仪是一个与手指、脚趾、耳垂、鼻子或前额连接的传感器。光束从传感器的一侧发出穿过组织,接收器在另一侧,测量穿过组织的光线的量。利用这个信息,血氧仪可以测量氧气的浓度。脉率和氧饱和度均可显示。在需要连续监测时设定氧饱和度警报。警报响起说明可能氧气浓度低、脉搏过快或慢,或者其他问题。

需要选择一个好的感应位置,避免在肿胀或皮肤破损的位置。衰老和血管疾病时可能因为循环不好导致手指或脚趾等终末血液循环不太通畅而影响到监测结果。这时可以使用耳垂、鼻子和前额的位置。

明亮的光线、指甲油、假指甲和活动都会影响测量数据。在感应器上覆盖毛巾阻挡明亮的光线,卸除美甲或使用其他位置。如果患者有假指甲不要使用该手指。颤抖、打喷嚏或战栗等动作也会影响传感器。耳垂可以更好地避免这些问题。血压袖带会影响血流,如果使用一侧的手指测血氧饱和度,不要使用同侧的手臂测量血压。

氧气浓度通常和生命体征一起测量。根据机构的制度上报和记录氧气浓度。机构可能会使用以下的术语:脉搏血氧或脉搏、氧饱和度或氧气、外周血氧饱和度。

## 二、痰标本

呼吸系统疾病会引起肺、支气管和气管分泌黏液。来自呼吸系统的黏液通过口腔排出时被称为痰。痰标本用来检测痰中血液、微生物或异常的细胞。

空气必须要进入肺部深处才能提供足够的氧气。空气到达肺泡后进行氧气和二氧化碳交换。疾病、受伤和手术可能会阻止空气到达肺泡;疼痛或受限制、麻醉剂会影响深呼吸和咳嗽;分泌物在肺部和气道聚集,影响空气的进出和肺功能,还为微生物的生长和繁殖提供场所,引起感染。

## 三、肺功能测定

肺功能测定器是一个测量吸入空气量的机器,患者使用诱发肺功能测定器吸入气体直到一个预设的量,球体或指示杆随着患者吸入气体运动移动。肺功能测定又称为持续性最大吸入气量,需要尽可能深地吸入气体并屏住呼吸一定的时间,通常需要屏住呼吸3秒。这样做可以改善肺功能,预防或治疗肺不张。像打哈欠或叹气,呼吸很长、缓慢和深入,这时会使空气深入进肺部,分泌物松动,氧气和二氧化碳在肺泡和毛细血管间交换。

## 四、呼吸频率

呼吸频率是指每分钟呼吸的次数,胸部的一次起伏就是一次呼吸,即一次吸气一次呼气。呼吸是人体内外环境之间进行气体交换的必需过程,人体通过呼吸而吸进氧气、呼出二氧化碳,从而维持正常的生理功能。正常成人的呼吸频率为 $16 \sim 20$ 次/分,脉搏与呼吸频率的比值约为 $4:1$。呼吸减慢常见于代谢率降低、麻醉过量、休克及明显颅内压增高等。呼吸增快主要见于发热、疼痛、贫血、甲状腺功能亢进、心力衰竭、肺炎肺栓塞、胸膜炎、支气管哮喘及神经、精神障碍等。

## 第五节　氧气需求相关操作

### 一、脉搏血氧饱和度

#### （一）具体操作

1. 操作前

（1）遵守任务指南：收集相应信息，注意安全与舒适度。准备用物：血氧饱和度仪和感应器、胶带、毛巾。

（2）安排好操作区域。

（3）洗手。

2. 操作中

（1）确保舒适。

（2）用毛巾擦干测量部位。

（3）将感应器夹在或用胶带固定在测量位置上。

（4）打开血氧饱和度仪。

（5）为血氧饱和度和脉搏设定警报的高值和低值。打开声音和视觉警报（此步骤用于持续监测时）。

（6）将患者的脉搏（心尖或桡动脉）与显示的脉搏核对。脉搏频率应当一致。在任务单上记录这两个脉搏数值。

（7）读出显示的血氧饱和度数值。在任务单上记录数值。

（8）将感应器留在监测位置进行持续监测，或关掉设备移除感应器。

3. 操作后

（1）确保舒适。

（2）将信号灯放置在可够得着的地方。

（3）解除遮挡。

（4）完成对房间的安全检查。

（5）将设备归还至所在位置（除非需要连续监测）。

（6）洗手。

（7）记录和报告血氧饱和度值、脉搏及其他观察内容。

#### （二）照护要点

为了协助测量脉搏血氧，需要获得以下信息。

（1）测量什么位置、如何使用设备、使用何种感应器。

（2）患者的正常脉搏血氧饱和度数值。

（3）血氧饱和度和脉搏频率警报数值的设定。

（4）何时测量。

（5）测量脉搏的位置：心尖搏动或桡动脉脉搏。

（6）检查传感器位置的频次（通常 2 小时一次）。

（7）观察和汇报的内容：日期和时间；脉搏血氧饱和度和脉搏；心尖或桡动脉脉搏；测量时患者在做什么；氧流量和供氧设备；测量脉搏血氧饱和度的原因：常规或情况变化时，患者出现什么情况需要立即上报。

（8）脉搏血氧饱和度低于报警限值（通常是 95%）。

（9）脉搏低于或高于报警限值。

（10）缺氧的症状和体征及异常的呼吸形态。

### （三）注意事项

测量时应注意：患者的情况会变化非常快，因此脉搏血氧饱和度仪必须要灵敏且适用，并且要严密观察缺氧和呼吸系统功能异常的现象和症状。夹子式的感应器在使用时感觉像一个衣服夹子，不应当引起伤害或不舒适，告知患者如果夹子引起疼痛、不适或压力过大，请及时呼叫。当告知改变感应位置时，遵照执行。

## 二、深呼吸与咳嗽

### （一）具体操作

1. 操作前

（1）遵守任务指南：收集相应信息，注意安全与舒适。

（2）洗手。

（3）确认患者身份正确。对照任务清单核对腕带 ID，称呼患者姓名以核对信息。

（4）保护患者隐私。

2. 操作中

（1）放低床栏。帮助患者摆出舒适的坐位：坐在床边，半坐卧位或坐卧位。

（2）让患者进行深呼吸，应当尽可能深，提醒患者用鼻子吸气。可嘱患者双手按压胸壁。

（3）让患者屏住呼吸 2～3 秒，然后通过嘴唇慢慢呼出气体。要求患者尽量呼出肺内气体。

（4）重复此套动作 4 次。

（5）要求患者咳嗽。

（6）让患者进行第 3 步深呼吸。

（7）要求患者嘴张开，用力咳嗽 2 次。

3. 操作后

（1）确保舒适。

（2）将信号灯放置在可够得着的地方。

（3）遵照护理计划，抬高或降低床围栏。

（4）解除遮挡。

（5）完成对房间的安全检查。

（6）洗手。

（7）上报和记录本次观察内容。

## （二）照护要点

1. 体位　在半坐卧位和坐卧位时呼吸较容易保持通畅。有呼吸困难的人通常喜欢坐起来或靠在桌子上呼吸，这个被称为端坐呼吸体位。在桌上放一个枕头可以提高患者的舒适度。

除非医嘱要求限制体位，否则患者需要经常变化体位，不可一侧卧位过长时间，分泌物在该侧堆积，使肺不能扩张。至少每2小时变化一次体位或遵照护理计划。

2. 深呼吸和咳嗽　深呼吸和咳嗽可以提高供氧量，深呼吸将空气运送到肺的大部分区域，咳嗽可以排出痰液。在手术后或损伤后和卧床休息期间要进行这些训练，但这样的锻炼通常会很痛，因此要注意在咳嗽时预防伤口裂开。

当患者清醒时，深呼吸和咳嗽通常每1～2小时练习一次，这样可以预防肺炎和肺不张。肺不张是肺的一部分塌陷。在痰液聚集在气道时会发生一个或多个肺段或肺叶的容量或含气量减少，即出现肺不张。手术、卧床、肺部疾病和瘫痪是出现肺不张的风险因素。

3. 注意沟通　鼓励礼貌的咳嗽，你可以说："请在咳嗽的时候记住挡住您的鼻子和嘴。我会将纸巾放在您能拿到的地方。这是垃圾桶可以丢弃纸巾。您希望我把垃圾桶放在哪？请记得经常洗手。如果需要帮助，请告诉我。"

4. 信息记录　当要进行深呼吸和咳嗽训练时，需获取以下信息。

（1）锻炼的时机和频次。

（2）每次锻炼需要进行多少深呼吸和咳嗽。

（3）哪些观察需要记录和报告：深呼吸和咳嗽的次数；患者对该训练的耐受度。

（4）何时上报观察内容。

（5）患者或居住者出现什么情况需要立即上报。

## （三）注意事项

呼吸的卫生和咳嗽的礼仪是必需的。如果该患者有很频繁的咳嗽，患者需要注意以下几点。

（1）咳嗽或打喷嚏时遮挡口鼻。

（2）使用纸巾处理呼吸道分泌物。

（3）在使用后将纸巾丢弃到最近的垃圾桶内。

（4）在咳嗽或接触呼吸分泌物后洗手。

## 三、肺功能测试

### （一）具体操作

1. 操作前

（1）遵守任务指南：收集相应信息，注意安全与舒适。

（2）洗手。

（3）确认患者身份正确。对照任务清单核对腕带 ID，称呼患者姓名以核对信息。

（4）保护患者隐私。

2. 操作中

（1）将肺功能测定器竖直放置。

（2）患者将嘴唇包围住口含嘴。

（3）缓慢地深吸气，直到球囊升高到预定位置。

（4）屏住呼吸 3～6 秒，保持球囊漂浮。

（5）移开口含嘴，缓慢呼出气体。患者此时可能会咳嗽。

（6）在几次正常呼吸后，再次使用该设备。

3. 操作后

（1）确保舒适。

（2）将信号灯放置在可触及的地方。

（3）遵照护理计划，抬高或降低床围栏。

（4）解除遮挡。

（5）完成对房间的安全检查。

（6）洗手。

### （二）照护要点

在进行肺功能测定时需严格观察并记录以下信息。

（1）患者需要多久进行一次诱发肺功能测定。

（2）患者需要进行多少次呼吸。

（3）球囊漂浮的预设高度是多少。

（4）如何清洁口含嘴，以及何时更换口含嘴。

（5）密切关注测试时实际情况：患者进行了多少次呼吸；漂浮球囊的高度是多少；患者在使用仪器后是否有咳嗽；患者对诱发肺量测定的耐受程度。

（6）患者出现哪种情况需要立即上报。

**（三）注意事项**

（1）测试前需核对患者信息并在肺功能测定检查表上进行登记，询问受试者有无肺功能检查禁忌证。

（2）尽可能地用嘴含住口含嘴，保证在测试过程中不会漏气，应把吹嘴放在口腔内，用牙齿咬住其前端。

（3）嘱患者尽可能配合工作人员口令，及时做出呼气和吸气动作。

# 第六节 氧疗协助

疾病、损伤和手术经常会影响呼吸。血液中的氧含量会低于正常。如果是这样，医师会开具氧疗医嘱。氧疗如同药物治疗，医师会开具医嘱说明给氧时间、氧流量及给氧的设备。一部分人需要连续给氧，另一部分人需要氧疗来缓解胸痛或气短的症状。有呼吸系统疾病的患者在休息时就可以获得足够的氧气，但轻度锻炼或活动时他们就可能会感到气短。

## 一、供氧来源

氧气可通过以下方式给予。

1. 中心吸氧装置　氧气管道进入每位患者的房间。

2. 氧气罐　氧气罐会放置在床旁。小的氧气罐用于急诊和转运。还可以用于患者散步或使用轮椅的时候。压力表指示氧气剩余量。

3. 制氧机　制氧机会从空气中分离氧气，但需要电源。如果设备不是便携的，患者需要在设备附近。电力故障时或移动时需要便携的氧气罐。

4. 液氧系统　从氧气站灌注液氧。一个单位液氧有满足 8 小时使用的氧气，压力表显示液氧剩余量，一个单位的液氧可穿戴在肩膀位置。这种方式可以使患者更自由地活动。

## 二、氧疗设备

医嘱会说明给予氧疗的设备类型。以下设备比较常见。

### （一）鼻导管及鼻塞给氧法

鼻导管及鼻塞给氧法是临床中最为常用的方法。鼻导管给氧对象可以进食和饮水。

1. 单侧鼻导管法　是自一侧鼻孔插入合适的鼻导管，插入的长度为鼻尖至耳垂的 2/3（图 2 - 10 - 2），此法节省氧气，不影响患者进食、饮水、服药和谈话等活动，疗效肯定，世界卫生组

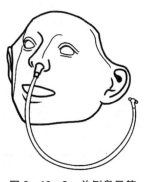

图 2 - 10 - 2　单侧鼻导管

织也推荐鼻咽部吸氧。但该方法会刺激鼻腔黏膜,患者长时间应用会感觉不适。

2. **双侧鼻导管法** 是将一次性双侧鼻导管插入鼻孔内1 cm(图2-10-3),该方法应用简单,患者无不适感,适用于小儿或长期吸氧者。单侧鼻导管与双侧鼻导管的吸氧效果近似。应注意过紧的两叉管路会刺激鼻部,也可能会对耳朵和脸颊造成压力。传统鼻导管提供的氧流量最高为15 L/min,这远低于患者的实际吸气峰流量,不足的氧流量会被同时吸入的空气补充,故吸入氧浓度较不稳定。

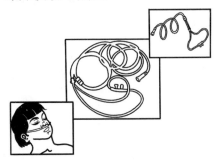

图2-10-3 双侧鼻导管

3. **鼻塞法** 是将特制的鼻塞代替鼻导管的给氧方法,该法比鼻导管法更为简便,对鼻黏膜的刺激性小,患者感觉舒适易接受,但鼻腔分泌物多时容易脱落。

4. **改良鼻导管吸氧法** 即用去掉针头的一次性静脉输液头皮针软管替代橡胶鼻导管吸氧的方法,在临床应用效果显著。

### (二)简易面罩

置氧气面罩于患者口鼻处,使用松紧带固定,再将氧气接管连接于面罩的氧气进孔上。面罩的另一侧有小孔,当呼气时二氧化碳从中排出。此方法可提高吸入氧浓度,适用于张口呼吸患者。面罩吸氧时,因患者饮水、进食、说话均不方便,对面部皮肤也有刺激,翻身时面罩易移位,有的患者感觉憋闷而不易耐受。

### (三)部分重复呼吸面罩

在简易面罩上增加一个袋子(图2-10-4)。袋子是用来收集呼出气体的。当吸气时,患者吸入氧气和一些呼出气体,一些房间内的空气也被吸入。但吸气时袋子不应当完全瘪掉。

### (四)非重复呼吸面罩

呼出气体和房间内空气不能进入袋子。呼出气从面罩上的孔排出(图2-10-5)。当吸气时,只

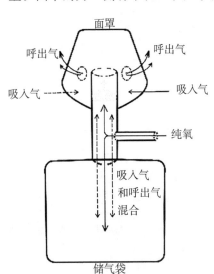

图2-10-4 部分重复呼吸面罩

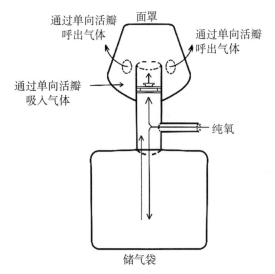

图 2 - 10 - 5 非重复呼吸面罩

有袋子里的氧气被吸入。在吸气时,袋子不能完全瘪掉。

### (五) Venturi 面罩(图 2 - 10 - 6)

可精确地给予一定量的氧气,有颜色代码可显示供氧量。带着面罩时说话和进食都很困难,要仔细听。水汽可能在面罩下聚集,要保持面部的清洁和干燥。这样可以帮助预防面罩的刺激。进食时,护士把氧气面罩换成鼻导管。

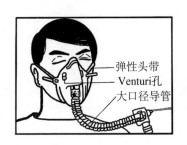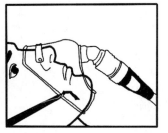

图 2 - 10 - 6 Venturi 面罩

### 三、氧流量

氧流量是给氧的量。使用升/分(L/min)计量。医嘱开具的氧流量通常为每分钟 1～15 L,护士或呼吸治疗师使用流量表设定氧流量。护士须检查氧流量,如果过高或过低应立即进行调整。另外,氧气是一种干燥气体。如果不加湿,氧气会使气道黏膜干燥,加入蒸馏水,可以保护气道黏膜。蒸馏水加入湿化瓶内,氧气通过加入蒸馏水的湿化瓶时会产生水雾,氧气与水雾结合,一同进入呼吸道。加湿器中气泡表明水雾正在产生。使用鼻导管的低流量吸氧(1～2 L/min)不需要湿化。

## 四、给氧操作流程

### (一) 具体操作

1. 操作前
(1) 遵守工作指南：收集相应信息、准备相关用物，注意安全与舒适。
(2) 在进入患者房间前准备以下物品：氧气设备和连接管路、流量表、湿化瓶(遵医嘱)、蒸馏水(如果使用湿化瓶)。
(3) 安排好你的操作区域。
(4) 洗手。
(5) 确认患者身份。

2. 操作中
(1) 确保流量表是关闭的状态。
(2) 连接流量表和中心吸氧装置或氧气罐。
(3) 将蒸馏水加入湿化瓶。
(4) 将湿化瓶装在流量表底部。
(5) 装好氧气设备连接好湿化瓶的管路。不要设定流量，也不要打开开关。
(6) 将蒸馏水的盖子盖紧。
(7) 打开供氧设备的包装连好管路。

3. 操作后
(1) 确保舒适。
(2) 将信号灯放置在可够得着的地方。
(3) 完成对房间的安全检查。
(4) 洗手。

### (二) 注意事项

(1) 不要移除氧疗设备。
(2) 保证氧疗设备的安全固定但不要太紧。
(3) 检查设备对皮肤的刺激指征。检查耳后、鼻下和脸部、颧部。
(4) 使用面罩时保证脸部清洁和干燥，保证氧疗设备干净没有黏液。
(5) 不要关闭氧气流量。但是，如果有火情要关闭氧气流量并移除氧疗设备。
(6) 不要调节氧气流量，除非你所在机构允许。
(7) 如果氧流量太高或太低立即报告护士。
(8) 如果湿化瓶停止冒泡立即报告护士。
(9) 保证管路固定在相应位置，保证管路中没有打结，管路通畅没有被压。

（10）保证氧气罐安全放在架子内，当出现缺氧、呼吸抑制或呼吸异常的症状或体征应立即报告护士。

（11）保证湿化瓶内的适当水量。

## 参考文献

［1］莫丽勤,曾云云,秦宗泉,等.经鼻高流量氧疗在临床中的应用研究进展［J］.微创医学,2020,15(5)：791－794.

［2］庄红,陈彬.氧气疗法的有效性和安全性［J］.现代临床医学,2010,36(4)：311－319.

# 第十一章　呼吸支持与治疗

## 第一节　概　述

呼吸支持技术是指一系列改善、维持、替代自主呼吸作用的技术手段的总称。主要包括人工气道、吸痰技术、机械通气和胸腔引流。患者完成呼吸功的程度可从 0(指令通气)到 100%(自主呼吸),如果患者执行部分呼吸功,即称为"部分通气支持",如不需要做任何吸气努力的呼吸支持则称"完全通气支持"。

## 第二节　人　工　气　道

### 一、适应证

(1) 当疾病、受伤、分泌物或气体阻塞气道时。

(2) 机械通气。

(3) 嗜睡或昏迷的患者。

(4) 麻醉恢复时。

### 二、插管类型

插管是指置入一个人工气道,这些人工气道通常是一次性塑料制品。

有多种不同型号,常见有以下几种。

#### (一) 口咽通气管

经口腔插入咽部。护士或呼吸治疗师将口咽通气管插入气道。

## （二）气管插管术

经口腔或鼻插入气管。由医师在喉镜照明下插入，一些经过培训的护士和呼吸治疗师可以进行气管插管术。气囊内注入一定气体以固定气管位置（图2-11-1）。

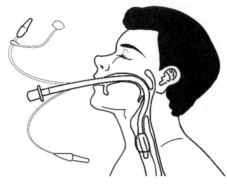

图2-11-1　气管插管

## （三）气管切开术

通过手术方法将气管套管置入气管，常用带气囊导管。气囊充气以固定导管位置。由医师操作气管切开术。气管切开术是通过外科方法造一个开口使气管与外界相通（图2-11-2）。气管切开可以是临时的，也可以是永久的。当手术移除了气管结构时，便是永久性气管切开术。癌症、气道严重损伤或脑损伤患者可能需要行永久气管切开术。

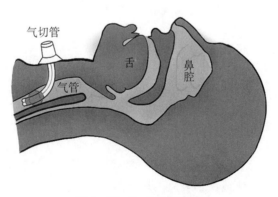

图2-11-2　气切管置入

一次性气管套管是硅胶材料制成，而金属气管套管有三个部分。

1. **套管芯**　套管末端呈圆形，用于引导外套管插入，然后会被取出。套管芯放置在易于获取处，以备气管导管脱落时重新插管用。

2. **内套管**　内套管插入并固定好位置，和外套管大小合适，需要取出进行清洁或清理黏液,以保证气道畅通。一次性硅胶气管套管没有内套管(一般不作为永久性气管切开术后使用)。

3. 外套管　外部套管使用系带绕颈部或粘扣领固定好。外套管固定在切口处,以保证气道通畅。如果外套管脱出,应立即呼叫护士。

### 三、照护要点与注意事项

(1) 术后需严密监测生命体征和脉搏血氧度,观察患者是否有缺氧或其他异常症状和体征。如果气管导管意外脱出或移位,需立即告诉护士进行处理。定时进行口腔护理,遵照护理计划进行。

(2) 行气管插管术的患者不能说话。有一些气管切开导管允许患者说话,可以利用纸笔、写字板和沟通板进行沟通,手势、点头和捏手也可以用于简单的"是"和"否",遵照按护理计划实施,保证信号灯随手可及。

(3) 带充气囊的气管导管可以使导管和气管之间密闭重合,防止导管周围漏气,也可以预防误吸。护士或呼吸治疗师定时将气囊充气或放气。

(4) 必须防止导管意外脱出(拔管),如果没有妥善固定,导管可能随咳嗽或拉拽脱出。过松的导管会上下移动而损伤气管。

(5) 管路必须保持通畅。只有管路保持通畅,患者才能咳出分泌物,否则需要吸痰。一旦发现缺氧或呼吸抑制的情况或症状立即呼叫护士。

(6) 敷料不能有松线头或碎屑。

(7) 在户外时气管切开处或导管要有遮盖。患者可以穿戴一个气孔遮盖、围巾或衬衣(把领口的扣子扣好)。遮盖可以阻挡灰尘、昆虫和其他小型异物进入气孔。

(8) 气管切开处不能用塑料、皮革或其他类似物遮挡。这类材料可以阻止空气进入气道而致患者无法呼吸。

(9) 严禁游泳,以免水进入气管导管内。

## 第三节　吸痰清理气道

分泌物会在气道中聚集。聚集的分泌物会阻塞气体进出气道、为细菌提供生存环境、阻碍氧气和二氧化碳的交换。

通常咳嗽会使分泌物排出,但一些患者不能咳嗽,或咳嗽无力无法排出分泌物,可能发生缺氧。此时,就需要给他们吸痰。吸痰是抽出或吸出液体(分泌物)的抽吸过程。需要有吸引装置或抽吸设备。管路一端连接吸引器,另一端连接吸痰管,吸痰管会插入气道。分泌物从导管中吸出。

口、鼻和咽喉部组成上呼吸道。气管和支气管组成下呼吸道。这些是痰淤积的常见部位。①口咽部吸痰：为口部和咽部吸痰，吸痰管经过口部进入咽喉部。Yankauer 式吸痰管常用于较黏稠的分泌物。②鼻咽部吸痰：为鼻部和咽部吸痰，吸痰管经鼻部进入咽部。③下呼吸道：吸痰管经过气管内导管或气管切开导管进入气道。

给患者从气管插管或气管切开处吸痰前，需要给予患者过度通气。过度通气意即为患者给予足够多的呼吸（通气），需使用简易气囊，简易气囊与氧气相连接，将连接气管插管导管或气管切口导管的氧气设施断开，简易气囊与气管插管导管或气管切口导管相连。用双手挤压球囊体给予一次呼吸，通常护士或呼吸治疗师会给予 3～5 次呼吸。

## 一、具体操作

（1）核对操作流程。

（2）及时上报患者咳嗽和呼吸抑制的体征和症状，这可能是需要吸痰的信号。吸痰无需定时进行，根据患者病情适时吸痰。

（3）遵照标准预防和基于疾病传播途径的预防标准进行操作。分泌物可能含有血液，有潜在感染风险。

（4）从气管插管和气管切开处吸痰时，必须严格遵守无菌操作原则，防止病源细菌进入气道。

（5）护士会告诉你所需导管的型号和大小。如果导管过大，会损伤气道。

（6）床旁随时准备好吸引装置。一旦患者需要吸痰，所有吸引设施需完好备用。

（7）吸痰管插入下呼吸道过程不要吸引，以免吸引时空气被从气道中抽吸出来。

（8）导管插入时需轻柔，以免损伤气道黏膜。

（9）为成人吸痰时，每次吸痰时间不超过 10～15 秒。一个完整的吸痰操作包括插入吸痰管、抽吸、将吸痰管拔出。

（10）在两次吸痰间歇期，可抽吸无菌水或盐水对吸痰管进行清洗，两次吸痰之间需间隔 20～30 秒，有的机构要求间隔 60 秒。

（11）连续吸痰次数不能频繁，反复吸痰容易造成气道损伤和缺氧，要做到有效吸痰。

（12）操作前、中、后密切监测生命体征，包括脉搏、呼吸、脉搏血氧度和意识状况。

## 二、照护要点与注意事项

如果操作不正确，吸痰可能引起严重后果。抽吸时会将氧气从气道中抽出，在吸痰过程中患者得不到足够的氧气，缺氧和危及生命的状况就有可能发生。这些情况多与呼吸系统、心血管系统和神经系统有关，严重时会发生心搏骤停，气道损伤和感染也有可能发生。床旁随时准备好吸引装置。一旦需要吸痰时，可随时使用。操作时可能会接触到痰液、血液等，黏液可能含有不可见的细菌或血液，遵照标准预防和基于疾病传播途径的预防标准进行预防。

# 第四节 机械通气

呼吸肌无力、气道阻塞和肺组织损伤可引起缺氧，神经系统疾病和损伤可影响大脑呼吸中枢，神经损伤影响肺和大脑之间的信息传递，药物过量会抑制大脑。严重时甚至不能呼吸，或无法维持正常血氧水平，当出现以上情况时，就需要机械通气。

机械通气是利用机械装置将空气送入和排出肺部。该操作还需要给患者先行气管插管或气管切开术。使用过程中，当出现问题时呼吸机会报警。当患者管路与呼吸机管路连接处断开时呼吸机会报警。当呼吸机报警时，首先检查管路是否与呼吸机连在一起，如已断开，请重新将管路连接呼吸机管路。患者会由于管路与呼吸机管路断开缺氧而死亡，立即报告护士警报情况，不要私自重置警报。

需要机械通气的患者病情通常都很严重，常伴有其他系统问题或损伤。有些患者思绪混乱、头脑昏乱或不能清晰思考，呼吸机的使用和对死亡的恐惧会令他们害怕。有的患者在给予充足的氧气后症状会缓解。很多人害怕会终生需要依赖呼吸机生存。胸部受伤或胸部手术的患者使用机械通气时会很疼痛。各类管路会限制他们的活动，这会引起更多的不适。护士可能会要求你协助此类患者的护理。

## 一、具体操作

（1）将信号灯放在随手可及处。

（2）及时应答信号灯，这些患者需要依靠别人协助完成基本需求。

（3）确保呼吸机管路和连接患者的管路长度适宜，防止过短而将人工气道意外脱出。

（4）向患者解释将进行的操作。

（5）每次进行操作时需告诉患者日期和时间。

（6）如患者出现呼吸抑制或不适情况，需立即向护士汇报。

（7）不要私自设置呼吸机参数或重置警报。

（8）按护理计划进行沟通。如患者不能讲话，使用双方约定的手势或眼神来表示"是"和"否"，每个人都必须使用相同的手势。有些患者可以使用笔和纸、记事板、沟通板和手势进行交流。务必提简单易回答的问题。

## 二、照护要点与注意事项

### （一）长期护理

机械通气通常在医院内进行。有些患者只需要使用几小时或几天，有的患者需要长期护理或短期护理，这类患者通常需要试着脱离呼吸机，也就是说他们需要不依靠呼吸机而自主呼吸。呼吸治疗师和护士会计划呼吸机试撤离,撤离呼吸机可能需要几个星期。

**（二）家庭护理**

居家护理是部分依赖呼吸机辅助呼吸患者的一种选择。护士会教你如何护理这些患者,家庭成员学习如何协助进行护理。确保你在患者家中时可以通过电话联系到护士。确保你所执行的任务是自己所在机构允许的。

# 第五节　胸腔引流管

空气、血液或体液可能在胸膜腔内聚集,胸部受伤或外科手术时可能发生以上情况。其中,气胸是胸膜腔内有空气,血胸是胸膜腔内有血液,胸腔积液是胸膜腔内有液体渗出和积聚。

当空气、血液或体液在胸膜腔内聚集时胸膜腔压力会上升,从而使肺部受压。空气不能到达受影响的肺泡,氧气和二氧化碳无法进行交换,导致呼吸抑制或缺氧。压力作用于心脏会影响心脏泵血能力。

胸腔引流治疗需要住院。医师通过放置胸腔引流管将胸膜腔的空气、血液或体液排出。这个无菌操作可在手术室、急诊室或床旁由护士协助完成。

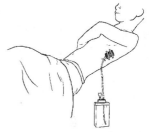

胸腔引流管连接引流装置(图 2-11-3)。引流装置必须密封,空气无法进入胸膜腔。水封引流装置能确保引流装置空气密闭性。胸腔引流管一端与连接导管一端相连。

图 2-11-3　胸腔引流装置

## 一、具体操作

(1) 戴口罩,洗手。

(2) 在治疗室内检查消毒日期,打开消毒水封瓶包,检查水封瓶有无破损,连接是否准确。

(3) 向瓶内倒入外用生理盐水,盖紧瓶塞,长玻璃管置在液面下,保持直立位,并用胶布在瓶外做好水平面标记。

(4) 将所备用物放置在治疗车上,推至患者床旁,向患者解释取得合作。

(5) 正确放置引流瓶,瓶的位置与胸腔间距 60～100 cm。

(6) 检查伤口,松开别针,注意保暖,挤压引流管,暴露胸腔引流管接口处,并接弯盘用血管钳夹住胸腔引流管近端。

(7) 消毒接口处,并正确连接引流管。

(8) 检查引流装置是否正确,放开血管钳,再次挤压胸腔引流管,观察水封瓶内水柱波动情况。

（9）妥善固定，安置患者，整理用物，记录引流液量、色、性状。

## 二、照护要点与注意事项

（1）连接导管另一端与引流装置的引流导管一端相连，引流导管另一端延伸至水面下。引流装置内的水防止空气从胸腔引流管进入胸膜腔。

（2）确保引流装置低于胸部。

（3）根据医嘱测量生命体征和脉搏血氧度，一旦发生变化立即上报。

（4）出现缺氧和呼吸抑制体征和症状，需立即上报。立即上报患者关于疼痛和呼吸困难的主诉。

（5）将引流管妥善固定在床边，确保管路长度适宜，以防患者变换体位时脱出。如果引流管绕圈悬挂，引流液会在圈中积聚。

（6）防止引流管反折，引流管反折会引流不畅，导致空气、血液或体液会回流至胸膜腔内。

（7）密切观察引流情况。引流出现任何异常都需立即上报，包括引流液突然增多或出现鲜红色的引流液。

（8）根据医嘱为患者翻身或更换体位。动作要小心、轻柔，防止引流管意外脱出。根据医嘱协助患者进行深呼吸和咳嗽练习。根据医嘱协助患者进行肺活量测定。

（9）注意观察引流装置中的气泡情况。如果气泡增加、减少或停止立即报告护士。

# 第三篇

# 疾病照护

# 第一章　听力、语言和视力障碍照护

## 第一节　听力障碍

### 一、中耳炎

#### （一）概念

中耳炎（tympanitis）是耳鼻喉科临床诊疗中一种常见的耳部疾病，通常是由喉咙痛、发热或其他类型的呼吸道感染波及中耳所致。中耳炎可分为化脓性、胆脂瘤性、分泌性、特殊类及后遗症（单纯鼓膜穿孔）等不同类别，其中化脓性可细分为急性和慢性。急性中耳炎是由感染性炎症经咽鼓管逆行感染或血行性感染或经外伤所致的鼓膜穿孔通道进入鼓室所引发的感染。慢性中耳炎主要是各种致病菌经各种途径感染了中耳黏膜后进一步引发的化脓性炎症，会损伤鼓膜或听小骨这些生理结构，可能会导致永久性的听力丧失。

#### （二）临床表现

当发生中耳炎时，耳朵中的液体会增多，不仅会引起疼痛（耳痛）和听力丧失，而且会导致发热和耳鸣。耳鸣是指在周围环境中无相应声源或电刺激存在的情况下，患者自觉耳内或颅内有声音的一种主观感觉，常伴或不伴有听力下降、睡眠障碍、心烦、恼怒、注意力无法集中、焦虑、抑郁等不良反应。若未能及时治疗，可能会影响到大脑和颅内其他生理结构。

### 二、美尼尔综合征

#### （一）概念

美尼尔综合征（Meniere syndrome）又称内耳性眩晕、梅尼埃病，是一种特发性内耳疾病，主要病理改变是膜迷路积水，通常是一只耳朵受到影响。

### （二）临床表现

临床表现为反复发作的旋转性眩晕、波动性听力下降、耳鸣，以及患侧疼痛或耳闷胀感。美尼尔综合征发生时通常会出现内耳的液体增多，增加的液体会引起内耳的肿大和压迫。症状可能每天出现或是一年出现一次或数次，持续数个小时，出现眩晕、耳鸣和听力丧失等不适感觉。眩晕会让人觉得周围一切都在转动，而头晕会造成恶心和呕吐。

## 三、听力丧失

### （一）概念

听力丧失（hearing loss）是指无法听到正常听力可以听到的普通频段声音，程度由轻到重，耳聋是最严重的状态，它是指患者无法通过听力理解语言。

听力丧失会发生在所有年龄段中，根据 WHO 最新发布的数据，全球超过 4.3 亿人存在听力丧失，预计 2050 年将增长到 7 亿。清晰的语言表达，流畅的交流都需要听力，听力也帮助人们观察周遭环境，从而获得更多安全感。很多人拒绝承认有听力问题，他们把一切归因于年龄的增长。暂时性的听力丧失也可能由耳垢（耵聍）引起。去除耳垢后，听力会有所恢复。

### （二）临床表现

听力丧失的患者往往会说话很大声，倾听时身体会向前，并把能够听清的一侧耳朵转向说话的人。由于听力丧失，患者一般会要求对方重复所说的话或以较大的声音或较慢的语速进行更清晰的讲话，也可能出现答非所问或无法加入聊天的情况。由于听力下降，患者认为其他人在小声低语，并且会因调高电视、广播、音乐的音量而引起他人抱怨。

# 第二节　语言障碍

## 一、失语症

### （一）概念

失语症（aphasia）是由脑部损害造成原已获得的语言能力受损或丧失的一种语言障碍综合征，卒中、脑外伤、脑部感染、癌症都可能导致失语症。

### （二）临床表现

大多数患有失语症的人为中老年人，主要分为运动性失语和感觉性失语。

1. **运动性失语（Broca失语）**　指难以表达和传递出自己的想法。患者思维清晰,知道自己想要表达的内容但无法正确表达,在说话、拼写、数数、比划和写字方面都有问题。患者通常会出现以下临床表现。

(1) 省略一些小词,如"是""和""的""这"。

(2) 用单词或短句说话,"遛狗"意味着"我去遛遛狗"或"你去遛遛狗"。

(3) 把词序弄错,如浴室说成室浴。

(4) 脑子里想着一件事,却说出另一件事,如想要食物却说成要一本书。

(5) 打电话搞错名字。

(6) 造出一些词。

(7) 发出声音但没说出词。

(8) 毫无缘由地哭和骂人。

2. **感觉性失语（Wernicke失语）**　会造成理解语言的困难。患者有说话能力但存在语言理解困难,会说毫无意义的长句子,经常答非所问。虽然能正确模仿任何一个词句,却不理解它的意义。患者不会意识到自身的错误,也不会注意到旁人和其他物品,并且不知道如何使用叉子、杯子、厕所、电视、电话等日常生活物品。

## 二、失用症

### （一）概念

失用症(apraxia)是由大脑皮质损害造成的行为障碍,指患者在具有健全肌力和完整神经支配的情况下,机体不能顺利完成有目的的动作,丧失已获得的、熟练的正常运动能力,这种情况并非运动瘫痪、感觉丧失及共济失调等。

### （二）临床表现

临床上,一般可将失用症分为运动性失用、观念性失用和观念运动性失用。

1. **运动性失用（motor apraxia）**　仅限肢体部分,常表现为精细运动能力受损,并且动作笨拙不熟练,模仿或依据指令进行动作均有障碍。

2. **观念性失用（ideational apraxia）**　是指任务概念化障碍和不能自动地按要求进行有目的的运动,患者能完成单个动作,但无法整合每个步骤最终成为一系列复杂动作。

3. **观念运动性失用（ideomotor apraxia）**　是指患者不能执行动作口令,不能按照口令用打手势的方法模仿物品用途,但使用实物时,动作的准确性明显提高。

## 三、构音障碍

### （一）概念

构音障碍(dysarthria)是由神经系统病变导致的与言语相关的发音器官无力、肌张力异常和运动不协调。

### （二）临床表现

构音障碍的临床表现是舌头、下巴、嘴唇、喉咙肌肉无力，呼吸控制不协调，发音和共振障碍，以及语言流畅性受损。另外，也可能出现辅音不准确、元音扭曲、鼻音过重、音高较低、嗓音紧张、韵律紊乱等其他表现。

## 第三节 视力障碍

## 一、白内障

### （一）概念

白内障（cataract）是由先天或后天原因引起的晶状体混浊，透明性下降。白内障可能发生在单侧或双侧眼睛，如果不及时治疗，最终会发展为严重的视力障碍，甚至是失明。根据病因，白内障可分为年龄相关性、先天性、外伤性、继发性和药物性白内障等，其中大多数白内障是年龄相关性白内障。

### （二）临床表现

白内障的主要症状表现为视力减退和视物模糊，并出现逐渐加重的视力下降。白内障比较严重时会出现视物模糊，对光和闪烁敏感，视物颜色较暗，蓝色和紫色很难看清，视物有重影等。

## 二、青光眼

### （一）概念

青光眼（glaucoma）是一组由多因素、多机制共同作用引起的以视网膜神经节细胞凋亡、视野缺损、视盘凹陷等为病理改变并且以视神经萎缩及视功能丧失为最终病理结局的不可逆性致盲性疾病。在中国，青光眼最常见的类型是原发性闭角型青光眼（primary angle-closure glaucoma，PACG），患病率为 $0.5\%\sim1.66\%$。PACG 具有较高的致盲率，大约 $65.6\%$ 的患者存在单眼盲，$16\%$ 的患者存在双眼盲。

### （二）临床表现

视野缺损会导致患者出现管状视野，视物模糊、有光晕，并且发生眼部疼痛、恶心、呕吐。青光眼没有治愈方法，其损伤无法恢复。药物和手术可以控制青光眼的发展，防止视神经的进一步损坏。

## 三、糖尿病视网膜病变

### (一) 概念

糖尿病视网膜病变(diabetic retinopathy,DR)是糖尿病严重的微血管并发症之一,也是目前致盲性眼病中发生率较高的一种疾病。

### (二) 临床表现

糖尿病视网膜病变常导致视力下降、视野缺损、玻璃体积血,严重者可能会出现牵拉性视网膜脱离,甚至发生失明。通常没有明显的早期症状,两只眼睛均可能出现问题,视力模糊,患者会看到很多"漂浮"的斑点。糖尿病患者在出现眼底微血管损伤之前,视网膜早已出现病理生理改变,并影响其视觉功能,但目前几乎没有针对这些早期阶段损伤的治疗措施。糖尿病患者均是潜在风险人群,需要严格控制血糖、血压和血脂。

## 四、老年性黄斑变性

### (一) 概念

老年性黄斑变性(age-related macular degeneration,AMD)是一种常见的慢性进行性黄斑变性疾病,主要发生于老年人中。由于光感受器/视网膜色素上皮细胞/Bruch 膜/脉络膜复合体的异常而影响中心视野(笔直向前看到的视野)。

### (二) 临床表现

老年性黄斑变性会造成中心视野中形成盲区,表现为视野中心有黑影遮挡,视物变形,色觉异常,分辨颜色困难,眼前可能是灰蒙蒙的影像,严重情况下会影响阅读、缝纫、驾驶、识别面部。

## 五、弱视

### (一) 概念

弱视(amblyopia)是指在生命早期(皮质可塑性阶段),在视网膜中产生的不同动作电位[振幅和(或)时间]到达皮质后,对每只眼睛产生异常视觉输入从而引起的皮质发育障碍。这些皮质变化诱使视觉皮质偏向单侧眼睛,导致视觉皮质的废用和随之产生的弱视。

### (二) 临床表现

弱视可导致眼睛的多项功能缺陷,包括视力下降和对比度敏感性受损等视功能改变以及手眼协调、空间定位差等运动信号受损,可发生于单侧或双侧,严重情况下难以进行阅读、购物、烹饪、看电视、写作和其他相关事情。

## 第四节　照 护 问 题

### 一、听力障碍

（1）听力下降导致沟通交流不畅。

（2）全身症状（发热）或局部症状（分泌性物质、疼痛等）。

（3）眩晕和跌倒。

（4）心理状况不佳。

（5）认知功能下降。

### 二、语言障碍

（1）交流沟通不畅，影响日常生活。

（2）对心理产生不良影响，出现焦虑、愤怒、挫折感，甚至悲观厌世的情绪。

### 三、眼部疾病

（1）生活自理能力下降。

（2）视觉感受混浊，模糊或者颜色辨认不清，对光和闪烁敏感。

（3）潜在并发症，如睡眠形态紊乱、跌倒、骨折等。

（4）心理状况不佳，如抑郁、焦虑、挫折感等。

## 第五节　照 护 目 标

### 一、听力问题

（1）减轻疼痛，保持患耳清洁。

（2）听力逐渐恢复，能进行正常交流。

（3）情绪稳定，能配合治疗。

（4）学会使用助听器等辅助设备。

### 二、语言障碍

（1）减轻患者痛苦、焦虑等不良心理反应。

（2）提高语言理解和交流能力。

（3）恢复语言沟通能力。

## 三、眼部疾病

（1）维持视力稳定或有一定程度的提高。

（2）提高和恢复自理能力，能满足日常生活需要。

（3）保持情绪稳定，能正确对待疾病。

（4）学会使用辅助设备，如放大镜、导盲器定向训练器材等。

# 第六节  照 护 措 施

## 一、听力问题

### （一）中耳炎

（1）生活照护及清洁照护。

（2）心理照护：重视患者情绪反应，注意稳定情绪，积极配合治疗，并讲解相关知识，为患者和家属提供心理支持。

（3）指导患者不要用力擤鼻，打喷嚏，并教会患者正确的滴耳及擤鼻方法（图3-1-1）。

（4）健康教育

1）休息与运动：加强身体锻炼，防止感冒，指导患者进行活动，尽可能减少头部运动。

2）饮食指导：术后6小时禁饮、禁食，6小时后给予流食或半流食，根据病情调整饮食。

3）用药指导：遵医嘱使用抗生素。健康指导：指导患者洗头、洗脸，避免抠耳朵和耳内进水，保持耳内清洁。

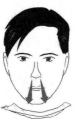
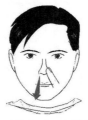
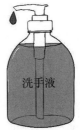

保持嘴巴紧闭　　手指轻压一边鼻孔，　　擤完鼻涕要洗手
　　　　　　　　使气体从另一边呼出，
　　　　　　　　擤出鼻涕后换边

图3-1-1  擤鼻

### （二）美尼尔综合征

1. **防跌倒指导**　嘱患者保持头部固定，避免转动头部，当必须转动时，动作应该保持缓慢，起身时应扶床栏，走路时应躲避亮光或闪烁的光芒以避免走路过程中发生眩晕。

2. **饮食指导**　饮食宜富有营养且清淡，多食蛋类、瘦肉、青菜及水果，忌食肥甘辛辣之物，如肥肉、油炸物、酒类、辣椒等，并限制液体量，拒绝酒精和咖啡因摄入。

3. **心理照护**　嘱患者保持乐观，心情舒畅，情绪稳定。

4. **注意休息**　过度疲劳、睡眠不足是美尼尔综合征的诱因之一，在病情发作时或发作后，均应注意休息，保证充足的睡眠。

5. **锻炼**　进行前庭功能锻炼。

### （三）听力丧失

（1）回答患者的疑问，鼓励他们表达对听力丧失的担忧，适时提供心理安慰。

（2）如果患者因听力丧失难以理解诊疗程序，应对治疗和过程给予清晰简单的解释，讲话时与患者面对面，尽可能以缓慢的语速和正常的声调讲话，并给予其足够的时间理解所表达的意思，可考虑提供纸笔以帮助交流，告知其他照护人员患者存在的交流问题。

（3）若患者能够读懂唇语，尽可能在其视野范围内讲话，并通过举手和摆手等方式吸引患者的注意（触碰患者可能会造成不必要的惊吓），另外，可选择光线充足的位置，直接站在患者面前，进行清晰、缓慢的讲话。

（4）考虑到听力丧失患者部分或完全依赖视觉，可将其置于能观察到一切活动和接触他人的地方。

（5）鼓励患者使用助听器，帮助患者处理使用过程中所产生的自我怀疑和忧虑。

（6）了解患者及其家庭成员对听力丧失的担忧和期望，帮助选择可替代的交流方法。

（7）教育患者及其家庭成员相关听力丧失的病因和治疗措施。

（8）解释所有的检查和治疗相关过程，对于需要手术的患者，给予术前、术后指导。

（9）对于使用助听器的患者，向其演示如何使用和维护仪器，并建议其随身携带备用电池。

## 二、语言障碍

（1）语言功能康复训练。

（2）在与患者沟通时，使用简单明了的语言或词语，逐渐变成较复杂的句子，可考虑让患者重复或者自己重复，给予患者充分的说话时间。

（3）强调关键词，使患者更易理解意思，可考虑用是非题或者选择题引导患者，使患者更易表达需求。

（4）仔细关注患者的面部表情、嘴唇动作、姿势和身体语言，理解患者想要表达的内容。

（5）可使用辅助设备，如纸笔、手机、交流板等。

（6）鼓励患者多与外界交流，给予患者充分的关心。

## 三、眼部疾病

### （一）白内障

（1）术后密切观察患者直至其从麻醉中苏醒，术后帮助患者进行早期活动。术后当天宜进食半流质或软性食物，避免食用硬质食物，避免刺激性食物，不宜吸烟和饮酒。多进食新鲜蔬菜、水果，保持大便通畅。

（2）术后用眼垫包眼1天，可外加眼罩加强保护，保持术眼敷料清洁，不松脱。医师移除眼垫后可正常饮食，但不宜过度用眼，需及时休息。并指导患者及其家庭成员涂眼药膏或滴眼药水的方法。

（3）在麻醉苏醒恢复后，患者就可出院，提醒其次日复查，嘱其避免剧烈咳嗽、用力排便或托举重物的动作，以防眼内压增高。

（4）强化安全意识，防止患者跌倒、误吸、坠床、走失等不良事件，向患者及家属进行安全教育，掌握安全防范措施。

（5）建议患者征询医师的意见后，再行房事。

### （二）青光眼

（1）对于闭角型青光眼的患者，遵医嘱给予药物，做好术前身心准备。术后第1天换药，询问患者有无眼痛、头痛、密切观察眼压、滤过泡、前房情况。术后使用眼罩或眼睛防护装置保护患侧眼睛，将患者置于平卧位或健侧卧位并给予安全防护措施。

（2）对于发生感染的眼睛，可考虑使用散瞳眼药水，对于未发生感染的眼睛，要注意这些眼药水会引发闭角型青光眼，威胁患者的残存视力。

（3）按医嘱使用降眼压药和镇痛药物，向患者解释头痛、眼胀痛的原因，帮助患者放松，分散注意力。

（4）耐心做好心理疏导工作，对所有诊疗，尤其是手术过程，要做好解释和安抚帮助患者减轻焦虑。告知患者丧失的视力不能再完全恢复，但治疗可预防视力进一步下降，鼓励患者积极配合治疗。并指导患者控制情绪的方法，如深呼吸、听音乐等，消除不良心理反应，保持良好心态。

（5）提供安静、整洁、舒适和安全的休息环境，并指导患者的家庭成员进行环境改造以保证患者安全，如保持走廊清洁无障碍物，必要时重新调整房间格局。

（6）健康指导：①选择清淡易消化的饮食，少吃辛辣和刺激性强的食物，不宜饮用咖啡和浓茶，多吃粗纤维食品，保持大便通畅；②避免过度疲劳，注意劳逸结合，保持足够的睡眠并进行适当的体育锻炼，术后第一天可下床适度活动；③避免长时间看电视或电影，避免长时间低头及在昏暗环境停留，以免眼内压升高。

### （三）糖尿病视网膜病变

（1）糖尿病患者应给予富含纤维素、低糖、易消化的饮食，计算并指导患者三餐的能量分配，鼓励患者餐后多活动，利于血糖的控制。

（2）进行耐心的心理照护，向患者解释糖尿病视网膜病变的原因、治疗方法及预后，消除其忧虑及恐惧情绪，使其能积极配合治疗。

（3）对于接受激光手术的患者，通常会出现紧张、眼部胀痛、术后眼前闪光感、短期内视力下降，应耐心向患者解释激光治疗的原理和可能产生的感官变化，缓解患者的紧张情绪，使其配合激光治疗，术后建议患者在家属的陪同下离开，避免外伤。

（4）观察患者的自觉症状及视力情况，若视力进一步下降并有头痛、眼胀、虹视、雾视、视野缺损，应立即通知医师并协助处理。

（5）密切监测患者的血糖变化，严格控制血糖，慎用糖皮质激素，遵医嘱准确注射胰岛素和服用降糖药物，对于使用胰岛素的患者，需要严密观察有无低血糖反应。

（6）注意患者的安全管理，防止意外损伤的发生，对于跌倒高危的患者，应加强安全宣教和监管，采取防护措施，照护工作需要进行重点交接并有醒目的警示标记。

### （四）老年性黄斑变性

（1）帮助患者提供助视器，如放大镜和特制的灯具，建议患者预约弱视专家门诊。

（2）提供情感支持，鼓励患者表达出害怕和担忧。

（3）帮助患者进行居住环境改造，以保证患者安全。

（4）向患者解释黄斑变性通常不会影响周边视力，可以进行日常活动。

### （五）弱视

（1）向患者讲解验光配镜或手术矫正的适应证。

（2）对患者进行健康教育，包括弱视的预防与训练、用眼卫生和眼位姿势的示教等。

（3）指导患者使用辅助设备，如眼镜、放大设备、望远设备或视力损伤患者专用的电话；阅读选用大字打印的读物或显示屏，写字选用黑色粗笔，纸张选用粗线条纸张；使用语音沟通的电子系统及其他录音设备。

（4）帮助患者进行居住环境改造，如深色开关插座和浅色墙壁搭配，房间内最好使用感应灯。

**参考文献**

［1］陈楚丽，刘蓬，陈丽华，等.中耳炎患者的耳鸣发生率及耳鸣特征调查［J］.听力学及言语疾病杂志，2015，23(01)：72－74.

［2］发布世界听力报告［EB/OL］.［2021－03－03］.https://www.who.int/news-room/events/detail/2021/03/03/default-calendar/launch-of-the-world-report-on-hearing.

［3］郭夕鹏.论诊断治疗美尼尔氏综合征［J］.中外医疗，2010，29(15)：75－76.

［4］何静杰.失用症的评定与康复(2)［J］.中国康复理论与实践,2012,18(05)：499-500.

［5］江文捷,曲超.青光眼视神经损伤机制的研究进展［J］.医学综述,2017,23(22)：4495-4500.

［6］邵毅,周琼.糖尿病视网膜病变诊治规范——2018年美国眼科学会临床指南解读［J］.眼科新进展,2019,39(06)：501-506.

［7］孙建军,刘阳.中耳炎临床分类和手术分型指南(2012)解读［J］.中华耳鼻咽喉头颈外科杂志,2013(01)：6-10.

［8］王芹,陶静,刘斐雯,等.失用症的分类及治疗研究现状［J］.实用医学杂志,2016,32(05)：689-692.

［9］张凤俊,李晶明,刘秋平.糖尿病视网膜病变发病机制及潜在治疗研究进展［J］.眼科新进展,2020,40(07)：677-685.

［10］赵家良,睢瑞芳,贾丽君,等.北京市顺义县50岁及以上人群中青光眼患病率和正常眼眼压的调查［J］.中华眼科杂志,2002(06)：18-22.

［11］Chiaramonte R,Pavone P,Vecchio M. Speech rehabilitation in dysarthria after stroke：a systematic review of the studies［J］. Eur J Phys Rehabil Med,2020,56(5)：547-562.

［12］Gheorghe A,Mahdi L,Musat O. Age-related macular degeneration［J］. Rom J Ophthalmol,2015,59(2)：74-77.

［13］Gopal S K S,Kelkar J,Kelkar A,et al. Simplified updates on the pathophysiology and recent developments in the treatment of amblyopia：a review［J］. Indian J Ophthalmol,2019,67(9)：1392-1399.

［14］Liang Y,Friedman D S,Zhou Q,et al. Handan Eye Study G. Prevalence and characteristics of primary angle-closure diseases in a rural adult Chinese population：the Handan eye study［J］. Invest Ophthalmol Vis Sci,2011,52(12)：8672-8679.

［15］Liu Y C,Wilkins M,Kim T,et al. Cataracts［J］. Lancet,2017,390(10094)：600-612.

# 第二章　肿瘤、免疫系统与皮肤疾病照护

## 第一节　肿瘤疾病

### 肿瘤

#### （一）概念

组织生长和修复需要细胞再生，细胞会以有序的方式进行分化。如果细胞生长和分化失去控制，就会形成异常的细胞团或细胞丛。异常细胞的生成叫作肿瘤（tumour），肿瘤可分为良性和恶性两类。

（1）良性肿瘤不会扩散到身体的其他部位，虽然肿瘤会变大，但是很少威胁生命，手术切除后一般不会复发。

（2）恶性肿瘤，即癌症（cancer），会侵犯和破坏邻近的组织，并且会扩散到身体的其他部位，可能会威胁生命，手术切除后有可能复发。

转移是指癌症细胞扩散到身体的其他部位。如果癌症没有得到有效的治疗和控制，癌细胞可能会从肿块脱落转移到身体的其他任何部位重新生长。如果能够早期发现，癌症可能能够被治愈和控制。

#### （二）预防与治疗

癌症是中国人的主要死亡原因，一些因素会增加癌症的发生风险。权威杂志《柳叶刀》（*Lancet*）公布的癌症主要危险因素包括烟草使用、职业性致癌物、肥胖和缺乏运动等。研究发现，如果能够降低或消除危险因素，可以预防 45％的男性和 40％的女性的癌症发生。

肿瘤的治疗方法主要依据肿瘤的类型、位置和大小及是否扩散，包括外科手术、放射治疗、化学治疗、激素治疗等。一部分肿瘤可采用一种治疗方法，另一部分肿瘤则需要至少两种治疗方法。另外，肿瘤的治疗也会损坏正常的细胞和组织，其不良反应依据肿瘤的类型和治疗程度有所差异。

## 第二节　免疫系统疾病

### 一、自身免疫性疾病

#### （一）概念

自身免疫性疾病是指机体对自身成分发生免疫应答而导致的疾病状态，免疫系统会攻击自身正常的细胞、组织或器官，可能会发生身体组织损坏、器官生长异常、器官功能改变等情况，通常受到影响的器官和组织包括红细胞、血管、结缔组织、内分泌腺（甲状腺、胰腺）、肌肉、关节、皮肤。另外，症状和体征因疾病种类不同而表现各异，常见的症状和体征包括疲乏、眩晕、不适和发热。大多数自身免疫性疾病是慢性的，其治疗方法因疾病、累及器官组织而有所不同。

#### （二）常见的自身免疫性疾病

1. Graves 病　又称为甲状腺功能亢进症（图3-2-1），是由免疫系统攻击甲状腺致使腺体分泌过多的甲状腺激素，常见的症状包括焦虑、睡眠障碍、心动过速、体重减轻及眼球突出。

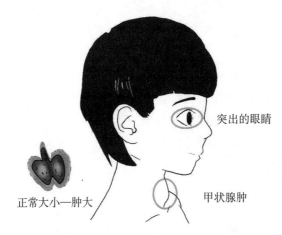

突出的眼睛

正常大小—肿大　　　　甲状腺肿

**图3-2-1　甲状腺功能亢进症**

2. 狼疮　是一种系统性自身免疫性疾病，常累及多系统、多脏器功能，疾病缓解和加重交替出现。狼疮源于拉丁语中的"狼"，因为狼疮的皮疹看起来像是狼咬的，有时也被称为"蝶斑"。

3. 多发性硬化　是一种以髓鞘脱失、炎症浸润、神经胶质细胞增生为特点的自身免疫性疾病。患者常出现运动、视觉和感觉障碍，也可能出现直肠和膀胱障碍、情感障碍及智力减退等症状。

4. 类风湿关节炎 是一种主要累及周围关节的自身免疫性疾病,以慢性、对称性、多发性关节炎为特征,受累关节出现疼痛、肿胀和功能障碍。

5. 1型糖尿病 是由胰腺的胰岛素分泌的β细胞破坏引起的自身免疫性疾病。患者的血浆胰岛素水平常低于正常下限,必须依赖外源性胰岛素。

## 二、免疫缺陷病

### (一) 概念

获得性免疫缺陷综合征(acquired immune deficiency syndrome,AIDS)是由人体免疫缺陷病毒(human immunodeficiency virus,HIV)引起,这种病毒会攻击自身免疫系统,使机体丧失抵御感染和肿瘤的能力。

### (二) 传播途径

病毒可以通过体液如血液、精液、阴道分泌物和乳汁传播,不会通过唾液、眼泪、汗水、喷嚏、咳嗽、昆虫或不经意接触传播。

主要通过以下途径传播。

(1) 与感染者发生无保护性肛交、阴交或口交,病毒可以通过直肠、阴道、阴茎、口腔或皮肤破溃处进入血液。

(2) 静脉输注药物。使用者共用针头和注射器,可能会使污染的血液进入血液。同时,针刺损伤对于医疗团队也是一种潜在威胁。

(3) 母婴感染。妊娠期、经产道分娩时,以及通过母乳喂养都可能使宝宝感染。

HIV 不能在体外存活,不经意接触、日常接触都不会传播,如使用公共电话、休息室、游泳池、浴缸、交流、拥抱、饮食等。有些感染者可能会在数月内出现症状,而有些感染者携带病毒多年但无症状。需要注意的是,无症状感染者仍具有传播性。对于处于 AIDS 期间的患者,可能会出现免疫系统受损,反复发作的肺炎、肺结核、卡波肉瘤及中枢神经系统占位性病变。另外,中青年人可能会出现痴呆。关于 AIDS 的治疗方法,许多新药物有助于减慢体内 HIV 的扩散,减少并发症和延长生命,但并无治愈方法。

# 第三节 皮 肤 疾 病

## 一、带状疱疹

### (一) 概念

带状疱疹(herpes zoster)是由水痘-带状疱疹病毒引起的急性疱疹性皮肤病。约

50％的带状疱疹发生在 50 岁以上的人群中,随着年龄增长,带状疱疹的年发生率逐渐增高。在合并肿瘤、结缔组织病、艾滋病及长期服用免疫抑制剂的患者中,疾病的发生率可增加数十倍。

### (二) 临床表现

这种病毒隐匿于神经组织,数年后才会发病,皮肤表面会出现皮疹或水疱。起初,身体或面部一侧的某个区域会出现烧灼感、刺痛、麻木或痒感。数天或一周后,会出现充满液体的水疱,常见症状为无痛或轻微疼痛、瘙痒。最常见的并发症是带状疱疹后神经痛,虽然很多治疗方式已被开发用于带状疱疹感染和带状疱疹后神经痛,但仍有 5％～30％的患者患有带状疱疹后遗神经痛。

## 二、压疮

### (一) 概念

压疮(pressure sores)是由身体的局部组织长期受压、血液循环障碍、皮肤和皮下组织营养不良导致的局部组织缺血、坏死、溃烂的现象,好发于受压和缺乏脂肪组织保护、无肌肉包裹或肌层较薄的骨隆突处(图 3 - 2 - 2)。

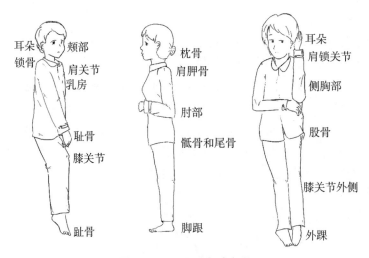

**图 3 - 2 - 2　压疮好发部位**

### (二) 压疮分期

1. **淤血红润期**　为压疮初期,受压部位出现暂时性血液循环障碍,局部皮肤出现红、肿、热,伴有麻木触痛感。解除压力 30 分钟后,皮肤颜色不能恢复至正常,但皮肤仍保持完整。

2. **炎症浸润期**　如果红肿部位继续受压,血液循环得不到改善,静脉回流受阻,局部静脉淤血,皮肤表皮层或真皮层发生损伤或坏死。受压部位局部红肿向外浸润、扩大和变硬,有水疱形成,水疱破溃后显露出潮湿红润的创面,有痛感。

3. 浅度溃疡期　表皮水疱扩大、破溃,真皮层创面有黄色渗出液,浅层组织如果发生感染,疮面将有脓液覆盖,致使浅层组织坏死,局部感染组织坏死可形成浅层溃疡,疼痛加剧。

4. 坏死溃疡期　坏死组织发黑,脓性分泌物增多,有臭味,感染可向周围及深部组织扩展,侵入真皮下层和肌层,可能会累及骨或关节并且诱发骨髓炎及化脓性关节炎,严重情况下可引起脓毒败血症,危及患者生命。

## 第四节　常见照护问题

### 一、癌症

(1) 疼痛、疲乏和发热。

(2) 肿瘤化疗存在毒副作用,如局部毒副反应、胃肠道毒副反应、骨髓抑制、心脏毒性、泌尿系统毒性、肝脏毒性、肺毒性、神经系统毒性等。

### 二、获得性免疫缺陷综合征

(1) 感染风险。

(2) 营养不良。

(3) 皮肤黏膜受损风险。

(4) 心理障碍。

(5) 知识缺乏。

### 三、皮肤疾病

(1) 疼痛。

(2) 皮肤完整性受损。

(3) 潜在并发症,如顽固性神经痛、感染等。

## 第五节　照护目标

### 一、癌症

(1) 控制和缓解疼痛。

(2) 注重日常休息和锻炼。

（3）保持营养平衡。

（4）预防皮肤破溃。

（5）处理放、化疗的不良反应。

（6）缓解患者焦虑、恐惧的心理。

## 二、获得性免疫缺陷综合征

（1）住院期间不发生条件致病菌感染。

（2）体重恢复或不再下降。

（3）皮肤、黏膜保持完整。

（4）正确认识疾病,稳定情绪。

## 三、皮肤疾病

（1）止痛。

（2）缩短病程。

（3）减轻皮肤压力。

（4）改善机体营养状况,鼓励患者活动。

（5）防止继发感染。

（6）防止后遗神经痛。

# 第六节　照　护　措　施

## 一、肿瘤

### （一）常规照护

（1）热情接待患者,做好入院宣教。

（2）运用护理程序,实施整体护理,执行分级护理制度;根据患者情况,执行保护性医疗。

（3）严密观察生命体征及病情变化,注意患者是否存在贫血、感染、出血、发热等症状,一旦出现异常,及时通知医师并做好治疗准备。

（4）对于疼痛患者进行疼痛程度评估,遵医嘱按时、按量给予止痛药,并观察用药后的效果及不良反应。

（5）遵医嘱执行,宜进食高热量、高维生素、高蛋白质饮食,凡需饮食治疗者,应及时通知营养科。

（6）做好心理状态的评估,根据患者的不同心理特点做好具有针对性的心理疏导。

（7）保持口腔清洁，必要时用口腔消毒喷雾剂预防感染；若已发生感染，根据感染的情况选用合适的漱口液。

（8）做好皮肤清洁，预防皮肤感染。长期卧床患者应定期翻身，预防压疮发生。

（9）注意观察是否排便及排便的量、颜色、性状，并准确记录，做好肛周及会阴部的照护。

（10）及时为放、化疗的患者做好相关的健康教育。

（11）做好患者的出院指导，包括遵医嘱服药、PICC 管的维护、饮食、运动、复查时间及下次入院治疗时间、出院随访联系电话等。

### （二）化疗照护

（1）常规照护。

（2）保持室内空气新鲜，无异味，减少不良刺激。

（3）观察有无恶心、呕吐、耳鸣、心慌、乏力、出血及尿量的变化，做好护理记录；落实基础护理，保持口腔清洁，观察口腔黏膜的变化，预防口腔黏膜炎的发生。

（4）对症照护

1）急性变态反应：表现为哮喘、皮疹、寒战、低热等。遵医嘱给予预防性药物，用药前需要做好急救准备，输注过程中进行心电监护，密切观察患者的反应并询问患者的主诉，若出现过敏反应，应立即停药并及时处理。

2）疲乏：表现为劳累、嗜睡、敏感、注意力减弱等，应告知患者及其家属疲乏发生的可能性，找出加剧或减轻疲乏的因素，协同制订生活计划，调整活动及休息时间。

3）胃肠道反应：化疗前后遵医嘱使用止吐药，多饮水，以加快化疗药物的排泄，减少毒副作用。对于恶心、呕吐患者，需要保持口腔清洁，呕吐后及时漱口。对于腹泻患者，需要防止脱水以及水、电解质失衡，遵医嘱补液。对于便秘患者，需要进行适当运动，养成定时排便的习惯。

4）骨髓抑制：化疗前后监测血常规及肝肾功能，必要时遵医嘱使用升高白细胞、血小板的药物，避免去公共场所，注意保持口腔卫生，预防感冒。

5）脱发和皮肤反应：评估患者的脱发情况及皮肤完整性，指导治疗前剪短头发，以免引起心理不适，选择柔软的梳子及性质温和的洗护用品，注意皮肤清洁，避免长期紫外线照射，指导患者选择合适的假发、头巾、帽子等饰品。

（5）化疗前给予合理饮食，进食高热量、高蛋白质，高维生素、易消化的食物；化疗期间给予营养支持，进食清淡、富含纤维素、易消化的食物，少食多餐，防治便秘；化疗后宜清淡饮食，加强营养。若营养严重失调，不能经口进食者可酌情给予肠内或肠外营养支持治疗。

（6）静脉输注治疗注意事项

1）药液现配现用，合理安排给药顺序、时间，刺激性强的药物，应充分稀释。根据药物的性质和作用机制决定给药时间，化疗前后需要用生理盐水充分冲洗管道。

2) 保护血管,穿刺宜选用粗直的大血管及使用静脉留置针,注射部位每次更换,计划使用,条件允许情况下可选用 PICC 静脉置管。

3) 化疗药液渗漏时立即停止输液,回抽渗出液,并给予相应解毒药。根据药物性质给予冷敷或热敷,抬高患肢并制动,并做好局部封闭。

(7) 注重心理照护,解释化疗的重要性及其相关反应,消除患者的紧张心理。

(8) 出院指导

1) 指导患者进食高蛋白质、高热量、高维生素、易消化、无刺激性的食物。鼓励患者多饮水,24 小时饮水量大于 2 000 mL。

2) 注意休息,避免劳累,适当锻炼,预防感冒。

3) 定期复查血常规及肝肾功能,若出现不适症状,随时就诊。

### (三) 放疗照护

(1) 常规照护。

(2) 病情观察

1) 注意观察放疗反应。如果出现局部红斑、灼痛、刺痒等症状,可用皮炎洗剂进行冷温敷。如果出现局部感染,可按外科换药处理。

2) 观察有无咳嗽、低热、胸闷、气喘等放射性肺炎症状,如果存在以上症状,遵医嘱给予对症处理。

3) 观察有无胸闷、气急、心率加快等放射性心包炎症状,如果存在以上症状,遵医嘱给予利尿剂、激素治疗等。

4) 观察有无肢体麻木感、触电感或肢体感觉消失、运动障碍等放射性脊髓炎反应,如果存在以上症状,遵医嘱给予对症处理。

(3) 对症照护

1) 皮肤反应:包括急性皮肤反应和慢性皮肤反应,可表现为局部红斑、充血、水肿、溃疡形成或坏死,放疗期间内衣宜柔软、宽大、吸湿性强,照射部位忌用肥皂和粗毛巾擦洗,局部不可粘贴胶布或涂抹酒精及刺激性油膏,避免冷热刺激。夏日外出应防止日光照射,放疗结束后照射处皮肤仍需继续保护至少 1 个月。

2) 全身反应:表现为乏力、头晕、头痛、厌食等,应指导患者照射前少量进食,以免形成条件反射性厌食,鼓励患者多饮水,以促进毒素排出,照射后静卧休息 30 分钟,注意保证充足的睡眠,适当锻炼,预防感染。

3) 黏膜反应:表现为黏膜细胞充血、水肿,继发疼痛、溃疡等,从而引起放射性口腔黏膜炎、放射性胃肠炎、膀胱损伤、角膜损伤等,放疗期间指导患者保持口腔清洁,使用软毛牙刷刷牙,遵医嘱使用漱口液含漱,少量多餐,避免刺激、生硬的食物。如果眼睛在照射范围内,可使用鱼肝油滴眼等。为了预防放射性骨髓炎,3 年内不能拔牙。对于腹泻患者,避免进食高纤维素食物,注意保护肛周皮肤。对于口干患者,可嚼口香糖,避免吸烟、饮酒等。对于严重的放射性口腔黏膜炎,可在饭前喷涂利多卡因等缓解。

4）放射性肺炎：胸部照射可致放射性肺炎，表现为高热、胸痛、咳嗽等，应指导患者保证充足的休息，预防感冒，如果出现呼吸急促，遵医嘱吸氧以及进行抗感染治疗。

（4）进食高热量、高蛋白质、高维生素、易消化的食物，少食多餐，口腔黏膜溃疡严重患者应进行温凉、无刺激的流质或半流质饮食，必要时给予肠内外营养支持。

（5）向患者解释放疗的目的及注意事项，消除紧张情绪。

（6）出院指导

1）指导患者加强营养，注意口腔及皮肤卫生。

2）注意照射处皮肤的保护，如果出现皮肤破溃，应及时就诊。

3）指导患者坚持功能锻炼，增强机体抵抗力。

4）定期复查血常规及肝肾功能，放疗后1～2个月应进行第1次随访，2年内每3个月随访1次，2年后每3～6个月随访1次，及时了解放疗后的肿瘤控制情况及有无不良反应。

## 二、获得性免疫缺陷综合征

（1）观察有无发热、腹泻、体重明显减轻等症状。

（2）注意有无焦虑、恐惧、沮丧甚至轻生的心理。

（3）需要进行消毒隔离，并尽量采用一次性用品，用后可送焚烧处理。

（4）产后遵医嘱给予母婴使用抗生素，注意新生儿眼和脸的保护。

（5）不应施行母乳喂养，指导进行人工喂养。

（6）心理照护。

（7）健康宣教

1）为了预防传播，性交时必须使用避孕套，内裤、毛巾应煮沸消毒。

2）进行规律的产前检查，坚持常规、及时地遵医嘱服药，定期复诊。

3）性伴侣必须进行相关检测和治疗。

4）人工喂养的方法与注意事项。

5）做好个人卫生，应保持外阴清洁，治愈前禁止性生活。

6）获得性免疫缺陷综合征检测和服务流程。

## 三、带状疱疹

（1）保持环境安静、舒适，对于全身不适患者，注意卧床休息，保证夜间充足睡眠；对于疼痛剧烈患者，睡前半小时遵医嘱给予止痛、镇静药。

（2）指导患者忌烟酒及刺激性食物，多饮水，保持大便通畅。

（3）皮肤损伤照护

1）对于皮肤仅有红斑和丘疹患者，外用炉甘石洗剂，如果出现继发感染，每日局部换药并进行氦氖激光治疗。

2）对于头面部皮肤损伤累及角膜患者，白天定时点滴眼药水，入睡前涂红霉素眼膏，注意观察有无视力影响，可用消毒棉签拭去分泌物，勿用手以及不洁物擦拭眼睛。

3）皮肤结痂时勿搔抓,待其自然脱落。

（4）对症处理

1）疼痛:遵医嘱给予镇痛药,与患者交谈,分散其注意力,局部给予红光治疗。

2）发热:遵医嘱给予退热剂或物理降温,及时更换汗湿的衣服及床单,避免受凉,保持皮肤干燥。

（5）健康指导

1）出院后注意规律作息。

2）对于皮肤损伤结痂未脱落患者,勿搔抓。

3）加强锻炼,提高机体抵抗力,避免过度劳累。

## 四、压疮

（1）红斑照护:主要通过增加翻身、按摩次数、调整矫形器和轮椅坐姿等方法缓解局部压力,及时去除潮湿等诱发因素,保持局部清洁、干燥。

（2）水疱处理:当水疱较小时,需防止其发生破裂、待其自行吸收;当水疱较大时,用无菌注射器按无菌技术抽吸,包扎,预防感染。如果水疱已破溃,消毒创面及周围皮肤,用无菌敷料包扎,并配合使用红外线或紫外线照射。

（3）压疮疮面处理:如果存在多处压疮或压疮面积过大,可采用特制床垫解除受累部位受压。疮面感染较轻者可用 0.9％氯化钠溶液冲洗,再用无菌敷料包扎,1～2 日更换一次敷料。局部有渗出压疮可采用透明膜、水凝胶、生物流体膜等外敷,保护疮面,减少渗出,促进愈合。对于坏死溃疡疮面,需要清除坏死组织,促使新生肉芽组织生长。在必要的情况下,可根据全身症状和细菌培养结果,遵医嘱给予全身抗生素治疗来控制感染。

（4）物理治疗:局部可采用紫外线疗法、红外线疗法、超短波疗法及成纤维细胞生长因子离子导入疗法等,促进创面愈合。

（5）加强营养,改善全身状况,增加机体抵抗力。

（6）做好手术前后照护:对于长期保守治疗不愈合或压疮深达肌肉等组织患者,需要考虑手术治疗,应配合医师做好手术前后的各项准备工作及心理照护。

**参考文献**

[1] Kawai K, Gebremeskel B G, Acosta C J. Systematic review of incidence and complications of herpes zoster: towards a global perspective [J]. BMJ Open, 2014,4(6): e004833.

[2] Koshy E, Mengting L, Kumar H, et al. Epidemiology, treatment and prevention of herpes zoster: a comprehensive review [J]. Indian J Dermatol Venereol Leprol, 2018,84(3): 251-262.

[3] Vineis P, Wild C P. Global cancer patterns: causes and prevention [J]. Lancet, 2014,383(9916): 549-557.

[4] Zhou M, Wang H, Zeng X, et al. Mortality, morbidity, and risk factors in China and its provinces, 1990-2017: a systematic analysis for the Global Burden of Disease Study 2017[J]. Lancet, 2019, 394(10204): 1145-1158.

# 第三章　神经系统及骨肌系统疾病照护

## 第一节　神经系统疾病

### 一、卒中

#### （一）概念

卒中是一种会影响大脑动脉供血的疾病，也称为卒中、中风或脑血管意外（cerebral vascular accident，CVA）。卒中常在下列情况下发生。

（1）脑中的血管破裂，出血发生在大脑（脑出血）。

（2）血凝块阻止血液流向大脑（脑梗死）。

受损区域的脑细胞没有足够的氧气和营养，导致脑损伤，由受损区域控制的神经功能因此而丧失。

#### （二）临床表现

卒中可能突然发生，患者可能出现卒中征兆：如有恶心、呕吐或记忆丧失等情况；也可能发生意识丧失、异常呼吸、高血压、脉搏缓慢、面部发红、癫痫等。卒中后因病变性质，部位和病灶大小的不同，可出现一种或多种功能障碍，包括运动功能障碍、感觉功能障碍、言语功能障碍、吞咽功能障碍、认知功能障碍或心理障碍等。

### 二、帕金森病

#### （一）概念

帕金森病（Parkinson's disease，PD）是一种常见于中老年人，以中脑黑质多巴胺神经元退行性变为主，多系统受累的缓慢进展的神经系统变性疾病。

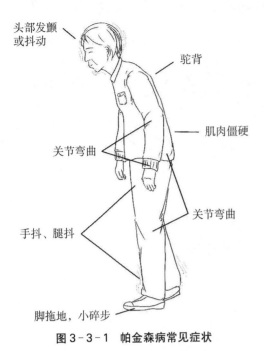

头部发颤或抖动

驼背

肌肉僵硬

关节弯曲

关节弯曲

手抖、腿抖

脚拖地，小碎步

图 3-3-1　帕金森病常见症状

## （二）临床表现（图 3-3-1）

随着年龄增大，症状和体征会越来越严重。

1. 震颤　通常从手部开始，可能出现搓丸样动作（揉搓拇指和示指）；患者可能在手、胳膊、腿、下巴和脸上都有震颤。

2. 肌肉僵硬　出现在上、下肢，颈部和躯干。

3. 动作迟缓　患者步行缓慢、拖沓。

4. 姿势步态障碍（慌张步态）　很难起步，小步快走，身体前倾，有跌倒风险。

5. 面具脸　患者面部肌肉僵硬，表情减少。

6. 其他症状　其他的症状和体征随着时间的推移而发展：包括吞咽和咀嚼障碍；抑郁和情绪变化（恐惧、不安全感）；记忆丧失和思维迟钝等。

## 三、多发性硬化

### （一）概念

多发性硬化（multiple sclerosis，MS）是一种累及中枢神经系统的慢性炎性疾病，主要是大脑和脊髓中覆盖神经纤维的髓鞘病变伴轴突损伤，导致神经冲动无法以正常的方式出入大脑，造成部分或完全功能受损或丧失。该病症状通常在 20～40 岁出现，女性和白种人比其他群体患此病的风险更高，并且有家族史的成员患病率更高。目前，该病无有效根治的治疗方法。

### （二）临床分型

1. 复发缓解型 MS　患者的症状持续几周或几个月，随着症状的逐渐消失，患者可部分或完全康复，此时，症状"缓解"；在某个时候，症状又再次出现，即"复发"。

2. 继发进展型 MS　症状越来越多，患者的病情逐渐加重，没有缓解。

3. 原发进展型 MS　症状变得更严重，每次发作时都会出现更多的症状，患者的状态变差。

### （三）临床表现

多发性硬化的典型表现包括视神经炎引起的单侧视力丧失、横贯性脊髓炎引起的肢体无力或感觉丧失、脑干功能障碍引起的复视或小脑病变引起的共济失调等。

## 四、肌萎缩性脊髓侧索硬化症

### (一) 概念

肌萎缩性脊髓侧索硬化症(amyotrophic lateral sclerosis,ALS)是一种累及脊髓前角细胞、脑干运动神经核及锥体束,具有上、下运动神经元并存损害的慢性进行性神经系统变性疾病。发病年龄多在 45 岁以上,在男性中更为常见,大多数人在发病后 3～5 年内死亡,5 年生存率仅为 10%。

### (二) 临床表现

ALS 患者的临床表现存在较大的个体差异,通常与运动功能相关,大脑、脑干和脊髓中的运动神经细胞受累,这些细胞停止向肌肉发送信息,导致肌肉变得虚弱、消瘦(萎缩)和痉挛。随着时间的推移,大脑无法控制肌肉,致使患者不能移动手臂、腿和身体;说话、咀嚼、吞咽及呼吸的肌肉也受到影响,最终导致呼吸的肌肉失去功能,患者需要呼吸机辅助呼吸。这种疾病还可能伴有肌痛、营养障碍、口干、睡眠障碍、睡眠呼吸暂停、情绪障碍(焦虑、情绪不稳定)和认知与行为改变(如影响语言流畅性、决策和记忆功能)等症状。患者的客观感觉功能通常不受影响,但可能伴有主观感觉异常(如麻木、刺痛感和温度觉减退等)。ALS 目前仍不能完全治愈,有些药物可以减缓疾病,改善症状,但损害不能逆转。

## 五、创伤性脑损伤

### (一) 概念

创伤性脑损伤(traumatic brain injury,TBI)是指由外来的机械性暴力撞击导致的脑部损伤,可造成永久性或暂时性的认知、运动和社会心理功能受损,并伴有不同程度的意识障碍。引起颅脑外伤的主要原因为暴力直接或间接作用于头部,机动车事故、跌倒、攻击和枪伤为常见原因,运动和休闲活动伤害也可导致损伤的发生。

### (二) 临床表现

创伤性脑损伤的致残率和致死率很高,如果患者幸存下来,可能会有一些永久性的伤害;残疾取决于伤害的严重程度和部位。主要临床表现如下。

1. 认知问题　思考、记忆和推理。
2. 感知问题　视觉、听觉、触觉、味觉和嗅觉。
3. 沟通问题　表达或理解语言。
4. 行为或精神问题　抑郁、焦虑、人格改变、攻击性行为、不得体的社会行为。

5. 麻木状态　无反应状态,患者可以短暂地被唤醒。

6. 昏迷　患者是无意识的、没有反应的,也不能被唤醒。

7. 植物人状态　患者是无意识的,对周围事物没有反应;但可有睡眠-觉醒周期,同时也可伴有警觉。

8. 持续性植物状态(PVS)　患者处于植物人状态超过 1 个月。

TBI 必须进行康复治疗,按照患者的需要使用物理、职业、言语/语言和心理治疗;并根据患者的需求和能力来制订护理计划。

## 六、脊髓损伤

### (一) 概念

脊髓损伤(spinal cord injury,SCI)是指由各种原因导致的组织损害,造成损伤平面以下身体的感觉、运动、反射等功能障碍,引发脊髓损伤的常见原因有交通、工业、高空作业、自然灾害的创伤事故及某些脊髓疾病。

### (二) 临床表现

脊髓损伤的类型分为完全性脊髓损伤、不完全性脊髓损伤和马尾损伤。完全性脊髓损伤表现为损伤平面以下完全没有感觉或肌肉运动功能,不完全性脊髓损伤是指损伤平面以下的部分感觉和肌肉运动功能保留,马尾损伤多为不完全性,下肢呈迟缓性瘫痪,大小便失禁。颈脊髓损伤表现为四肢瘫,胸腰脊髓损伤表现为截瘫(图 3-3-2)。

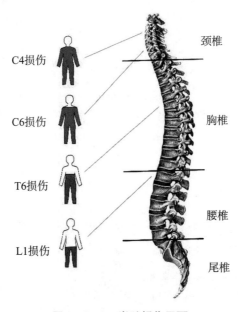

图 3-3-2　脊髓损伤平面

## 第二节 骨骼-肌肉系统疾病

### 一、关节炎

#### (一) 概念

关节炎(arthritis)是一种退行性变,是由年龄增大、肥胖、劳损、创伤、关节先天异常、关节畸形等诸多原因引起的关节软骨退化损伤。关节边缘和软骨下骨反应性增生。骨关节炎会影响到指骨、脊椎、承压关节(髋关节、膝关节和足关节)。

#### (二) 临床表现

患者关节会在不同情况下发生僵硬、疼痛、肿胀和触痛。在休息及运动不足时发生关节僵硬;在承重和运动的情况下发生疼痛,疼痛会影响休息、睡眠及活动能力;在使用关节后发生肿胀很常见,低温及潮湿会加重这些症状。

### 二、类风湿关节炎

#### (一) 概念

类风湿关节炎(rheumatoid arthritis,RA)是一种常见的自身免疫性炎症性疾病,致病原因目前尚不完全明确。其主要临床表现为慢性、对称性、进行性、游走性及侵蚀性的多滑膜关节炎和关节外病变(皮下结节、心包炎、胸膜炎、肺炎、周围神经炎等)。

#### (二) 临床表现

类风湿关节炎往往会引起关节疼痛、肿胀、僵硬及功能丧失。患类风湿关节炎的女性比男性多见,症状通常出现于 20 岁和 50 岁。类风湿关节炎以对称性关节炎症为特定表现,例如,当右手腕发病时,左手腕通常不能幸免;同样,与手腕部邻近的指骨关节也会受到影响;其他受影响的关节包括颈部、肩部、肘部、腰部、膝盖、足踝。这些关节往往会出现晨僵,疼痛和水肿;患者全身不适,有发热、食欲减退、手足发冷等全身症状,症状可能会持续很多年。其他身体部位也可能受到影响:血细胞减少、眼口干燥很常见;少见的并发症包括心脏、血管及肺部的炎症。

### 三、人工关节置换术

人工关节置换术是由生物相容性或机械性能良好的材料,制成一种类似人体骨关节的假体来置换严重受损关节。髋关节和膝关节置换较为常见,其他置换手术包括踝关节、足关节、肩关节肘关节、指关节置换。手术的目的是缓解疼痛、重塑关节功能,矫正关节畸形,使关节获得长期稳定(图 3-3-3、图 3-3-4)。

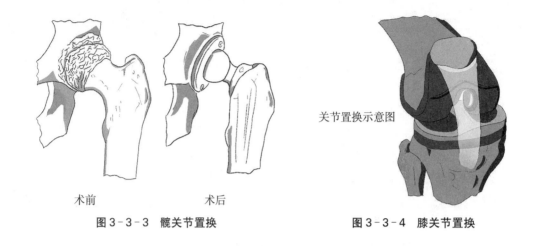

术前　　　　　　　术后

图 3-3-3　髋关节置换

关节置换示意图

图 3-3-4　膝关节置换

### 四、骨质疏松症

#### (一) 概念

骨质疏松症(osteoporosis,OP)是以骨量降低和骨组织微结构恶化为特征的进行性系统性骨骼疾病,随后可伴有骨脆性和骨折易感性的增加。

#### (二) 临床表现

患有骨质疏松的患者骨密度及骨量下降,骨多孔且松脆,骨骼脆弱易损伤。老龄化和绝经是骨质疏松的主要危险因素,患者会出现背痛、身高逐步缩短以及驼背的症状,因跌倒或意外造成骨折的风险很高(图 3-3-5)。

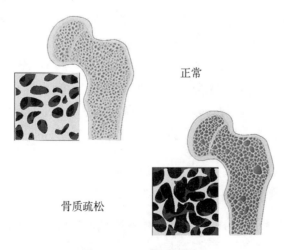

正常

骨质疏松

图 3-3-5　骨质疏松症

## 五、骨折

### （一）概念

骨折是各种原因导致的骨的完整性和连续性中断，骨折部位的周遭组织包括肌肉、血管、神经及韧带也遭到损坏。骨折包括开放性和闭合性骨折，跌倒和意外都可能造成骨折，骨肿瘤、转移性癌症及骨质疏松也是导致骨折的原因。

### （二）临床表现

对于多发性骨折或开放性骨折的患者来说，很可能发生全身症状，如休克、发热等。骨折部位也会出现青紫等肤色变化，或出现疼痛、肿胀、功能丧失等。骨折的特有体征为畸形（患肢外形发生改变、缩短、成角等）、异常活动、骨擦音和骨擦感。

### （三）复位或固定

为了愈合受损的骨骼，将骨折后发生移位的骨折断端重新恢复到正常位置被称为复位或固定。复位后的部位不可以移动，术后患者会佩戴石膏或使用牵引，也可能使用夹板、步行支具及外固定支架固定。

1. 石膏固定　石膏由石膏粉、塑胶或玻璃纤维制成。在打石膏之前，先用医用绷带及棉垫保护该部位，之后再敷上湿润的石膏，使其包裹整个需要固定的部分。塑胶以及玻璃纤维材质的石膏干得很快；石膏粉制成的石膏需要 24～48 小时的干燥时间。完全干燥后的石膏无味、色白且光滑；湿石膏呈灰色、清凉有泥土的气味。在此部分的照护中，护士常需要护理助理的协助。

2. 牵引　牵引分为骨牵引和皮牵引。皮牵引是通过牵拉肢体皮肤间接牵引骨骼的方法，达到复位和制动的目的；骨牵引是牵引力直接作用于骨或关节，达到复位，维持固定，校正肢体畸形缓解疼痛的目的。牵引的结构包含秤砣、绳索及滑轮等，牵引可以应用于颈部、臂部、腿部或骨盆部（图 3 - 3 - 6）。

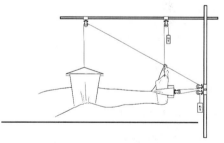

图 3 - 3 - 6　骨折牵引

## 六、截肢

### （一）概念

截肢是指通过手术方法截除失去生存能力，没有生理功能，危害人体的部分或全部肢体，以挽救患者生命，包括截骨和关节离断（经关节的截肢）两种。

### （二）截肢分类

按截肢部分的不同分类，常见的有上肢截肢（肩胛带截肢、肩关节离断、上臂截肢、肘关节离断、前臂截肢、腕关节离断、掌骨截肢、指骨截肢）和下肢截肢（半盆骨截肢、髋关节离断、大腿截肢、膝关节离断、小腿截肢、足部截肢）。

## 第三节　常见照护问题

## 一、神经系统疾病

### （一）卒中

（1）意识障碍。

（2）躯体移动障碍。

（3）语言沟通障碍。

（4）吞咽障碍。

（5）其他并发症：消化道出血、脑疝、深静脉血栓、卒中后抑郁焦虑等。

（6）健康知识缺乏。

（7）缺乏生活自理能力。

### （二）帕金森病

（1）营养失调。

（2）躯体移动障碍。

（3）健康知识缺乏。

（4）缺乏生活自理能力。

（5）心理障碍。

### （三）多发性硬化

（1）躯体移动障碍。

（2）皮肤完整性受损风险。

（3）缺乏生活自理能力。

（4）潜在并发症：感染。

### （四）肌萎缩侧索硬化症

（1）吞咽困难。

（2）肢体功能障碍。

（3）有跌倒风险。

（4）呼吸困难。

### （五）创伤性脑损伤

（1）躯体移动障碍。

（2）缺乏生活自理能力。

（3）躁动。

（4）意识障碍。

（5）清理呼吸道低效。

（6）营养失调。

（7）潜在并发症：压疮、颅内压增高、颅内感染。

（8）有植物生存的可能。

（9）缺乏脑外伤康复知识。

### （六）脊髓损伤

（1）清理呼吸道低效。

（2）躯体移动障碍。

（3）肺部感染风险。

（4）泌尿系统感染的危险。

（5）排泄形态改变。

（6）体温失调。

（7）皮肤完整性受损的危险。

（8）发生废用综合征的危险。

（9）心理障碍。

（10）缺乏生活自理能力。

## 二、骨肌系统疾病

### （一）关节炎

（1）疼痛。

（2）躯体移动障碍。

（3）缺乏生活自理能力。

（4）有废用综合征风险。

（5）知识缺乏。

（6）心理障碍。

## (二) 类风湿关节炎

(1) 关节疼痛。

(2) 躯体活动障碍。

(3) 缺乏生活自理能力。

(4) 心理障碍。

(5) 知识缺乏。

(6) 潜在并发症如骨质疏松、皮疹、尿血等。

## (三) 全关节置换手术

(1) 心理问题。

(2) 缺乏生活自理能力。

(3) 体液不足。

(4) 疼痛。

(5) 有皮肤完整性受损的危险。

(6) 便秘。

(7) 知识缺乏。

(8) 潜在并发症如术后出血、深静脉血栓形成、感染、假体松动、假体脱落等。

## (四) 骨质疏松症

(1) 疼痛和肌无力。

(2) 椎体压缩造成驼背和变矮。

(3) 有骨折的风险。

(4) 生活自理能力下降。

## (五) 骨折

(1) 心理障碍。

(2) 体液不足。

(3) 自理能力下降。

(4) 疼痛。

(5) 便秘。

(6) 有皮肤完整性受损的风险。

(7) 有废用综合征的风险。

(8) 潜在并发症：感染。

(9) 知识缺乏。

### （六）截肢

（1）疼痛：幻肢痛、伤口痛。

（2）躯体移动障碍。

（3）心理障碍。

（4）缺乏生活自理能力。

（5）潜在并发症：关节挛缩。

# 第四节　照护目标

## 一、神经系统疾病

### （一）卒中

（1）使患者最大限度地恢复或重建功能，防治并发症，减少后遗症。

（2）调整患者心理状态。

（3）充分强化和发挥残余功能。

（4）学会使用辅助器具，提高生活自理能力。

### （二）帕金森病

（1）教会患者和家属掌握康复训练和照护方法。

（2）预防和减少继发性损伤的发生。

（3）学会代偿策略。

（4）维持患者关节活动度。

（5）帮助患者和家属调整心态。

### （三）多发性硬化

（1）患者能使用辅助器械进行适当活动，在允许范围内保持最佳活动能力。

（2）皮肤、黏膜保持完整，无破损。

（3）鼓励患者使用辅具提高生活自理能力。

### （四）肌萎缩侧索硬化症

（1）保持关节活动度和肌肉力量。

（2）改善营养状态。

（3）预防和减少继发性损伤的发生。

(4) 帮助患者和家属调整心态。

### (五) 创伤性脑损伤

(1) 通过日常生活能力训练或辅具提高生活自理能力。

(2) 控制或缓解躁动。

(3) 高效清理呼吸道。

(4) 维持良好营养状态。

(5) 预防和减少继发性损伤的发生。

### (六) 脊髓损伤

(1) 抢救生命,保持呼吸道通畅。

(2) 改善心理状态。

(3) 改善躯体活动功能。

(4) 预防和处理各种并发症。

(5) 提高生活质量和回归社会。

## 二、骨骼-肌肉系统疾病

### (一) 关节炎

(1) 患者了解膝关节骨关节炎的诱因及预防要点。

(2) 了解功能锻炼的方法。

(3) 掌握助行器的使用方法。

(4) 减轻或消除疼痛。

(5) 改善或恢复关节功能,尽量恢复正常生理功能和工作能力。

### (二) 类风湿性关节炎

(1) 关节疼痛缓解。

(2) 使关节肌肉功能得到改善。

(3) 减轻抑郁症状,保持情绪稳定。

(4) 患者及家属能描述类风湿关节炎的预防照护措施。

(5) 并发症得以较好控制或未发生并发症、继发症。

### (三) 全关节置换手术

(1) 焦虑/恐惧程度减轻或消失。

(2) 卧床期间的基本需求得到满足,生活自理能力逐渐恢复。

(3) 水、电解质保持平衡,生命体征稳定。

（4）自诉疼痛的程度减轻，舒适感增加，未因疼痛而影响休息。

（5）皮肤完好，未发生压疮。

（6）恢复并保持良好的排便规律，无便秘不适。

（7）能讲解人工髋关节置换术后的注意事项，能复述预防并发症和康复锻炼的相关知识。

（8）未发生出血、感染、深静脉血栓及假体松动或脱位。

### （四）骨质疏松症

（1）减轻患者的疼痛。

（2）逐步提高生活自理能力。

（3）躯体功能有所改善。

（4）减少骨折及其他并发症的发生。

### （五）骨折

（1）减少肢体制动所致的各种并发症和继发的神经、肌肉、血管损伤接受基本康复训练，改善关节活动范围，提高肌力和肌肉耐力，缓解肢体肿胀、疼痛等症状。

（2）注意被固定肢体的血液、淋巴循环，固定物不宜过紧或过松。

（3）掌握助行器或辅具的正确使用方法，尽快恢复正常生理功能和工作能力。

### （六）截肢

（1）尽可能重建丧失的肢体功能，防止或减轻截肢对身体和心理的不良影响。

（2）刺激潜在能力的恢复或代偿已丧失的功能。

（3）尽快使患者恢复较正常的功能。

## 第五节　照护措施

## 一、神经系统疾病

### （一）卒中

（1）根据医嘱应用血管扩张剂，指导患者按时服药，密切观察用药后的反应，尤其是血压变化。

（2）正确摆放肢体位置。防止压疮、坠积性肺炎、深静脉血栓，预防继发性关节挛缩、关节畸形、肌萎缩、肩关节脱位及足下垂内翻等。

（3）对于接受针灸、按摩、理疗的患者应观察治疗后的反应及肢体活动情况。并指导患者积极进行肢体功能锻炼和语言训练。

(4) 进行功能锻炼时,逐步增大活动量,不可操之过急,避免因过多的活动使肌肉、韧带、关节扭伤,甚至引起血压升高,病情复发。早期锻炼要有专人陪护,防止发生虚脱、直立性低血压及摔伤等意外。

(5) 伴有语言障碍的患者,应通过语言、表情、手势、态度等激发患者的热情,调动其内在因求,使其积极配合训练。

(6) 伴有吞咽功能障碍的患者,进餐时床头应摇起至少 30°,一般先选用胶冻样食物,如蛋羹及均质的糊状食物,逐渐过渡到普通食物和水。

(7) 护士应主动关心患者,使其产生信任和安全感。

(8) 出院指导

1) 保持血压稳定,控制血脂、血压。

2) 合理安排工作,避免过度劳累。

3) 环境改造,如去除门槛、增加必要的扶手等。

4) 戒烟、戒酒,定期复查。

**(二) 帕金森病**

(1) 家庭环境设施改造:地面平整,防滑,最好安置无障碍设施;在走廊、沙发、桌旁安装扶手;沙发、座椅避免过于柔软或低矮等。

(2) 提供适量优质蛋白质、高热量、低胆固醇、低盐、低脂、高维生素、易消化软食,鼓励患者多吃新鲜蔬菜和水果,多饮水,保持大便通畅。

(3) 协助生活不能自理的患者做好皮肤、口腔、排泄等基础照护。

(4) 经常了解患者心理变化,讲解疾病有关知识,保持患者情绪稳定。

(5) 加强看护,防止患者摔倒和发生意外,长期卧床者应加强基础和生活照护,预防压疮、肺炎、泌尿系统感染和下肢深静脉血栓的发生。

**(三) 多发性硬化**

(1) 给予患者平卧位,头偏向一侧,呼吸困难者给予半卧位。

(2) 观察病情变化,注意有无精神症状和药物不良反应。

(3) 应进食营养丰富和易消化的食物。

(4) 加强皮肤照护,2~3 小时翻身一次,防止压疮。

(5) 讲解疾病相关知识,消除患者和家属的疑虑,增强其信心。

(6) 肢体被动及主动锻炼。

**(四) 肌萎缩侧索硬化**

(1) 鼓励和指导患者使用背带、助行器,或轮椅。

(2) 采取安全措施防止跌倒和受伤。

（3）食用性状偏软的食物或使用鼻胃管。

（4）机械通气,吸痰。

（5）心理和社会支持。

### （五）外伤性脑损伤

（1）给予营养丰富,易消化食物。

（2）伤口照护,观察病情变化。

（3）加强功能锻炼,必要时可行一些辅助治疗,如高压氧等。

（4）并发症照护

1）昏迷、半昏迷患者和不能进食者要加强口腔照护,预防口腔炎的发生。

2）术后患者注意翻身叩背,按摩受压部位皮肤,防止压疮和肺炎的发生。

3）如有深静脉穿刺的患者,注意静脉穿刺部位的皮肤,每天更换穿刺部位敷料,应尽早拔除以防止静脉血栓的发生,如周围静脉循环不良者,应在对侧重新穿刺。

4）术后老年人要注意活动下肢,防止下肢静脉血栓形成或静脉炎发生,注意观察下肢皮肤的颜色、温度及有无水肿形成,发现异常及时进行处理。

5）术后有肢体偏瘫,要保持肢体功能位置,防止足下垂,神经功能不全者可采用针灸、理疗、体疗等。

6）颅底骨折耳鼻腔有液体流出者,用消毒纱布覆盖,切记用棉花填塞。

7）保持呼吸道通畅,准备好吸痰用具,随时做好气管切开的配合和照护。

8）躁动患者应加以保护性约束。

### （六）脊髓损伤

（1）采取安全措施防止跌倒,按照指示使用床栏。

（2）把床保持在较低的位置。

（3）保证呼叫器在患者随手可及范围内,如果无法使用呼叫器,则需要经常巡视患者。

（4）防止烫伤:检查浴水、热敷和食物的适当温度。

（5）至少 2 小时为患者翻身 1 次。

（6）遵循护理计划,预防压疮。

（7）使用支持性设备为患者保持良好的体位。

（8）遵循肠道和膀胱训练计划。

（9）记录出入水量。

（10）保持肌肉功能,防止挛缩,协助关节活动度练习。

（11）根据需要提供食物、液体和自助设备。

（12）给予情感和心理上的支持。

（13）遵循患者的康复计划。

（14）对房间进行安全核查。

## 二、骨肌系统疾病

### （一）关节炎

1. **休息与活动** 一般 OA 无须卧床休息，当负荷关节或多关节受累时，应限制其活动量。急性期关节肿痛症状严重时亦应卧床休息，病变关节局部需夹板或支具短期固定，注意固定时保持正确姿势。

2. **疼痛的处理** 包括控制活动量，以及物理、药物治疗。

（1）控制活动量：根据病变关节的耐受程度来确定。

（2）物理治疗：热疗、水疗、低频电疗或直流电疗、中频电疗、高频电疗和运动治疗方法均可缓解疼痛。

（3）药物治疗：非甾体抗炎药物，中等剂量。

3. **支具与辅助器具** 常用于炎性疼痛性或不稳定性关节，可减少关节的活动，促进消肿、止痛和保持关节功能位。常用的支具与辅助器具有手夹板、拐杖、轮椅、持物器等。

4. **健康教育**

（1）让患者认识到本病是发生于关节软骨的一种退行性变，保持关节的活动可以促进局部血液循环，改善关节软骨的营养和关节功能，减轻症状。

（2）肥胖的中老年患者，宜控制饮食，适当进行体育活动，实行减肥，以防止下肢各承重关节长时间超负荷。

（3）患者平时可做些力所能及的工作及家务劳动，并可根据自己的兴趣爱好及身体状况选择合适的锻炼项目，如练气功、做健身操、散步等，以不感到疲劳为度，禁忌剧烈运动。

### （二）类风湿关节炎

（1）密切观察病情。

（2）注意活动与休息

1）活动期发热或关节肿胀明显时应卧床休息，勿长时间维持抬高头部和膝部的姿势，以免屈曲姿势造成关节挛缩致残。

2）病情缓解时指导患者进行功能锻炼。如穿脱衣服、进食、如厕等，保持生活自理能力。

3）运动后可用热敷、热水浴、红外线等理疗方法改善血液循环，缓解肌肉挛缩。

4）当病变发展至关节强直时，应保持关节的功能位置，必要时用夹板固定，以保持一定的生活自理能力。

（3）疼痛照护

1）关节肿胀、疼痛剧烈时，遵医嘱给予消炎止痛剂。

2）缓解期帮助指导患者功能锻炼。

3）采取解除或减轻疼痛的措施：①每日清晨起床时进行15分钟温水浴或用热水浸泡；②可用谈话、听音乐等形式分散疼痛注意力。

（4）保持患者自理能力。

（5）心理照护。

（6）药物照护。

（7）健康教育。

### （三）全关节置换手术术后照护：髋关节和膝关节

（1）诱发性肺量计、深呼吸以及咳嗽练习，预防呼吸系统并发症。

（2）弹力袜预防腿部血栓。

（3）在理疗师的指导下进行强健腰部和膝部的运动。

（4）保护腰部。

（5）促进组织愈合与强度修复的食物和饮品。

（6）预防跌倒的安全措施。

（7）预防感染的措施必须预防伤口、尿道及皮肤感染。

（8）预防压疮的措施。

（9）使用辅助设备帮助移动、转身、复位以及转移。

（10）协助步行及使用步行辅助设备：患者可能需要手杖、助行器和拐杖。

### （四）骨质疏松症

1. 健康教育　根据患者的文化层次、年龄、爱好、生活习惯等，做好有针对性的心理疏导。帮助他们从生理、病理等角度了解OP的预防、发病机制和康复等问题，有利于保持健康的心理状态，调动机体内在的抵抗力，使其积极配合治疗。

2. 饮食照护　通过膳食来源达到最佳钙摄入是最优先的方法，摄入含钙的食物如奶类、鱼、虾、海产品、豆类及其制品、鸡蛋、燕麦片、坚果类、骨头汤、绿叶蔬菜及水果等。

3. 运动指导　运动项目的选择应依个体的年龄、性别、健康状况、体能等特点及运动史选择适当的方式、时间、强度等。一般来说，年轻人宜选择运动量大的体育运动，老年人宜选择逐渐加量的力量训练，强调户外运动至少每天1小时。

4. 用药照护　指导患者根据不同的疏松程度，遵医嘱及时、正规用药，严密注意药物的疗效及不良反应。

5. 改变不良生活、饮食习惯　做到营养搭配合理；避免酗酒，嗜烟，饮过量的浓茶、浓咖啡及碳酸饮料；保证充足的睡眠；增加户外活动，适当日晒。

6. 做好健康教育

（1）注意营养：重视蛋白质、维生素（特别是维生素D）和钙、磷的补充，改善膳食结构，多摄入富含钙质的食物，如可多食牛乳、骨头汤、豆制品、水果及新鲜蔬菜等。

（2）戒烟、戒酒：酒精中毒可致骨质疏松，吸烟过多会增加血液酸度，使介质溶解。

（3）重视运动，但不宜剧烈运动。养成每日适度运动的良好习惯，并长期坚持。

（4）多接受日光浴：多到户外活动，以增加维生素 D 的生成，并注意防寒保暖。

（5）不滥用药物，特别是要慎用激素类药物。

### （五）骨折

**1. 牵引照护**

（1）观察肢端血液循环情况：肢端皮肤颜色、温度，桡动脉或足背动脉搏动情况，毛细血管充盈度，指（趾）活动情况及患者主诉，如有无疼痛、麻木感觉等。如肢端皮肤颜色变深，温度下降，动脉搏动减弱，毛细血管充盈缓慢，被动活动指（趾）引起剧烈疼痛，患者主诉肢体疼痛、麻木，说明发生了血液循环障碍，应立即查找原因及时处理。

（2）保持有效牵引：皮牵引者应注意牵引带有无松散；颅骨牵引者应每日将颅骨牵引弓的靠拢压紧螺母拧紧 0.5～1 圈。保持牵引锤悬空，滑车灵活，牵引绳上不能放置被子、枕头等物品，牵引绳与身体长轴平行。防止滑车抵住床尾或床头，防止牵引锤着地及牵引绳断裂或滑脱。颅骨牵引时，可抬高床头 15°～20°，保持牵引力与反牵引力平衡。肢体位置放置要求：股骨颈、粗隆间骨折患者保持中立外展位；股骨上段骨折行骨牵引时患肢应尽量外展，患者保持半卧位。牵引重量应根据病情调节，不可随意增减。

（3）预防皮肤并发症

1）牵引重量不宜过大。

2）对胶布过敏或出现水疱，应及时处理。

3）胶布边缘溃疡面积较大时，应去除胶布暂停皮牵引改为骨牵引。

4）长期卧床者应定时按摩骨隆突出，放置软垫，保持床单平整。

（4）防止牵引针眼感染：保持牵引针眼干燥、清洁。针眼处不需要覆盖任何敷料，每天用 75% 的乙醇涂擦 2 次，针眼处如有分泌物或痂皮，应用棉签将其擦去，防止痂下积脓，注意牵引针有无左右偏移。如有偏移应消毒后调至对称位置。

（5）加强功能锻炼：向患者及家属讲解功能锻炼的重要性。早期主要进行肌肉的等长收缩，2 周后开始练习关节活动，肌肉瘫痪的肢体应做关节的被动活动，病情允许可以练习全身活动，如扩胸、深呼吸、有力咳嗽、抬起上身等，以改善呼吸功能。

（6）协助患者做好生活和基础照护，保持口腔清洁，做好留置导尿的照护。

**2. 石膏照护**

（1）石膏干涸前的照护

1）石膏干涸前用手掌平托石膏，避免牵拉、手指压迫石膏出现凹陷而压迫局部血管、神经和软组织。

2）未干透的石膏固定肢体切忌放在硬板床上，不可在石膏上放置重物，避免石膏折断、变形。

3）寒冷季节未干涸的石膏需覆盖被毯时应使用支被架。可提高室温，同时用烤灯照射,但应注意避免烫伤。夏季可用电扇吹干,注意防暑降温。

4)石膏干涸后脆性增加易折断,协助患者翻身或者改变体位时支托关节部位;在搬动患肢时平行托起,切忌在关节部位施加外力。

（2）石膏干涸后的照护

1)抬高患肢:下肢石膏固定后保持足跟悬空,上肢石膏固定后用绷带悬吊,使患肢高于心脏平面,以利于血液、淋巴回流,减轻肿胀。

2)保持石膏清洁:保持会阴部及臀部石膏的清洁,为石膏托固定患者换药时应注意保护伤口周围的石膏不被污染,严重污染的石膏应及时更换。

3)注意石膏内出血:如发现石膏表面有血迹时,应用笔在石膏表面标明范围并记录时间,若血迹的边界不断扩大,应考虑是否有内出血,应通知医师紧急处理。

4)观察患肢血液循环情况,注意患肢肿胀程度、皮肤温度、颜色及感觉的改变。

5)预防压疮:经常用手指伸进石膏按摩肢体,石膏边缘整齐光滑避免卡压或摩擦肢体,同时协助患者定时翻身。注意患者肢体疼痛的主诉。

6)坚持功能锻炼:石膏固定当天可进行肌肉收缩活动,石膏拆除后可每日按摩肌肉并加强功能锻炼。可以适当下床活动,以防失用性骨质疏松、关节僵硬。

7)指导患者进食高蛋白质、高维生素、高纤维素饮食,多饮水,进行腹部顺时针按摩,防止活动减少引起便秘。

## （六）截肢

（1）严密观察全身状况及残端伤口情况,床头备止血带,预防继发性大出血。

（2）残端应妥善包扎,所有骨凸处均应用软棉垫衬护。然后用弹力绷带裹扎,直到安装假肢为止。

（3）伤口愈合后,每日用中性肥皂清洗残肢。观察残端的皮肤,注意有无压痛、发红或其他皮肤受到刺激或撕裂现象。

（4）对残端给予经常和均匀的压迫,促进残端软组织收缩。

（5）如患者出现幻肢痛,引导患者注视残端,以加强其对肢体截除事实的心理感受。

（6）健康教育

1)为患者选择合适的假肢,帮助其装卸,指导其假肢使用的注意事项。

2)告诉患者避免在残肢下垫枕头来抬高患肢,应通过加高床尾使截肢端抬高。

3)避免将患肢长时间悬于床缘,长时间屈膝。

4)膝上截肢的患者,避免将残肢长时间置于拐把上,以免关节挛缩。

**参考文献**

［1］宋鲁平,王强.帕金森病康复中国专家共识[J].中国康复理论与实践,2018,24(07):745-752.

［2］朱晓瓞,岳茂兴,郝冬琳,等.肌萎缩侧索硬化症临床诊疗新进展[J].中华卫生应急电子杂志,2019,5(01):38-56.

［3］Compston J，Cooper A，Cooper C，et al. UK clinical guideline for the prevention and treatment of osteoporosis ［J］. Arch Osteoporos，2017,12(1)：43.

［4］Reich D S，Lucchinetti C F，Calabresi P A. Multiple sclerosis ［J］. N Engl J Med，2018,378(2)：169－180.

# 第四章　心血管系统疾病照护

近年来,心血管疾病已经成为威胁老年人健康的头号杀手。循环系统主要包括血液、心脏和血管,心血管系统通过心脏的节律性收缩和舒张将血液运输到身体各处的细胞中。人体随着年龄增加,心血管逐渐老化,60～70 岁老年人心输出量与 20～30 岁人相比,减少 20%～30%。动脉弹性降低和血流分布、血液黏度的改变促使动脉硬化、血栓形成、冠心病、高血压和脑梗死等心脑血管疾病发生,给家庭和社会造成了严重的负担。增强对老年人心脑血管疾病发病原因及症状的了解,预防发病、掌握病因并及时治疗和护理,意义重大。

## 第一节　心血管系统疾病

### 一、冠心病

#### (一) 概念

冠状动脉粥样硬化使血管腔阻塞,冠状动脉血流量减少,导致心肌缺血、缺氧和营养供给不足而引起的心脏病,统称为"冠状动脉性心脏病",简称"冠心病"(图 3-4-1)。本病多发生在 40 岁以后,男性多于女性,脑力劳动者较多。在欧美国家中极为常见,占心脏病死亡数的 50%～75%。在我国本病占心脏病死亡数的 10%～20%。随着人口老龄化,冠心病的患病率正逐渐增加。

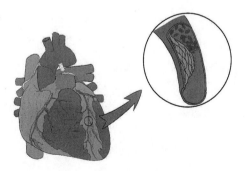

**图 3-4-1　冠状动脉粥样硬化示意图**

#### (二) 临床表现

冠心病的典型症状是心绞痛。心绞痛是冠状动脉供血不足,心肌急剧的、暂时的缺血与缺氧所引起的临床综合征。其特点为胸骨下段心前区或胸骨后部有压迫感或疼痛紧缩感,也可有烧灼感,可放射至心前区和左上肢。常发生于体力劳动、运动后或情绪激动时,饱食、寒冷、吸烟、心动过速、休克等亦可诱发。疼痛出现后常逐步加重,持续数分钟,休息或服用硝酸甘油后得到缓解。可数天或数星期发作一次,亦可一日内发作多次。

## 二、心律失常

### (一) 概念

心律失常是由电传导或自律性异常导致的心率和节律改变。然而有很多心律失常的心跳节律是整齐的,甚至比窦性心律更为规则,如室上性心动过速、心房扑动等,有些心律失常的心率可以在正常范围,如加速性交界性或室性心律。此外,在Ⅰ度房室传导阻滞、束支传导阻滞等患者中,心脏体征可以完全正常。

### (二) 临床表现

心律失常按临床表现可分为快速性心律失常(包括窦性心动过速、期前收缩、室上性和室性心动过速、扑动和颤动)及缓慢性心律失常(包括窦性心动过缓、窦性停搏和逸搏心律、传导阻滞)两大类。根据心律失常类型,患者可出现以下体征和症状,如心悸、心跳加快、减慢或不规则心跳、虚弱、眩晕、头晕目眩、出汗、昏厥、呼吸困难、胸痛、焦虑和晕厥。

## 三、心肌梗死

### (一) 概念

心肌梗死(myocardial infarction, MI),通常被认为是一种心脏突发疾病,也是急性冠脉综合征的一种,是由冠状动脉血流量急剧减少或中断,使相应的心肌严重而持久地急性缺血所致。在心血管疾病中,本病是美国与西欧人死亡的首要原因。我国本病发病率以华北地区最高。如果延误治疗死亡率非常高,几乎一半的猝死是在院前发作。如果在首发症状出现的1小时内及时进行有效治疗,预后将得到明显改善(图3-4-2)。

### (二) 临床表现

MI的部位与受累的血管有关。左冠状动脉旋支阻塞可导致外侧壁梗死;前降支阻塞可致前壁梗死。后壁或下壁梗死则通常是由右冠状动脉和它的分支阻塞造成的。右心室梗死也可由右冠状动脉阻塞引起,可伴随下壁梗死,并可能引发右侧心力衰竭。在Q波型(全壁)MI中,组织损伤贯穿整个心肌肌层;在非Q波型中,组织损伤仅累及心肌内层或可达到中肌层。

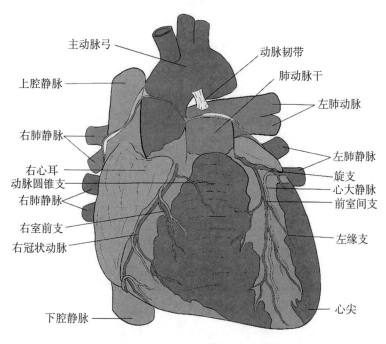

图 3‐4‐2　心脏血管分布示意图

MI 的主要症状是持续的、胸骨下段压迫性疼痛,可放射至左臂、左肩部等,并持续 12 小时以上。临床表现有持久的胸骨后剧烈疼痛、发热、白细胞计数和血清心肌酶增高及心电图进行性改变;可导致心律失常、休克或心力衰竭等。部分患者,尤其是老年人或患有糖尿病患者也可能没有明显症状。

## 四、心力衰竭

### (一) 概念

心力衰竭是由心脏疾病导致心功能不全的一种综合征,是指心肌收缩力下降使心排血量不能满足机体代谢的需要,器官、组织血液灌注不足,同时出现肺循环和(或)体循环淤血的表现。心力衰竭主要是血管之间及血管内的低灌注和超负载造成的。

### (二) 临床表现

心力衰竭可按照发生部位分为左心衰竭、右心衰竭。

1. 左心衰竭　是由左心室收缩功能不全而引起,血液倒流至左心房和肺部,引起疲劳乏力、呼吸困难和活动耐受力下降等症状。劳力性呼吸困难,是左心衰竭患者的早期症状之一;夜间阵发性呼吸困难,是左心衰竭的典型表现;端坐呼吸提示患者心力衰竭程度较重。心力衰竭时肺淤血,气管及支气管黏膜亦淤血水肿,呼吸道分泌物增多,可引起反射性咳嗽、咳痰增多。淤血的肺毛细血管破裂时也可引起咯血,咯血量多少不定,呈鲜红色。若肺淤血持续未纠正,可导致肺水肿和右心衰竭。常见的原因有左心室梗死、高血压、主动脉瓣和二尖瓣狭窄。

2. **右心衰竭**  是由右心室收缩功能不全而引起,血液回流至右心房与外周循环,从而导致患者体重增加、外周水肿,肾脏及其他器官淤血。若右心衰竭是继发于左心衰竭时,因右心衰竭后,右心室输出量减少,肺淤血减轻,反可使左心衰竭的呼吸困难减轻。但若右心室衰竭因心输出量明显降低而恶化时(可以看作是心力衰竭的终末期表现或继发性肺动脉高压),呼吸困难反会变得很严重。右心衰竭最常见的原因是左心衰竭引起的血液反流,也可源于急性右心室梗死、肺动脉高压或肺栓塞。

## 五、高血压

### (一) 概念

高血压是指间断或持续地舒张压或收缩压升高,按发病原因可分为原发性和继发性高血压。在绝大多数患者中,高血压的病因不明,称为原发性高血压,占总高血压患者的95%以上。高血压是老年常见疾病之一,在35～75岁的中国成年人中,近一半患有高血压,其中15.2%为2期及以上高血压患者,在2期及以上高血压患者中只有不到1/3服药,血压得到控制的人不到1/12。因此,高血压的防治及理论研究已成为医学界十分关注的问题。

目前,我国采用国际上统一的标准,即收缩压≥140 mmHg和(或)舒张压≥90 mmHg即可诊断为高血压,其分级如下表所示。单纯收缩性高血压是指患者收缩压>160 mmHg,同时舒张压<90 mmHg。单纯收缩性高血压是老年高血压常见类型之一,发病率随着年龄呈曲线增加(表3-4-1)。

表3-4-1 高血压分级标准

| 分类 | 收缩压(mmHg) | 条件 | 舒张压(mmHg) |
| --- | --- | --- | --- |
| 正常血压 | <120 | | <80 |
| 正常高值 | 120～139 | 和 | 80～89 |
| 1级高血压(轻度) | 140～159 | 和(或) | 90～99 |
| 2级高血压(中度) | 160～179 | 和(或) | 100～109 |
| 3级高血压(重度) | ≥180 | 和(或) | ≥110 |
| 单纯收缩期高血压 | ≥140 | 和 | <90 |

### (二) 临床表现

高血压的危险因素包括家族史、压力、肥胖、长期食用高钠和高饱和脂肪的饮食、吸烟、久坐不动的生活方式和衰老等。原发性高血压通常起病缓慢,早期常无症状,可多年未发现而偶于体格检查时发现血压升高,少数患者则在发生心、脑、肾等并发症后才被发现。继发性高血压可能由以下原因引起:肾血管疾病,嗜铬细胞瘤,原发性醛固酮增多症,库欣综合征,甲状腺、垂体或甲状旁腺功能障碍;先天性主动脉缩窄等。

高血压患者可有头痛、眩晕、气急、疲劳、心悸、耳鸣等症状。体检时可听到主动脉瓣第二心音亢进,主动脉瓣区收缩期杂音或收缩早期喀喇音;长期持续高血压可有左心室肥厚并可闻及第四心音。高血压后期的临床表现常与心、脑、肾功能不全或器官并发症有关。当发生继发高血压时,其症状体征与其原发原因相关,如库欣综合征可有躯干性肥胖和紫纹。

## 六、腹主动脉瘤

### (一) 概念

腹主动脉瘤(AAA)是指动脉壁呈现非正常扩张,常发生于薄弱的主动脉壁,如肾动脉和髂动脉分支。AAA 通常是由动脉粥样硬化、高血压、先天性血管壁薄弱、动脉中层囊性坏死、创伤、梅毒或其他感染所致。主动脉壁受损出血,血液进入动脉壁,则发生夹层动脉瘤。动脉粥样硬化性主动脉瘤常好发于腹主动脉或大腿动脉;梅毒性动脉瘤是受累于升主动脉的常见类型,需与动脉粥样硬化进展相鉴别;夹层动脉瘤最常见于降主动脉或胸主动脉。男性发生动脉瘤的概率比女性高出 4 倍,40～70 岁的老年男性发生率最高(图 3 - 4 - 3)。

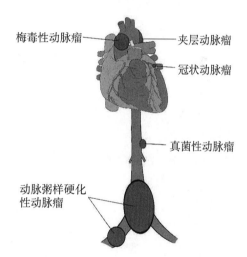

图 3 - 4 - 3　主动脉瘤的分类示意图

### (二) 临床表现

AAA 患者脐周可出现搏动性肿物并伴有主动脉听诊区收缩期杂音。较大的动脉瘤可能会表现出类似肾结石、腰椎间盘疾病、十二指肠压迫的症状。放射至侧面的腰痛,因压迫腰神经的腹股沟区疼痛是腹主动脉瘤增大和破裂的先兆。若动脉瘤破裂进入腹膜腔,可引起严重的持续腹背部疼痛,类似肾或输尿管绞痛的症状。

## 七、外周动脉疾病

### (一) 概念

周围动脉闭塞性疾病(PAOD)通常是动脉粥样硬化的并发症,是指因主动脉腔或其主要分支的阻塞或狭窄而导致的血流阻断,多见于腹主动脉下端的大、小型动脉。由于动脉粥样斑块及其内部出血或斑块破裂,导致继发性血栓形成而逐渐产生管腔狭窄或闭塞,导致患肢缺血等临床表现。PAOD 发病的诱因包括吸烟、高血压、年龄增长、高脂血症、糖尿病、血管性疾病、心血管梗死或卒中患者等。本病多见于老年人,男性多于女性,尤以70 岁以上多发。糖尿病患者发生本病者比无糖尿病患者高 11 倍,且发病年龄更早,更易影响较小口径和较远侧部位的动脉。

**(二)临床表现**

间歇性跛行是外周动脉疾病的典型症状。这是因肢体运动诱发的肢体局部疼痛、紧束、麻木或肌肉无力感,肢体停止运动后症状即可缓解。临床上最多见的是股动脉狭窄所致的腓肠肌性间歇性跛行。病情进一步发展,动脉严重狭窄以致闭塞时,肢体在静息状态下也可出现疼痛等症状,称为静息痛。多见于夜间肢体处于平放状态时,若将肢体下垂可使症状减轻,更严重时肢体下垂也不能缓解症状,患者丧失行走能力,并可出现缺血性溃疡。

## 第二节　常见照护问题

（1）反复发作或持续疼痛。
（2）语言沟通障碍。
（3）自理缺陷。
（4）出现栓塞。
（5）破裂或出血。
（6）呼吸困难。
（7）患废用综合征风险。
（8）活动无耐力,疲劳、乏力。
（9）焦虑与恐惧。
（10）感染的危险。
（11）活动受限。
（12）有外伤风险。

## 第三节　照 护 目 标

（1）老年人主诉疼痛减轻或无疼痛症状,心脏节律平稳。
（2）老年人能安全地进行自理活动,卧床期间生活能够得到满足。

（3）老年人能掌握有效咳痰的方法，发绀、呼吸困难等表现减轻。

（4）氧气供给充足，老年人能保持适当的慢体力活动，并恢复最佳活动功能。

（5）老年人主诉无头晕、乏力、恶心、心悸等症状。

（6）老年人能运用应对焦虑恐惧的有效方法，生理和心理的舒适感增加。

（7）老年人患病期间没有发生肺部感染、跌倒等。

（8）老年人或家属成员健康意识增强，具有一定的照护能力。

# 第四节　照 护 措 施

## 一、紧密监测患者生命体征

如患者进行手术，要细致的进行术前和术后护理；监测患者血压、心电图、心音和呼吸音；评价心肺功能和动脉血气分析；严密观察神经系统变化情况；注意出血征象（脉搏加快、呼吸频率增加和低血压）等；评估患者体液平衡和血液循环情况；注意体温升高和感染征象。监测患者是否有胸痛，必要时记录疼痛时间，让患者自我评估疼痛程度。

## 二、氧供充足，促进排痰

若患者能够自主呼吸，动脉血气分析值、潮气量和肺活量正常，可拔除气管插管换用氧气面罩。心力衰竭时，将患者半坐卧位，给予氧疗。为气管插管患者勤吸痰。嘱患者做深呼吸运动，同时协助患者翻身或行胸背部叩击促进痰液的排出；取半坐卧位有利于痰液咳出，减轻呼吸困难的症状。

## 三、锻炼自我照护能力

尽可能早地帮助患者下地行走；指导和鼓励患者最大限度地完成自理活动；将常用物品、药品如硝酸甘油等，放在患者伸手可及的地方；协助洗漱、更衣、床上擦浴；及时提供便器，做好便后清洁工作；指导患者使用放松技术，如缓慢地深呼吸，全身肌肉放松等；协助关节活动度锻炼。

## 四、饮食照护

饮食中增加纤维素含量，补充足够的水分，给予足够的优质蛋白质、低脂肪、低糖、低盐、高维生素和适量的含钙、铁的食物。保证食物的温度、软硬度适合患者的咀嚼和吞咽能力；恢复期间要每日监测患者体重，并检查外周水肿情况。

## 五、心理支持

为患者提供更多的心理支持。通过提供合理的解释并解答所有疑问，帮助他们减轻对疾病的心理压力;帮助患者总结正确的应对方法,给予肯定和鼓励;与家庭成员共同参与缓解患者的恐惧焦虑心理,如陪伴、转移注意力的交谈等;鼓励患者参加一些可增加舒适和松弛的活动,保持舒适良好的心情。

## 六、安全照护

保持病室周围环境光线充足、宽敞、无障碍物。患者离床活动、上厕所或外出时应有人陪伴,并给予搀扶。对长期卧床患者,嘱其缓慢改变姿势,避免突然改变体位;给患者加床栏,防止坠床。为患者备好辅助用具,如手杖、助听器等,并指导患者正确使用。

## 七、健康教育

准备出院患者的健康教育:积极宣讲心血管疾病的相关危险因素;建立个性化的活动锻炼方案;指导患者低盐、低胆固醇、低脂肪、高蛋白质、高纤维素饮食,帮助患者调整生活方式;向患者强调遵循医嘱的重要性,并时刻警惕药物的不良反应;鼓励患者按时参与心脏门诊康复计划,告知复诊流程,定期复诊检查。

**参考文献**

[1] Lu J, Lu Y, Wang X, et al. Prevalence, awareness, treatment, and control of hypertension in China: data from 1.7 million adults in a population-based screening study (China PEACE Million Persons Project)[J]. Lancet, 2017,390(10112): 2549 - 2558.

[2] Sakalihasan N, Limet R, Defawe O D. Abdominal aortic aneurysm [J]. Lancet, 2005,365(9470): 1577 - 1589.

[3] Swedberg K. n - 3 Fatty acids in cardiovascular disease [J]. N Engl J Med, 2011,365(12): 1159.

[4] Triposkiadis F, Xanthopoulos A, Butler J. Cardiovascular aging and heart failure: JACC review topic of the week [J]. J Am Coll Cardiol, 2019,74(6): 804 - 813.

[5] Zhu K F, Wang Y M, Zhu J Z, et al. National prevalence of coronary heart disease and its relationship with human development index: a systematic review [J]. Eur J Prev Cardiol, 2016,23 (5): 530 - 543.

# 第五章　呼吸系统疾病照护

## 第一节　呼吸系统疾病

### 一、慢性阻塞性肺疾病

#### (一) 概念

由慢性支气管炎和肺气肿逐渐发展,形成慢性阻塞性肺疾病(chronic obstructive pulmonary disease，COPD)，影响氧气和二氧化碳交换,造成气流阻塞,常见的诱发因素包括吸烟、反复发作或慢性的呼吸道感染、大气污染、化学物质的职业暴露及过敏等。我国 40 岁以上人群 COPD 的患病率为 13.7%，且 60 岁以上人群的患病率达 27%，男性患病率高于女性,这可能与男性普遍存在吸烟习惯有关。该病无法治愈,但如果在肺部损伤扩散前戒烟,可一定程度逆转早期的炎症性病变,同时结合氧气治疗和呼吸训练可有效预防呼吸道感染。

#### (二) 临床表现

1. **症状**　慢性咳嗽(晨间明显),咳痰(清晨较多),气短或呼吸困难(COPD 标志性症状),喘息和胸闷及体重下降,食欲减退。

2. **体征**　视诊有桶状胸,呼吸变浅、频率增快,严重可有缩唇呼吸;触诊语颤减弱;叩诊过清音,心浊音界缩小,肺下界和肝浊音界下降;听诊两肺呼吸音减弱、呼气延长,部分患者可闻及湿性啰音/干性啰音。

### 二、流行性感冒

#### (一) 概念

流行性感冒多由病毒引起,多发生于每年 11 月至次年 3 月,大部分人 1 周即可好转。

接种流感疫苗为最佳预防方法,患者必须在病毒感染出现症状和体征的 48 小时内接受抗病毒药物治疗。

### (二) 临床表现

注意与普通感冒相互区别。普通感冒几乎不发热、头痛或感到极度疲惫,仅有鼻塞、打喷嚏、咽痛、轻中度胸部不适、干咳和轻微全身酸痛,常伴发鼻窦感染、中耳炎或哮喘等。流行性感冒可能会出现 3~4 天高热、头痛、胸部不适、咳嗽,常伴发严重的全身酸痛、极度疲惫、支气管炎、肺炎等,加重慢性疾病甚至危及生命。若发现精神状态或行为发生改变、体温处于正常范围以下、易疲劳或食欲减退、不爱饮水等现象,警惕流行性感冒的发生,以免延误治疗或治疗不当而引起肺炎。

## 三、老年肺炎

### (一) 概念

由细菌、病毒和其他微生物通过空气吸入、误吸或由血液将病毒从感染部位带至肺部,引起肺组织感染导致肺炎,受感染的组织充满液体,影响气体交换。据报道,病理证实但临床未能诊断的疾病"漏诊率"为 3.3%~61.4%,而临床已诊断但无相应病理证实的疾病"误诊率"为 10.8%~39.3%。65 岁以上、吸烟、卒中、卧床、残疾、普通感冒、营养不良、慢性疾病、活动能力减弱和管饲饮食等均是肺炎的危险因素。老年人常发生吸入性肺炎,危险因素包括吞咽障碍、呕吐反射和神经系统疾病或使用麻醉剂、镇静剂和酒精等,易导致死亡率增高。根据不同病原体有不同的治疗方案,并需要提供支持性照护。

### (二) 临床表现

该类疾病多无典型症状,有症状者仅占 35%,常表现为高热(39~40 ℃),寒战,咳嗽,胸痛,呼吸困难(首发呼吸急促及呼吸困难占 56%,无症状者占 10%),痰液黏稠呈白色、绿色、黄色或猩红色,恶心呕吐,头疼,肌肉酸痛易疲倦或有发绀症状,但老年人由于药物或疾病因素,没有典型症状或体征,仅出现意识紊乱、脱水或呼吸急促等现象。常见并发症为感染性休克、低氧血症、呼吸衰竭、脓胸、心包炎和菌血症等。

## 四、肺结核

### (一) 概念

肺结核是由结核杆菌引发的肺部感染性疾病(肺结核的发生与发展,见图 3-5-1),全球新发结核病患者达到 800 万~1000 万人,死亡人数为 100 万~300 万人,我国每年约有 13 万人死于肺结核,西部地区和农村比东部沿海省份患病率高 2 倍。约 5%的感染人群在一年内发展为活动性肺结核,其余仅引起潜在的感染。通常经空气飞沫传播细菌,高危人群为高龄、营养不良、免疫功能不全,以及与感染人群密切接触者。若感染过结核杆菌,随着年龄增加,健康水平下降,转为活跃期肺结核患者,具有较强的传染性。对常规抗结核药物敏感的患者接受正规治疗后预后较好,而对耐受 2 种或以上主要抗结核药物的患者死亡率高达 50%,我国结核病耐药率达到 27.8%。

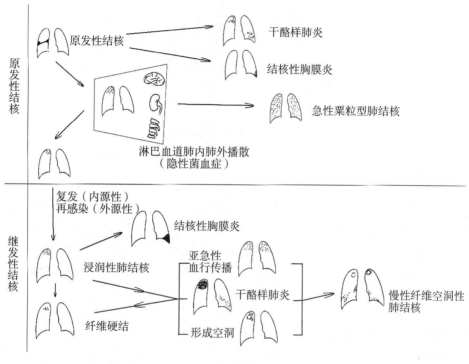

图 3-5-1 肺结核自然过程示意图

## (二)临床表现

感染 4~8 周无症状,但有疲倦、食欲下降、体重减轻、发热、夜间盗汗等非典型表现,随病情发展,咳嗽咳痰加重,伴血痰胸痛,叩诊浊音。常见并发症为呼吸衰竭、支气管胸膜瘘、气胸、出血、胸腔积液以及肺炎。胸片和结核菌素可检测该疾病。

## 五、肺栓塞

### (一)概念

肺栓塞是住院患者最常见的肺部并发症,多发生于老年患者,由脱落的血栓(最常起源于下肢深静脉)、心脏瓣膜赘生物或外来杂质导致肺动脉系统阻塞,发病机制如图 3-5-2所示。常见的诱发因素包括长时间制动、慢性肺疾病、心力衰竭或心房颤动、血栓性静脉炎、红细胞增多症、静脉曲张、近期手术、血管损伤及机体脱水等。在临床上,可根据情况选用溶栓或外科手术等治疗方案。

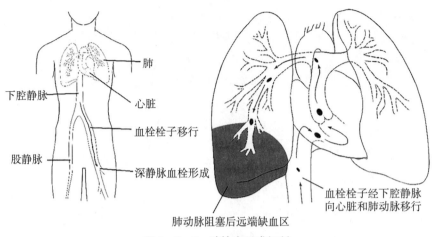

图 3-5-2　肺栓塞形成机制

### (二) 临床表现

轻微栓塞无明显症状,但大片栓塞(>50%的肺动脉循环堵塞)伴随的梗死会迅速致命。根据栓子大小、数量和阻塞部位会产生不同症状和体征,主要症状是呼吸困难伴心绞痛或胸膜炎性胸痛,其他临床表现有心动过速、排痰性咳嗽(呈血性)、低热和胸腔积液,当存在较大血栓时,可见苍白、晕厥和颈静脉怒张。另外,肺栓塞还可引起胸膜摩擦音,循环衰竭或低氧,可能出现肺梗死,甚至死亡。

## 六、阻塞性睡眠呼吸暂停

### (一) 概念

呼吸暂停常见于呼吸道阻塞,由睡眠过程中咽部肌肉放松、软组织塌陷关闭气道所导致(图 3-5-3),一般持续 10 秒,1 小时内可发生多次(>5 次)。多发生于 40 岁以上的男

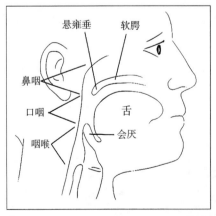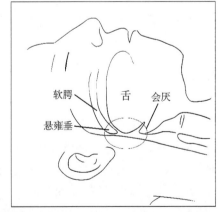

图 3-5-3　阻塞性睡眠呼吸暂停发生机制(当呼吸不受阻时,气流正常流动,当窒息发生时,气流被封闭,换气中止)

性以及更年期、绝经期妇女。全球范围内 30～69 岁成年人中约 9.36 亿患有重度阻塞性睡眠呼吸暂停,4.25 亿患有中重度阻塞性睡眠呼吸暂停,其中我国患病率可达到 50%。常见的危险因素包括合并疾病(如高血压、心房颤动、甲状腺功能减退)、服用中枢神经系统抑制剂(如肌松药、镇静剂、止痛药)、吸烟及仰卧体位。在临床上,轻中度患者以非手术干预保持气道通畅为主,较严重患者通过外科手术纠正因软组织或骨骼结构畸形所致的气道阻塞。

### (二) 临床表现

多表现为大声打鼾、睡眠过程中因喘息和呼吸困难而憋气醒来、持续睡眠困难、晨起头疼、醒后口干或咽痛、白天倦怠感,可引起高血压、心力衰竭和卒中并发症。

## 七、肺癌

### (一) 概念

肺癌是人类最常见的癌症死亡原因,确诊后 5 年存活率仅为 13%。易感人群常为大于 40 岁的吸烟者(尤其初始吸烟年龄小于 15 岁),每日吸烟量大于或等于 1 包(20 支)者,持续 20 年或工作环境可接触到石棉的群体,多见于男性,并且具有家族遗传性。吸烟者罹患肺癌的可能性是非吸烟者的 10 倍,90% 肺癌患者是烟民,患癌风险由每日吸烟数量、吸入深度、初始吸烟年龄和尼古丁含量决定。在临床上,治疗方案以外科手术联合放、化疗为主,但由于治疗始于进展期,通常仅为姑息治疗。整体性支持照护和健康宣教能最大限度减少并发症,促进术后恢复。

### (二) 临床表现

早期通常无症状,往往诊断于进展期,鳞状细胞癌和小细胞癌会出现咳嗽、声嘶、气喘、呼吸困难、咳血伴胸痛,而大细胞癌和腺癌会导致发热、虚弱无力、体重下降、厌食和放射至肩部的疼痛。转移症状由肿瘤侵犯胸廓及远处结构的不同,其影响呈多样化,远端转移常累及中枢神经系统、肝脏和骨骼,常见并发症为神经性厌食症、食管受迫、气道阻塞和恶病质等。

## 第二节　常见照护问题

(1) 疼痛。

(2) 体温过高。

(3) 气体交换受损,不能维持自主呼吸。

（4）清理呼吸道无效。

（5）活动无耐力。

（6）睡眠形态紊乱。

（7）语言沟通障碍。

（8）营养失调：低于机体需要量。

（9）有感染的危险。

（10）有受伤的危险：出血。

（11）知识缺乏。

（12）焦虑、恐惧。

## 第三节　照护目标

（1）体温恢复正常。

（2）保持呼吸道通畅，促进有效咳嗽。

（3）减轻呼吸困难，保持呼吸平稳，动脉血气分析正常$[PO_2 > 8\,kPa(60\,mmHg)$，$PCO_2 < 6.6\,kPa(50\,mmHg)]$。

（4）活动能力增加，可自行下床活动。

（5）理解睡眠的重要性并掌握促进睡眠的方法。

（6）正确表达自己的需要，描述疾病发生原因、疾病发展经过、相关因素及疾病防控措施。

（7）体重未下降/增加。

（8）血红蛋白和白蛋白水平正常。

（9）降低感染危险因素，避免发生感染。

（10）纠正患者行为，促进康复或适应疾病状态。

## 第四节　照护措施

### 一、慢性阻塞性肺疾病

（1）指导患者及家属识别早期感染征象，避免接触有呼吸道感染症状的人，保持良好的口腔卫生并勤洗手。

（2）教会患者进行缓慢呼吸，呼气时间是吸气时间的 2～3 倍，可进行缩唇呼吸、膈式或腹式呼吸，减少气体潴留，见图 3-5-4、图 3-5-5。

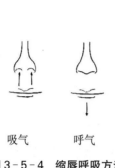

图 3-5-4 缩唇呼吸方法

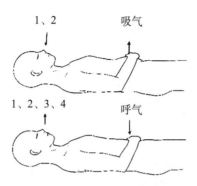

图 3-5-5 膈式或腹式呼吸

（3）向家属示范体位引流和呼吸相关物理治疗方法,若患者痰液黏稠,鼓励其每日饮用 12～15 杯水（无禁忌情况可饮用 1 500～2 000 mL）,尤其在冬季,家中可考虑使用加湿器。

（4）教导需要家庭氧疗的患者正确使用设备,氧流量应低于 2～3 L/min,并学习使用定量雾化吸入器。

（5）强调膳食平衡,建议少食多餐,就餐时给予鼻导管吸氧。

（6）若患者处于肺部感染的抗生素治疗阶段,注意实施治疗计划的完整性。

（7）帮助患者及家属调节生活方式,遵医嘱每日进行锻炼和休息,并建议患者只在购物或其他需要额外运动量的活动时使用电动踏板车。

（8）鼓励患者诉说自己的恐惧,督促其定期进行体格检查,包括肺功能测定和临床症状评估等,以帮助 COPD 患者进行早期诊疗。

（9）建议所有患者不要吸烟,尤其有 COPD 家族史或处于疾病初期的患者。

## 二、流行性感冒

（1）建议患者增加液体摄入量,热水浴或加热垫可缓解肌肉疼痛,遵医嘱服用非阿片类止痛药和退热药。

（2）限制探视人员,遵守标准预防,正确处理使用过的纸巾,采用正确的洗手方法,防止病毒传播。

（3）观察患者有无继发性肺炎的症状和体征,如肺部水疱音、体温升高、咳嗽伴脓血痰。

（4）协助患者逐渐恢复日常活动能力。

（5）告知患者接种疫苗可能引起的不良反应,如发热、心悸、接种部位不适等。

## 三、老年肺炎

（1）保持气道通畅和充足的氧气,同时监测脉搏氧饱和度和动脉血气水平,当动脉氧分压低于 55 mmHg 时,补充吸氧,若合并潜在的慢性肺疾病时应谨慎供氧;指导有效咳嗽并进行深呼吸训练,清除气道分泌物,对气管插管或气管造口的重症肺炎患者提供全面呼吸治疗,通过无菌技术吸痰清除分泌物,并根据需要使用无菌容器收集痰标本,及时送去病理实验室。

(2)鼓励进食,提供高热量、高蛋白质且松软易咀嚼的食物及足够的液体摄入,监测出入液量,控制乳制品摄入以减少分泌物的产生。

(3)提供安静舒适的环境,可采取半侧卧位使呼吸顺畅,保证充足的休息,可应用镇痛药缓解胸膜炎性胸痛。

(4)遵守标准预防原则采取隔离措施,做好口腔护理,正确处理分泌物。

(5)遵医嘱使用抗生素或镇痛药物,记录患者反应,若患者发热及脱水,需勤换衣物被服,补充电解质。

(6)提供情感支持,如解释所有操作(尤其是插管和吸痰),设置一些活动转移患者注意力。

## 四、肺结核

(1)在打喷嚏、咳嗽或咳痰时,必须用纸巾遮挡口鼻,将纸巾丢进马桶冲走或放进生物危害标识的袋子或放进纸袋后焚烧,接触痰液后洗手,若无控制感染措施,不诱导咳嗽排痰。

(2)至少每小时6次的换气(包括负压病房),患者活动时或有其他人在场时应佩戴口罩,确保访视者和工作人员佩戴贴合面部的特制呼吸器,并指导患者正确的呼吸道隔离和咳嗽礼仪。

(3)指导用药原则,告知患者直到结核菌素试验呈阴性或不再感染才可外出。

(4)强调保证充足休息和膳食平衡的重要性,若有厌食情况,敦促少食多餐,每周测量体重并记录。

(5)注意药物不良反应

1)服用异烟肼可能导致皮肤巩膜黄染,发生肝炎或周围神经炎,需监测天冬氨酸转移酶和丙氨酸转移酶水平,可给予B族维生素预防或治疗周围神经炎。

2)服用乙胺丁醇可能导致视神经炎,警惕色觉和视力的改变,需检查视觉灵敏度和颜色的鉴别力(用药前、用药后每1~2个月1次)。

3)服用利福平可能导致肝炎和紫癜,使隐形眼镜变色,需检测肝毒性及过敏反应,注意药物相互作用,如加速降糖药、茶碱、抗凝血剂等药物的排泄,促使药效降低。

(6)出院前,强调每日按医嘱服药、定期复查及长期治疗的重要性,需及时反馈药物不良反应,指导患者正确识别结核复发的症状和体征。

## 五、肺栓塞

(1)鼻导管或面罩给氧,每日监测动脉血气水平观察有无新的栓塞或呼吸困难,并准备气管插管及辅助通气设备。

（2）使用肝素时，每日监测凝血指标（部分凝血活酶时间），有效治疗可使部分凝血活酶时间超出正常值 1.5 倍以上，同时密切注意有无流鼻血、散在出血点和其他非正常出血倾向，检查是否存在大便隐血，确保其远离外伤危险，避免肌内注射，静脉穿刺部位按压一定时间避免出血，减少血肿。

（3）协助患者术后尽早活动，检查足背动脉搏动，足温和皮肤颜色以判断有无静脉血流瘀滞，当病情稳定后，鼓励多进行四肢活动和关节活动度训练等，切勿按摩腿部。

（4）保持营养和液体的平衡，不要尝试 Hoffman 征检查，告诫患者不要跷二郎腿，并提供纸巾和袋子方便其处理痰液。

（5）指导患者使用诱发性肺量计帮助深呼吸，并及时报告近期发生胸膜炎性胸痛的频率，以开具镇痛药处方。

（6）为缓解患者紧张感，鼓励家庭成员参与照护，并向患者解释手术治疗过程或提供一些活动转移其注意力。

（7）服用华法林时，注意观察有无出血倾向（便血、血尿和较大的瘀斑），勿擅自调节药物种类或剂量，避免同时服用其他药物（如阿司匹林、维生素等），强调复查实验室指标（国际标准化比值）以监测抗凝治疗效果。

## 六、阻塞性睡眠呼吸暂停

（1）改变生活模式，如减肥、戒烟、睡前至少 6 小时避免饮酒和服用镇静剂。

（2）指导患者使用正压通气设备的方法

1）持续正压通气设备，通过面罩将持续的正压气流送入气道，呼气和吸气时气道压力相等。

2）双气道水平正压通气，通过鼻面罩提供压力，吸气时给予较大压力，呼气时给予较小压力。

（3）遵医嘱进行药物治疗，说明可能产生的不良反应及应对方法，若需手术治疗，进行术前和术后宣教。

## 七、肺癌

### （一）术前

（1）健康照护团队需强化患者对疾病及手术相关信息的掌握，解释术后相关情况，如气管导管或胸管的使用、伤口换药、静脉治疗等操作。

（2）指导患者有效咳嗽，及时清除气道分泌物，保持气道通畅，并指导腹式呼吸以及关节活动度训练。

（3）告知患者术前自午夜起应禁食禁饮，术前夜或术日晨应用抗菌肥皂液沐浴，并服用术前药物，如镇静剂和抑制分泌物的抗胆碱能药物，并向患者保证术后采取相应措施减轻疼痛。

### （二）术后

（1）术后 1 小时内每 15 分钟观察生命体征一次，术后 4 小时内每 30 分钟一次，之后每 2 小时一次。

（2）保持气道通畅，必要时吸痰，鼓励深呼吸和有效咳嗽，观察分泌物，痰液一般起初较稠厚呈深色带血，1 天后逐渐稀薄呈黄灰色。

（3）密切监测胸腔引流情况，保持管路通畅，引流有效，水封瓶内液面随呼吸波动提示管路通畅，如有漏气及时报告医师，协助卧位增加引流，促进肺复张，预防术后肺部并发症。

（4）监测出入液量并保持机体足够水分，遵医嘱治疗感染，休克和肺栓塞等并发症，应用抗栓袜并鼓励进行关节活动度训练，预防肺栓塞。

### （三）放、化疗期间

（1）向患者解释放、化疗产生的不良反应，合理安排治疗方案，以保存体力，必要时提供止吐或止泻药。

（2）通知营养科提供柔软、无刺激的高蛋白质饮食，多饮水，鼓励两餐间食用些高热量零食。

（3）放疗过程中，注意皮肤护理减少破溃受损，若为门诊患者，告知其应避免穿紧身服饰、暴晒或在胸部涂抹刺激性药膏，指导进行功能锻炼以预防病变引起的肩部僵硬。

（4）若患者及家属决定终止治疗并采取姑息疗法，协助做好临终关怀，随时提供专业帮助。

## 八、其他照护措施

（1）避免过重的被褥压迫胸腔，促使胸廓正常扩张。

（2）协助患者翻身，更换体位（半卧位）及深呼吸，鼓励其活动，减缓并发症的发生。

（3）对肺结核老年患者，需帮助其维持较好的呼吸状态，注意监测并汇报复查期间呼吸状态，观察病情恶化征象，如呼吸急促加重或痰量增加。

（4）对吸烟老年患者，推荐戒烟计划，改善患者的呼吸道刺激，消除暴露因素影响。

（5）对于呼吸衰竭老年患者，建议卧床休息，保持舒适体位（坐位或半坐卧位），严密监测呼吸变化，如呼吸频率，节律，深度等，尽量调节说话节奏和次数，减少外周环境的干扰。

（6）对于通气不足患者，给予人工辅助呼吸，必要时给予气管插管或气管切开，在呼吸道通畅情况下，遵医嘱给予呼吸兴奋剂静脉滴注，以温和的态度向其解释不能说话的原因，营造轻松舒适的气氛，以免患者紧张或烦躁。

（7）保持空气新鲜，每日通风 1～2 次，每次 15～30 分钟，保持适宜的温度（20～22℃）和湿度（50%～70%）。

（8）建议 65 岁以上老年人每年接种一次肺炎球菌及流感疫苗。

## 参考文献

［1］卢桂珍. 老年健康照护［M］. 天津：天津大学出版社,2008.

［2］汪业胜,王建美,王伟炳. 2004—2016 年我国结核病流行的时空特征分析［J］. 中华流行病学杂志,2020,(04)：526 - 531.

［3］Benjafield A V, Ayas N T, Eastwood P R, et al. Estimation of the global prevalence and burden of obstructive sleep apnoea：a literature-based analysis ［J］. Lancet Respir Med, 2019,7(8)：687 - 698.

［4］Collaborators G B D T. The global burden of tuberculosis：results from the Global Burden of Disease Study 2015 ［J］. Lancet Infect Dis, 2018,18(3)：261 - 284.

［5］Wang C, Xu J, Yang L, et al. Prevalence and risk factors of chronic obstructive pulmonary disease in China (the China Pulmonary Health ［CPH］ study)：a national cross-sectional study ［J］. Lancet,2018,391(10131)：1706 - 1717.

# 第六章　淋巴系统疾病照护

　　淋巴系统可以回收蛋白质、运输脂肪及其他营养物质,同时调节体液平衡,具有防御和免疫功能。淋巴系统运输淋巴至全身。淋巴是一种清澈、稀薄、水状的液体,富含白细胞、蛋白质和来自肠道的脂肪。淋巴液体来自组织液,通过淋巴系统运输。淋巴结是呈椭圆形或蚕豆形的淋巴组织小体,可以在颈部、腋下、腹股沟、胸部、腹部和骨盆处触摸到淋巴结。通常不会看到或感到淋巴结的存在。淋巴通过淋巴管进入淋巴结。淋巴结会过滤掉淋巴中的细菌、癌细胞和受损细胞,这可以预防有害物质进入血液并循环至全身。T细胞在胸腺发育,是免疫系统重要组成部分之一。扁桃体在咽外侧壁,腺样体在鼻后方。这些结构会阻挡口腔和鼻腔中的微生物,帮助预防感染。脾是人体的一个重要淋巴器官,也是重要的储藏血液的器官,作为人体的淋巴器官,可以制造免疫球蛋白、淋巴细胞等免疫物质,帮助人体增加免疫力,而且还有清除血液里病菌及衰老死亡细胞的作用,给血液增加新的活力。作为人体储藏血液的器官,可以在人体休息时储藏血液,在人体处于运动状态时供血给大脑、心脏等部位,以保证人体各个功能的正常运作。

## 第一节　淋巴系统疾病

### 一、淋巴水肿

#### (一) 概念

　　淋巴水肿是指人体某部分由淋巴系统缺陷引起淋巴液回流受阻、反流,导致肢体浅层软组织内体液聚集,继发纤维结缔组织增生、脂肪硬化、筋膜增厚及整个患肢变粗的病理状态。在机体某些部位淋巴回流受阻或受损时会发生淋巴水肿的情况。出现淋巴水肿的原因可能包括癌症、感染、外科方法清扫淋巴结、手术或放疗形成的瘢痕组织、出生时淋巴结缺失或异常。相对于身体其他部位来说,淋巴水肿更易出现在手臂和腿等部位。老年人在活动身体局部时可能会有发紧或沉重的感觉,也可能有活动困难。皮肤增厚、疼痛、发痒或灼烧感,掉发也很常见,日常活动会受到很大影响。淋巴系统的损害是不可逆的。弹力束衣或绷带可在局部加压,帮助减少体液潴留。治疗还包括锻炼、良好的皮肤照护、按摩,目的是控制水肿、减少疼痛、改善身体部分的活动,有利于日常活动。

### (二) 临床表现

皮肤和皮下组织增生、皮皱加深、皮肤增厚变硬粗糙,并可有棘刺和疣状突起和外观似大象皮肤。早期患肢肿胀,抬高后可减轻。晚期患肢肿大明显,表面角化粗糙,呈橡皮样肿。少数可有皮肤裂开、溃疡或出现疣状赘生物。

## 二、淋巴瘤

### (一) 概念

淋巴瘤是一种侵犯到免疫系统细胞(淋巴细胞)的癌症。淋巴细胞是白细胞的一种,可保护身体免于感染,可以在淋巴结和其他淋巴组织中找到。在淋巴癌中,这些细胞无法正常发挥作用。淋巴瘤有霍奇金淋巴瘤和非霍奇金淋巴瘤两种主要类型,他们的不同在于侵犯的细胞种类、传播方式和治疗效果。淋巴癌开始于一个不成熟的淋巴细胞。不成熟的细胞会分裂和形成更多的细胞。这些细胞不能起到保护身体的作用。他们的寿命会比正常细胞长,大量的不成熟细胞会发展成肿瘤。

### (二) 临床表现

淋巴结肿胀无痛、体重下降、发热、夜间盗汗、发痒、虚弱易疲劳、咳嗽、呼吸苦难或胸痛。淋巴癌的症状和体征也可由其他疾病或感染引起,可通过验血来确诊疾病。该病的治疗包括化疗、放疗或两者共用。给老年人提供心理、社会和精神的支持是十分必要的。

## 三、淋巴结炎

### (一) 概念

淋巴结炎是致病菌从损伤破裂的皮肤或黏膜侵入,或从其他感染性病灶,如疖、足癣等处侵入,经组织的淋巴间隙进入淋巴管,并进而累及所属淋巴结,导致的淋巴结非特异性炎症。致病菌常为金黄色葡萄球菌和溶血性链球菌。

### (二) 临床表现

急性淋巴结炎具有局部红、肿、热、痛等急性炎症特点,起病急,常伴发热,肿大的淋巴结柔软、有压痛,表面光滑,无粘连,肿大至一定程度即停止。通过及时抗感染治疗后红肿可消退。病情加重时也可发展成脓肿,伴有全身感染症状。

## 第二节 常见照护问题

（1）照护知识不够系统全面规范；需要不断学习新的照护方法。

（2）体温过高、疲乏等原因都会影响疾病发展和治疗。

（3）淋巴系统疾病有感染的危险，随时观察患者情况并记录。

（4）营养失调：为身体补充营养。日常多吃清淡有营养的东西，可以补充一些蛋白质，每天饮水量适量增加，帮助身体循环。

## 第三节 照护目标

（1）了解淋巴系统结构与功能，以及淋巴系统的意义。

（2）皮肤照护：目标是维持皮肤良好的状态并能预防感染。患者须特别注意避免外伤或对皮肤造成损伤。给患者皮肤涂抹润肤露。

（3）淋巴水肿的症状和体征不同，所进行的照护和治疗要根据个性化原则进行。

（4）明确淋巴水肿、淋巴瘤的症状体征，遵循规范化操作原则进行照护管理。

（5）能使患者描述疾病发病部位、症状和体征、临床表现，患者能明确治疗的重要性。

## 第四节 照护措施

（1）根据照护计划使用照护工具，保持信号灯在伸手可及的范围内。

（2）观察患者是否有意识改变：意识模糊、记忆力减退、行为改变等，每2～4小时测量生命体征，遵循液体限制的医嘱，每天给患者称体重。

（3）至少每2小时为老年人翻身1次，或按照护计划执行每2小时提供1次口腔照护，用含小苏打的温水为患者洗澡，这样可以减轻瘙痒。

（4）根据需要协助日常生活活动，培养患者自理能力。在离开房间之前，完成安全检查。

（5）在挪动照护对象之前告知对方并动作轻柔，并要求患者在感到疼痛时告知你，如果引起疼痛就停止所进行的活动。

（6）某些操作可能会阻塞体液流动或增加体液潴留，导致患者淋巴水肿的发生，或加重淋巴水肿。在已有淋巴水肿和有淋巴水肿发生高危风险的手臂上,不要使用血压袖带。例如,乳腺癌手术时通常会清扫淋巴结,不要在术侧的手臂上测量血压。如果你不确定可以使用哪侧手臂,询问照护人员,或者询问患者哪侧手臂不能用于测量。

(7)促进淋巴回流,可以用机械或手部按摩的方法,从肢体的最末端方向,沿淋巴管的方向往心端进行挤压,有助于促进淋巴的回流,可以搭配使用弹力绷带或静脉曲张弹力袜。日常没事的时候尽量抬高患肢,利用重力让淋巴更好地回流,减轻水肿的情况。

(8)心理照护:给予精神安慰,耐心讲解该病的缓解率,激发战胜疾病的信心。

**参考文献**

[1] 傅晓炜.淋巴水肿治疗护理新进展[J].护理与康复,2010,9(08):662-665.
[2] 佚名.血液及淋巴系统[J].中国医学文摘(护理学),1996(04):159-160.

# 第七章 消化系统疾病照护

消化系统由消化道和消化腺两部分组成,其主要功能是对食物进行消化和吸收,为机体新陈代谢提供物质和能量来源。随着年龄的增长,老年人的消化道结构发生退行性改变,如肠蠕动和平滑肌张力降低、黏膜萎缩、肝脏缩小等,功能亦受到一定的影响,从而导致一系列的消化道疾病。老年人患消化系统疾病的死亡率远低于其他系统的疾病,但老年人群中慢性胆囊炎、消化道肿瘤的发病率较高。此外,不良的饮食习惯、营养不良、缺乏正确的服药知识、情绪低落、活动减少等因素都会影响老年人消化系统的健康,即使没有器质性疾病,也可能出现消化不良、打嗝、便秘、腹泻、恶心、呕吐、厌食、胃肠道胀气、体重增加与减轻的症状或现象。

## 第一节 消化系统疾病

### 一、口腔炎

#### (一)概念

口腔炎是指口腔黏膜出现炎症,口角出现溃烂、破裂和痂皮,多是由过度疲劳、精神紧张、营养不良、口腔不洁、免疫功能低下而导致细菌感染所致。

#### (二)临床表现

老年人常因缺乏 B 族维生素、口角口水和食物残渣引发细菌感染而引起口角炎。口腔黏膜出现红肿、水疱、溃烂等现象,局部灼痛,流口水,常伴口臭、口干、尿黄、大便干结等表现,吃咸、辣等刺激性食物时加重。常反复发作。

### 二、反流性食管炎

#### (一)概念

反流性食管炎是指胃、十二指肠内容物反流至食管内而引起的食管黏膜发生的消化性炎症。发病率随着年龄的增长而增高,40岁以上者达到75%。本病主要是各种原因引起的食管-胃接连区高压带的抗反流功能失调,或局部机械性抗反流机制障碍。不能阻止胃、十二指肠内容物反流到食管,以致胃酸、胃蛋白酶、胆盐和胰酶等物质损伤了食道黏膜,引起炎症、糜烂、溃疡或狭窄。本病常与慢性胃炎、消化性溃疡等病并存,也可单独存在。

### (二) 临床表现

本病初期食管黏膜呈不同程度的充血和水肿,进而可出现黏膜糜烂和溃疡,并伴黏液性或血性渗出。后期逐渐有纤维组织增生而形成瘢痕狭窄。主要症状为胸骨后烧灼痛。反流严重者,在躯干前屈或晚上卧床时,不仅有频发肿痛,并常有酸性或苦味的胃肠内容物溢入口腔,晚期可出现咽下困难和食管阻塞。

## 三、慢性胃炎

### (一) 概念

慢性胃炎是指不同病因引起的各种慢性胃黏膜炎性病变,是老年人的多发病之一,占各种胃病总数的1/2。胃镜检查发现约2/3为浅表性胃炎,约1/3为浅表萎缩性和萎缩性胃炎。本病进展缓慢,常反复发作,中年以上好发病,并随年龄增长而发病率增加。

### (二) 临床表现

部分患者可无任何症状,多数患者可有不同程度的消化不良症状,体征不明显,各型胃炎其表现也不相同。

1. 浅表性胃炎　可有慢性不规则的上腹隐痛、腹胀、嗳气等,部分患者可有反酸、上消化道出血,此类患者胃镜证实糜烂性及疣状胃炎居多。

2. 萎缩性胃炎　胃体胃炎一般消化道症状较少,有时可出现明显厌食、体重减轻、舌炎、舌乳头萎缩。萎缩性胃炎影响胃窦时胃肠道症状较明显,特别是当有胆汁反流时,常表现为持续性上中腹部疼痛,可伴有含胆汁的呕吐物和胸骨后疼痛及烧灼感。

老年人慢性胃炎症状无特异性,症状轻微或无自觉症状,有时是在胃镜或病理组织学检查后做出诊断。常见的症状是上腹饱胀和隐痛,伴有胃黏膜糜烂者可有少量出血,很少出现黑便。患者应每年做一次胃镜检查。

## 四、消化性溃疡

### (一) 概念

消化性溃疡是指胃肠道黏膜受自身消化液影响形成的慢性溃疡,可发生在食管下段、胃、十二指肠及胃肠吻合口等部位,但临床上以胃溃疡和十二指肠溃疡多见。幽门螺杆菌是导致消化道溃疡的主要原因。物理损伤和自然衰老也是危险因素,随着年龄的增长,幽门括约肌逐渐磨损,使胆汁反流进胃,这是老年人容易得胃溃疡的常见原因。

### (二)临床表现

老年人消化性溃疡症状多不典型,据国内外统计资料,40%～50%的患者无症状。胃溃疡直径常可超过 2.5 cm,且多发生于高位胃体,病变靠近贲门和胃体,因此常表现为无规律的中上腹痛,可出现吞咽困难,胸骨下紧迫感和疼痛等,而与食管疾病和心绞痛混淆;还可出现呕血、黑便、消瘦等症状,很少发生节律性疼痛、夜间痛及反酸。老年人的消化性溃疡可出现严重出血、穿孔、梗阻等并发症,常常难以控制。

## 五、胰腺炎

### (一)概念

胰腺炎是胰腺因胰蛋白酶的自身消化作用而引起的疾病。根据病程胰腺炎可分为急性和慢性两类。急性胰腺炎是由于胰蛋白酶消化胰腺自身组织而引起的化学性炎症;慢性胰腺炎是指胰腺炎症的复发或持续引起的病变。急、慢性胰腺炎在老年人中较多见,并随年龄增长有逐渐增多趋势。

### (二)临床表现

胰腺炎发病原因与胆汁或十二指肠液反流入胰管或胰管梗阻有关。其他如创伤和手术、某些感染、药物、高血钙或高脂血症等,也是胰腺炎的诱发因素。急性胰腺炎临床特点是突然发作、持续性的上腹部剧痛,伴有发热、恶心、呕吐、血清和尿淀粉酶活力升高,严重者可发生腹膜炎和休克。老年人慢性胰腺炎症状不典型,中上腹可有钝痛或隐痛,甚至无痛;食欲减退、饭后腹胀、不能耐受油腻食品;便秘多次发作,易并发糖尿病,可出现血清胆红素增高。急性发作时表现为中上腹剧痛,阵发性加重。少数疼痛呈束带状向两腰背部放射,一般解痉药常无法止痛。有时出现恶心、呕吐、低热、轻度黄疸等症状。

## 六、胆囊炎、胆石症

### (一)概念

急性胆囊炎是老年人较为常见的一种严重且危险的急腹症。大多数胆囊炎的发生,都因胆囊内存在结石,阻塞了胆囊管,使胆汁排出不畅,继而发生细菌感染。胆石有不同的种类,也有一部分患者,胆囊内并无结石,细菌由肠道或血循环进入胆囊而形成胆囊炎。胆囊炎的患者由于胆汁成分改变、胆汁浓缩,以细菌和炎性坏死物质为核心,也易形成胆结石,故胆囊炎、胆结石常伴随存在。急性胆囊炎起病多与饱食、吃油腻食物、劳累及精神因素等有关。

### （二）临床表现

急性胆囊炎常突然发病,一开始就出现右上腹绞痛、呈阵发性加剧,并向右肩或胸背部放射,伴有恶心及呕吐。慢性胆囊炎的临床表现多不典型,并不明显。平时可能经常有右上腹部隐痛、腹胀、嗳气、恶心和厌食油腻食物等消化不良症状,有的患者则感右肩胛下、右季肋或右腰等处隐痛,在站立、运动及冷水浴后更为明显,白细胞增多者较少见。单纯性急性胆囊炎大多没有黄疸或仅有轻度黄疸,如同时有胆管结石感染和胆总管结石发作则病情常较重且复杂,出现显著的梗阻性黄疸。B超是此病的主要诊断手段。急性发作期应禁食,严重呕吐者可放置胃管、静脉补充营养、维持水电解质平衡、解痉止痛。缓解期应避免高脂饮食、过饱,戒酒,口服消炎利胆的中药,对重要脏器无严重病变者择期行胆囊切除术。

## 七、食管裂孔疝

### （一）概念

食管裂孔疝是指腹腔内脏器通过膈肌缺损处进入胸腔所致的疾病。腹水、怀孕、肥胖、穿着紧身服装、紧绷、咳嗽或极度的体力消耗会引起腹内压的增高。这种疾病的发生率随着年龄的增加而增长,女性的患病率高于男性。食管裂孔疝有3种类型:滑动性疝、食管旁疝及混合疝(滑动性疝及食管旁疝)(图3-7-1)。滑动性疝是由食管及膈膜连接处的肌肉变松,当腹内压增高时,食管下半部分及胃上半部分进入胸腔形成的。这种肌肉的松弛有可能与年龄增大、食管肿瘤、脊柱侧弯、外伤手术及先天的膈肌畸形有关。食管旁疝的病因还未确定。

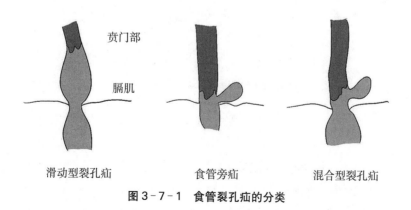

贲门部

膈肌

滑动型裂孔疝　　　　食管旁疝　　　　混合型裂孔疝

**图3-7-1　食管裂孔疝的分类**

### （二）临床表现

滑动性疝出现时患者典型主诉为胃烧灼感、食管下括约肌松弛及食管反流等症状。患者饭后的1～4小时内出现胃烧灼感并随着平卧、嗳气等增加腹内压的情况而加重。患者还会出现胸骨后或剑突下疼痛(特别是在餐后或就寝时)、胃内容物反流、胃胀及胃痉挛。食管旁疝的患者通常是无任何临床症状的。因为这种类型的疝气不会影响食管下括约肌的功能,通常不会引起胃反流或食管反流。当出现症状时,通常是由进入膈肌的胃发生嵌闭造成的。患者会出现饭后过度饱胀感,当疝对呼吸造成影响时,会出现气喘及窒息的感觉,甚至还会出现类似于心绞痛的胸痛。

## 八、憩室病

### (一) 概念

憩室病是指胃肠道向外的囊状突起。憩室可从近咽部底端到肛门中任何部位生长,其中乙状结肠处最为常见,其他典型的生长部位包括十二指肠、胰腺、法特壶腹以及空肠附近。憩室病有两种临床分型:一为憩室形成时期,此时憩室已存在但可无症状。二为憩室炎阶段,此时炎症产生,会导致梗阻、发炎及出血等更严重的并发症(图3-7-2)。憩室病在45岁以上的人群中较为常见,并且影响30%的60岁以上成年人。

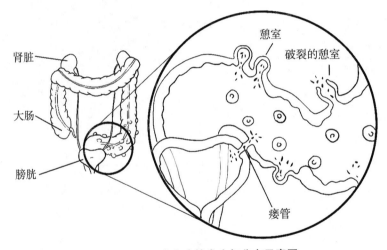

**图3-7-2 憩室病的发生与分布示意图**

### (二) 临床表现

饮食,特别是精制的食物是致病因素之一。纤维缺乏会增加粪便在肠道停留时间,肠腔弯窄,排便时腹腔内压增高。当压力集中在薄弱区域如血管进入肠道处,引起胃肠壁肌肉连续性中断时,憩室形成。当未消化的食物和细菌积聚在室中形成坚硬的粪石,切断了憩室薄壁的血供,增加了被结肠中细菌侵袭的易感性,从而导致炎症。通常来说,有憩室的患者自感无症状。有时会有左下腹部疼痛,表现为钝痛或者持续痛。咳嗽、抬举重物或拉紧会加剧疼痛,但会随着排便或排气而有所缓解。其他症状和体征还包括轻度恶心、胀气间断性的便秘,有时伴有直肠出血。有些患者会出现腹泻或便秘腹泻交替的症状。

### 九、结肠息肉病

#### （一）概念

结肠息肉是指从黏膜表面突出到肠腔的息肉状病变，按病理可分为：腺瘤样息肉（包括乳头状腺瘤）、炎性息肉（肠黏膜受长期炎症刺激增生的结果）、错构瘤型息肉，其他如黏膜肥厚增生形成增生性息肉、淋巴组织增生、类癌等疾病。

#### （二）临床表现

临床上以大肠息肉多见且症状较明显。间断性便血或大便表面带血，多为鲜红色，致大出血者不多见；继发炎症感染可伴多量黏液或黏液血便，可有里急后重，便秘或便次增多的症状，肠蒂或位置近肛者可有息肉脱出肛门，亦有引致肠套叠外翻脱垂者。少数患者可有腹部闷胀不适、隐痛或腹痛症状。

### 十、痔

#### （一）概念

痔是直肠下段黏膜和肛管的静脉丛淤血、扩张和屈曲所形成的静脉团，是最常见的肛肠疾病，发病率随着年龄增长而增高。根据痔所在的部位不同，可分为内痔、外痔和混合痔。内痔由直肠上静脉丛形成，位于齿状线以上。

#### （二）临床表现

（1）内痔分为四度：便时出血，痔不脱出肛门为Ⅰ度；常便血，便时痔脱出肛门，便后自行回纳为Ⅱ度；偶有便血，痔在腹内压增加时脱出肛门，需用手回纳为Ⅲ度；偶有便血，痔长期脱出肛门，不能回纳或回纳后又脱出为Ⅳ度。

（2）外痔由直肠静脉丛形成，位于齿状线下方，表现为肛管皮肤下有一个至数个椭圆形突出。

（3）混合痔因直肠上下静脉丛互相吻合，齿状线上、下静脉丛同时曲张形成。

### 十一、食管癌

#### （一）概念

食管癌是食管中的恶性肿瘤，是老年人较常见的一种恶性肿瘤。食管癌有多种亚型，以原发性鳞状细胞癌和腺癌多见。我国的食管癌发病有明显的地域特点，北方比南方多见，发病年龄多在 40 岁以上，男性多于女性，50～70 岁年龄组占全部食管癌死亡的 60% 以上。

与食管癌密切相关的四大因素如下。

1. 饮食习惯　如有食用酸菜等发酵食物的习惯。此外,食物过硬、过热、进食过快、长期饮烈酒、热酒等可能是诱发因素。

2. 环境因素　水土中钼、锰、铜、铁、锌、镍等元素含量偏低可能是诱因。

3. 遗传因素

4. 慢性刺激　慢性食管炎、反流性食管炎、食管黏膜白斑病、口腔卫生差、牙龈炎、长期慢性炎症刺激也可诱发本病。

### (二) 临床表现

食管癌患者在早期有程度不同的症状,包括饱胀感、受压,消化不良或胸骨后疼痛。随着病情的加重,患者会出现吞咽哽噎感、食管内异物感、有摩擦感或停滞感、剑突下和上腹痛等。而当食管癌发展到中、晚期时,则出现进行性吞咽困难,梗阻加重,可伴有食物反流和嗳气,前胸或后背可有放射痛。当肿瘤浸润大血管特别是胸主动脉时可造成致死性出血。晚期还会出现贫血、消瘦、恶病质等体征。

## 十二、胃癌

### (一) 概念

胃癌是老年人消化道最常见的恶性肿瘤之一。据统计,55 岁以上老年患者占全部胃癌发患者数的 70% 以上,75～79 岁组的发病率及死亡率均达高峰。本病主要是食用含有亚硝酸胺致癌食品,如熏制食物、腌菜、霉变食物等所致。

### (二) 临床表现

早期胃癌无特殊症状和体征。由于癌肿浸润胃壁,上腹部常出现不适、疼痛、空腹时或饭后胃痛、食欲差、呕吐、恶心、时常伴有腹泻、黑便、体重减轻、对食品的喜恶忽然改变等表现。中晚期可因癌肿溃烂引起上腹部疼痛、消化道出血或穿孔。疼痛与进食常无明显关系或进食后加重,持续时间较长。癌肿的繁殖、消耗引起乏力、营养不良、消瘦、贫血等症状。粪便隐血常持续阳性,晚期左锁骨上可扪及淋巴结。老年人胃癌的自觉症状不如青壮年明显,且因常有其他脏器的慢性疾病并存而容易使症状混淆。治疗以积极、早期的外科手术为主,辅以术前后化疗加免疫治疗,化疗的常用药物为 5 - 氟尿嘧啶。

## 十三、肝癌

### (一) 概念

肝癌分原发性和继发性两种。继发性肝癌系由其他脏器的肿瘤经血液、淋巴或直接侵袭到肝脏所致。原发性肝癌是指肝细胞或肝内胆管细胞发生的癌肿。原发性肝癌为我国常见恶性肿瘤之一,死亡率在恶性肿瘤中居第三位,仅次于胃癌和食管癌。原发性肝癌的病因与发病原理迄今尚未确定,多认为与多种因素综合作用有关,如乙型、丙型肝炎病毒感染,食用黄曲霉毒素及其他化学致癌物质等。

### (二)临床表现

原发性肝癌起病较隐匿,早期并无明显症状,普查时才发现血清中甲胎球蛋白增高。肝癌患者常见症状有肝区疼痛,一般为间歇性或持续性钝痛、胀痛或刺痛,且呈进行性加重、恶心、消瘦乏力、食欲减退、发热,并伴有皮肤黏膜下出血,晚期会出现黄疸。

## 十四、结直肠癌

### (一)概念

结直肠恶性肿瘤最常见的是腺瘤。老年人结直肠癌的发生部位以直肠最多见,其次为乙状结肠。以 55～65 岁为发病高峰,70 岁以后发病率有所下降,男性发病率大于女性。结直肠癌肿瘤生长速度缓慢,早期诊断的患者,5 年生存率为 50%;若在淋巴转移前诊断并切除肿瘤的话,75%的患者可能被治愈。

### (二)临床表现

因癌肿所在部位不同,症状亦有所区别。结直肠癌首先要注意的是肛门出现的症状。大部分患者在排便时感觉到肛门深处疼痛,或有异常感,或觉得排便困难,有残便感等。此外,排便习惯也会改变,腹泻或便秘,或腹泻、便秘交替出现,时有里急后重、肛门坠痛,并有腹部隐痛。病久则出现慢性不完全性机械性肠梗阻的表现,先腹部不适、腹胀,然后出现阵发性腹痛、肠鸣音亢进、便秘或粪便变细以致排气排便停止。晚期会出现腹部包块、贫血、发热、全身无力、消瘦等症状。到后期会引起局部侵袭,出现骶部疼痛;穿孔时会发生急性腹膜炎,腹部脓肿。

## 第二节 常见照护问题

(1)腹胀、疼痛、出血等。

(2)消化道梗阻等。

(3)排便异常(便秘、腹泻、大便失禁)。

(4)营养失调:低于或高于机体需求量。

(5)体液不足。

(6)肿瘤的放疗与化疗护理。

# 第三节 照护目标

（1）患者自诉腹痛程度减轻、次数减少。患者能运用有效的方式缓解疼痛，减少诱发因素。经过治疗休养，患者能独立完成日常生活。

（2）呕吐、出血次数减少并消失，生命体征正常。

（3）患者能找出并避免引起便秘的因素，减少对药物的依赖。便秘症状减轻，大便次数和粪便性状逐渐改善，排便时间较为规律，伴随症状减轻或消失。

（4）患者能养成良好的生活作息方式，心情愉悦并适当控制饮食。

（5）患者能使用合适的义齿，保持口腔、义齿的清洁。

（6）及时采取措施避免并发症的产生，如吸入性肺炎等。

（7）患者能避免或正确服用消炎止痛药；保持充足的体液，无口干出现；呕血便血的次数、量逐日减少。

（8）患者学会寻找信息源；患者及家属能描述引起消化道疾病的危险因素、药物的名称、服用方法、作用和不良反应等。

# 第四节 照护措施

## 一、术前术后的护理

严密监测老年人生命体征、出入液量及电解质平衡状况；监测并发症的发生，包括腹痛、出血、消化功能紊乱、伤口感染、体温升高等；严密观察患者胃肠的蠕动频率、排泄物的色和质量；遵医嘱给药（抗生素、软便剂、解痉剂），观察患者的用药后效果。如患者使用胃管，要谨防滑脱，保证胃管引流通畅。如果患者接受放疗或化疗，要观察患者的不良反应（包括恶心呕吐、脱发、精神萎靡等）。

## 二、口腔护理

指导患者保持口腔卫生，晨起、餐后刷牙，及时清除牙缝中残留食物。饭后使用生理盐水漱口，预防口腔溃疡。尽可能保留自己的恒牙，对缺损的牙列要及时安装义齿。当口腔中多个恒牙脱落或丧失功能时应及时拔去残牙，及时装上全口义齿，以防牙龈萎缩及咀嚼困难而影响食欲和消化功能。指导患者保护、清洁义齿。

### 三、饮食护理

（1）观察患者的营养状况，指导患者选择合适的膳食种类，鼓励患者每日足量饮水，强调粗粮的重要性。若出现吞咽食物困难，可将食物搅拌，给予流质或半流质饮食。

（2）提倡患者合理饮食，少食多餐，忌食生冷、硬、刺激、酸辣、油煎类食物，避免大量进食糖类；忌烟酒，生活、饮食要有规律。告知患者哪些食物可以缓解便秘，哪些食物防止腹泻等。

（3）对消化性溃疡患者，要注意观察腹痛与进食、服药的关系。胆囊炎、胆石症、胰腺炎的患者应采用低脂饮食，避免食用油炸食物、奶油、蛋、牛肉等食品，忌饮酒。

### 四、呕吐的照护

1. 安排舒适的体位　患者呕吐时，采用侧卧位或仰卧位，脸转向一边，防止窒息。仔细观察呕吐物的颜色，避免因所用容器的颜色和室内光线不足而干扰观察结果。

2. 及时为患者去除污物　呕吐后，即刻去除呕吐物并帮助患者漱口，做好口腔护理。防止恶心刺激再次引起呕吐。随时换去污染的衣被，帮助患者擦洗被污染的部位，保持皮肤清洁。

3. 提供安静、舒适、温暖的环境　安慰患者，减轻患者的紧张和恐惧感。尽量不让患者或家属看见呕吐物和排泄物，以免刺激影响患者情绪和休息。

4. 密切观察病情变化　如果呕吐伴随消化道出血，应严密观察神志、生命体征和末梢循环、肢体是否温暖、颈静脉充盈情况。加强观察失血性周围循环衰竭症状，如眩晕、心悸、黑蒙、发热等，准确记录每小时尿量和呕吐、黑便情况，估计患者出血量，必要时用心电监护。

5. 休克的护理　对出血性休克的患者，保持安静和呼吸道通畅，必要时吸氧。迅速建立静脉通道、配血，开始应快速补液，以补充有效循环血量。要了解患者原来的心功能，根据中心静脉压调节输液量，避免因输液过多、过快而引起急性肺水肿及心律失常、心力衰竭等。

### 五、排便的护理

（1）评估导致便秘的原因，避免用力排便而造成的危害，指导患者应用有效的通便方法。

（2）调整膳食结构，保证每日粗、细粮搭配，给予足量的蔬菜和一定量的水，减少精制面粉和糖等低渣食物的摄入。蔬菜、水果、粗粮中含较多食物纤维可刺激肠道、增加蠕动。食用富含纤维的食物还能减少大肠癌的发病率。

（3）足量饮水。每日饮水量保证在 2 000 mL 左右，当出汗或某些药物造成水分额外丢失时要另外补充。晨起饮温开水或温淡盐水 200～300 mL 以促进肠蠕动。

（4）适量运动。适量运动，尤其是到户外活动能使患者保持最佳的生理功能和心理状态,有利于增加胃肠蠕动,增进食欲,控制体重。

(5)患者出现便秘时指导其及时就诊,切忌自行滥用泻药以致漏诊。一般便秘尽量少用泻药。必要时遵医嘱服缓泻剂或用开塞露等。

(6)慢性便秘可用温盐水灌肠,操作时要注意灌肠液与床面间的高度、灌肠速度和量,操作宜轻柔。

(7)当粪便嵌塞于肛门直肠,用泻药无效时,护理人员或家属用油剂软化后,再以生理盐水灌肠彻底清除。

(8)对大便失禁的患者,应告诉患者避免食用含有轻泻作用的食物,注意腹部保暖。根据患者的排便时间,按时帮助以减少大便失禁次数,增强患者的自信心。

(9)对于肛门直肠调节机制异常的患者,制订、执行饮食计划(如进食高纤维、低脂、温热流质饮食等)、排便训练计划(配合饮食计划,建立规律排便时间)、生物反馈法(教导患者感受并观察有关肛门括约肌活动情形,以提高患者对直肠扩张的感受性和警觉性)。教会患者、家属使用便盆失禁器具并及时清洁肛周皮肤。

## 六、疼痛照护

(1)密切观察腹痛的部位、时间、性质、范围与进食、排便的关系,注意有无全身症状和伴随症状。注意观察患者呕吐物和排泄物的颜色,同时注意血压、脉搏、呼吸、面色、四肢温度等变化。

(2)注意患者的体位,仰卧时,上半身抬高,下肢轻微屈曲,在膝关节下放枕头。侧卧时,下肢轻微屈曲,背部用枕头支撑。

(3)试用有规律的按摩,有节奏地深呼吸和松弛疗法等减轻、解除疼痛。对诊断不明者,特别是急腹症患者应禁食,不做腹部热敷和灌肠,禁用麻醉止痛剂。

(4)对肝癌患者应注意疼痛的变化,若发生突然性的剧烈疼痛,要警惕是否有癌结节包膜下出血的可能。

## 七、心理支持

多倾听患者的主诉、心理恐惧和忧虑。保持患者情绪稳定,消除不安心理。关心、理解、体贴、同情患者,让其感到温暖、可信任、精神愉快。经常找患者交谈,通过各种方式转移、分散注意力,鼓励患者识别出能够促进他舒适和放松的措施。尽可能与患者和其家庭成员共同决定照护方案,采取积极乐观的行动督促患者的自我调节。

## 八、健康教育

向患者传授关于肿瘤筛查的指标,强调定期复查的重要性。罹患大肠癌的患者会增加患上另一种原发肿瘤的风险,患者应每年进行体检(乙状结肠镜),将常规直肠指检纳入常规体检。

**参考文献**

［1］Domper Arnal M J，Ferrandez Arenas A，Lanas Arbeloa A. Esophageal cancer：risk factors，screening and endoscopic treatment in Western and Eastern countries［J］. World J Gastroenterol，2015,21(26)：7933 - 7943.

［2］Karimi P，Islami F，Anandasabapathy S，et al. Gastric cancer：descriptive epidemiology，risk factors，screening，and prevention［J］. Cancer Epidemiol Biomarkers Prev，2014,23(5)：700 - 713.

［3］Shamburek R D，Farrar J T. Disorders of the digestive system in the elderly［J］. N Engl J Med，1990,322(7)：438 - 443.

［4］Sugano K，Tack J，Kuipers E J，et al. Kyoto global consensus report on Helicobacter pylori gastritis［J］. Gut，2015,64(9)：1353 - 1367.

［5］Weitz J，Koch M，Debus J，et al. Colorectal cancer［J］. Lancet，2005,365(9454)：153 - 165.

# 第八章　内分泌系统疾病照护

随着年龄的增长,机体代谢和内分泌系统都发生退化改变,靶组织对激素刺激的敏感度也下降。在老年人中,内分泌紊乱是导致疾病和死亡的潜在因素。例如,糖尿病或甲状腺疾病可以隐匿地发展直到出现明显的并发症。通常,这些疾病往往在常规体检或其他疾病检查过程中被偶然发现。此外,老年人共存疾病的症状也会进一步混淆临床表现。切实理解需要照护的老年患者患有的内分泌疾病。通过识别内分泌疾病在老年患者中的不同表现,可以发现有潜在危险的疾病。

## 第一节　内分泌系统疾病

### 一、糖尿病

#### (一)概念

糖尿病是一组由多病因引起的以慢性高血糖为特征的代谢性疾病,因胰岛素分泌绝对或相对不足以及靶细胞对胰岛素敏感性降低。近 30 年来,随着我国经济的高速发展、生活方式西方化和人口老龄化,肥胖率上升,我国糖尿病患病率也呈快速增长趋势,依据美国糖尿病协会诊断标准(ADA),2017 年成年人糖尿病患病率达 12.8%,而糖尿病前期的比例更高达 35.2%。更为严重的是我国约有 60% 的糖尿病患者未被诊断,而已接受治疗者,糖尿病的控制状况也很不理想。长期糖类、脂肪、蛋白质代谢紊乱可引起多系统损害,导致眼、肾脏、神经、心脏和血管等组织器官慢性进行性病变、功能减退及衰竭;病情严重或应激时可发生急性严重代谢紊乱,如糖尿病酮症酸中毒、高渗高血糖综合征。

糖尿病的分型是依据对糖尿病的临床表现、病理生理及病因的认识而建立的综合分型。糖尿病可分为胰岛素依赖型糖尿病(1 型糖尿病)、非胰岛素依赖型糖尿病(2 型糖尿病)、继发性糖尿病(包括胰腺外分泌疾病、内分泌疾病、药物或化学品所致糖尿病、感染、胰岛素受体疾病、某些遗传综合征等)、妊娠期糖尿病。

### (二) 临床表现

1. 代谢紊乱综合征 血糖升高后因渗透性利尿引起多尿,继而口渴多饮;外周组织对葡萄糖利用障碍,脂肪分解增加,蛋白质代谢负平衡,导致乏力、消瘦;患者易饥饿、多食。故而糖尿病临床表现为典型的"三多一少":多尿、多饮、多食和体重减轻。

2. 并发症症状 急性并发症有酮症酸中毒、高渗性非酮症性糖尿病昏迷。慢性并发症可累及全身各重要器官,可单独出现或以不同组合同时或先后出现。有大血管病变(主要侵犯主动脉、冠状动脉、脑动脉、肾动脉和肢体动脉等,引起冠心病、缺血性或出血性脑血管病、肾动脉硬化、肢体动脉硬化等)、微血管病变(微循环障碍和微血管基底膜增厚,一是导致出现糖尿病肾病,表现为蛋白尿、水肿、高血压、肾衰;二是导致出现糖尿病视网膜病变)、神经系统并发症(以周围神经病变为最常见,主要表现为感觉异常)、糖尿病足(溃疡、感染、坏疽)、眼部病变(还可引起视网膜黄斑病、白内障、青光眼、屈光改变、虹膜睫状体病变等)。

3. 感染 糖尿病容易并发各种感染,血糖控制差者更容易发生也更严重。女性多发生肾盂肾炎和膀胱炎,容易反复发作,严重者可发生肾及肾周脓肿、肾乳头坏死。此外,女性患者也常见真菌性阴道炎和巴氏腺炎,多为白色念珠菌感染所致,疖、痈等皮肤化脓性感染可反复发生,有时可引起败血症或脓毒血症。

## 二、肥胖症

### (一) 概念

肥胖症是指体内脂肪堆积过多和(或)分布异常、体重增加,是遗传因素、环境因素等多种因素相互作用所引起的慢性代谢性疾病。目前肥胖已成为危害人类健康的世界性公共卫生问题,随着我国社会经济条件的改善,肥胖发病率逐年增长,《新英格兰医学杂志》指出,2015年中国成年人的肥胖总量高达5 672万人,排名世界第二。肥胖症作为代谢综合征的主要组成部分之一,与多种疾病如糖尿病、血脂异常、高血压、冠心病、卒中、肿瘤等密切相关。肥胖症及其相关疾病可损害患者身心健康,使生活质量下降,预期寿命缩短。

### (二) 临床表现

多有进食过多和(或)运动不足的情况。常有肥胖家族史。轻度肥胖多无症状。中重度肥胖症可引起气急、关节痛、肌肉酸痛、体力活动减少及焦虑、抑郁等。临床上肥胖症、血脂异常、脂肪肝、高血压、冠心病、糖耐量异常及糖尿病等疾病常同时发生,即代谢综合征。肥胖症还可伴随或并发睡眠阻塞性呼吸暂停、胆囊疾病、高尿酸血症、痛风和骨关节病等。

## 三、甲状腺功能亢进症

### (一) 概念

甲状腺毒症,是指血液循环中甲状腺激素过多,引起以神经、循环、消化等系统兴奋性增高和代谢亢进为主要表现的一组临床综合征。甲状腺功能亢进症简称为甲亢,是指甲状腺腺体本身产生甲状腺激素过多而引起的甲状腺毒症。临床资料显示,在甲亢患者中,老年人所占比例高达12.23%,老年患者身体各项机能下降,恢复较慢,会降低老年患者的生活质量,增加社会负担。当合并有糖尿病时,患有甲亢的老年人可能几乎没有症状,缺乏典型的坐立不安、异常多动和精神紧张的表现(图3-8-1)。

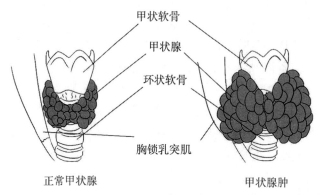

正常甲状腺　　　　　　　　　　甲状腺肿

图3-8-1　甲状腺解剖示意图

### (二) 临床表现

(1) 高代谢综合征。

(2) 患者可表现为怕热多汗,皮肤、手掌、面、颈、腋下皮肤红润多汗。常有低热,严重时可出现高热。患者常有心动过速、心悸、胃纳明显亢进,但体重下降,疲乏无力。不少患者以甲状腺肿大为主诉,呈弥漫性对称性肿大,质软,吞咽时上下移动。少数患者的甲状腺肿大不对称,或肿大不明显。

(3) 眼征:眼征有以下几种:眼睑裂隙增宽,眨眼睛和凝视;眼球内侧聚合困难或欠佳;眼向下看时,上眼睑因后缩而不能跟随眼球下落;眼向上看时,前额皮肤不能皱起。

(4) 神经系统:神经过敏,易于激动,烦躁多虑,失眠紧张,多言多动,有时思想不集中,但偶有神情淡漠、寡言抑郁者。

(5) 心血管系统:由于代谢亢进,心率增速,心血搏出量增多,血循环加快,脉压加大,多数患者主诉心悸、胸闷、气促,活动后加重,可出现各种期前收缩及心房颤动等。

(6) 消化系统:食欲亢进,但体重明显减轻为本病特征。两者的伴随,常提示本病或糖尿病的可能。本病引起腹泻的原因是进食多而易饥,加之过多的甲状腺素分泌,兴奋胃肠平滑肌使蠕动增快,引起消化不良,大便频繁。一般大便呈糊状,含较多不消化食物,有时伴有脂肪消化吸收不良呈脂肪痢。由于营养吸收障碍与激素的直接作用,肝脏可稍大,肝功能可不正常,少数可有黄疸及B族维生素缺乏的症状。

### 四、甲状腺功能减退症

#### （一）概念

甲状腺功能减退症简称甲减，是由各种原因导致的低甲状腺激素血症或甲状腺激素抵抗而引起的全身性低代谢综合征，其病理特征是黏多糖在组织和皮肤堆积，表现为黏液性水肿。详细询问病史有助于本病的诊断：如甲状腺手术、甲亢[131]I治疗史及Graves病、桥本甲状腺炎病史和家族史等。

#### （二）临床表现

症状主要以代谢率减低和交感神经兴奋性下降为主，典型患者畏寒乏力、手足肿胀感、嗜睡、记忆力减退、少汗、关节疼痛、体重增加、便秘。患者可有表情呆滞、反应迟钝、声音嘶哑、听力障碍、面色苍白、颜面和（或）眼睑水肿、唇厚舌大、常有齿痕，皮肤干燥、粗糙、脱皮屑、皮肤温度低、水肿、手脚掌皮肤可呈姜黄色，毛发稀疏干燥，跟腱反射时间延长，脉率缓慢。本病累及心脏可以出现心包积液和心力衰竭。重症患者可发生黏液性水肿昏迷。

## 第二节 常见照护问题

（1）营养失调：低于机体需要量。

（2）自我概念紊乱。

（3）潜在并发症。

（4）活动无耐力。

（5）有皮肤完整性受损的危险。

（6）便秘。

（7）知识缺乏。

## 第三节 照 护 目 标

（1）糖尿病患者及其家属能叙述饮食治疗与血糖控制之间的关系，配合饮食计划，用"食物换算表"进行食物的调换和搭配，坚持饮食控制。

（2）患者未出现感染的症状和体征。患者能叙述运动的积极作用，能坚持锻炼，活动耐力有所增加。

（3）患者能叙述引起皮肤破损的原因和预防方法，掌握皮肤特别是保护下肢皮肤的方法。

（4）甲亢和糖尿病患者了解甲亢和糖尿病并发症的预防方法，并采取积极应对措施，患者未出现并发症。

（5）患者的排便形态恢复正常。学习与疾病相关的知识，如药物服用知识、糖尿病自我监测方法等。

# 第四节 照 护 措 施

## 一、糖尿病患者的照护

### （一）饮食护理

1. 每日热量 首先计算按老年人的性别、年龄、身高查表或计算标准体重[标准体重(kg)＝身高(cm)－105]；其次，判断老年人现有体重是消瘦还是肥胖[BMI(身体质量指数)＝现有体重(kg)/身高(m)$^2$]，见表3-8-1。

表3-8-1 中国成年人身体质量指数标准表

| 消瘦 | 正常 | 超重 | 肥胖 |
|---|---|---|---|
| ＜18.5 | 18.5～23.9 | 24～27.9 | ≥28 |

再次，判断活动强度，活动强度一般分为三种：轻体力劳动、中等体力劳动、重体力劳动，具体界定方法如"劳动强度分级参考表"（表3-8-2）。

表3-8-2 劳动强度分级参考表

| 轻体力劳动 | 教师、售货员、办公室职员、钟表修理工 |
|---|---|
| 中等体力劳动 | 司机、电工、医师 |
| 重体力劳动 | 建筑工、搬运工、伐木工、农民、舞蹈演员 |

最后，计算每日所需总热量。总热量(kcal/d)＝标准体重(kg)×每日每千克标准体重需要的热量(kcal/kg)。成年人休息者每日每千克标准体重予热量20～25 kcal；轻体力劳动者25～30 kcal；中体力劳动者30～35 kcal；重体力劳动者40～45 kcal以上，使患者体重恢复至理想体重的±5％。

2. 蛋白质、脂肪、糖类分配 蛋白质占总热量的12％～15％，脂肪占30％，糖类占

$50\% \sim 60\%$。

3. 三餐分配　每日所需总热量计算好后，可以按照自己的饮食习惯，按早、中、晚各占 1/3，或早餐 1/5，午餐、晚餐各 2/5 的比例来分配。比例规定之后不能随意更改，严格按照规定进食。

4. 食物种类　主食提倡用粗制米、面和适量杂粮，忌食葡萄糖、蔗糖、蜜糖及其制品。低脂、低胆固醇，多食富含纤维素、维生素的食物和蔬菜。

### (二) 运动

(1) 根据年龄、体力、病情及有无并发症，指导老年人进行长期有规律的运动。

(2) 运动方式包括步行、慢跑、骑自行车、健身操、太极拳、游泳及家务劳动等有氧运动。

(3) 活动时间为 20～40 分钟，可逐步延长至 1 小时以上，每日一次。

(4) 用胰岛素或口服降糖药物者最好每日定时活动，活动时间宜在餐后 1 小时。

(5) 肥胖患者可适当增加活动次数。

(6) 运动注意事项

1) 1 型糖尿病有心脑血管疾病或严重微血管病变者按具体情况妥善安排，收缩压＞180 mmHg 时停止活动；

2) 仅靠饮食控制者或口服降糖药物治疗者活动前通常不需添加额外食物；

3) 使用胰岛素的患者活动前可少量补充额外食物或减少胰岛素用量，活动量不宜过大，时间不宜过长，以 15～30 分钟为宜，以防低血糖的发生。

### (三) 口服降糖药物照护

(1) 监测患者的药物治疗过程，观察并发症的预兆。药物使用从最小剂量开始，以达到在没有不良反应的情况下将血糖控制在目标范围内。

(2) 观察药物不良反应：使用二甲双胍的患者要警惕肾功能不全，正在用罗格列酮治疗的患者，观察有无体液潴留和心力衰竭的征兆。警惕那些正在接受磺酰脲类、胰岛素促分泌素的患者发生低血糖症。

### (四) 胰岛素治疗的照护

(1) 胰岛素的保存。

(2) 应用时注意胰岛素的换算，剂量必须准确。

(3) 胰岛素注射部位选择与安排：常用皮下注射，宜选皮肤疏松部位，有计划按顺序轮换注射。每次要改变部位，注意消毒，以防感染。

(4) 预防低血糖反应：表现为疲乏，强烈饥饿感，甚至死亡，一旦发生低血糖反应，立即抽血检查血糖，进一步可口服糖水、进食及静脉推注葡萄糖。

### （五）酮症酸中毒的照护病情监测

在原有糖尿病临床表现基础上出现显著软弱无力、极度口渴、呼吸有烂苹果气味、尿量增多伴食欲减退、呕吐、头痛及意识改变者应警惕酮症酸中毒的发生。酮症酸中毒紧急护理措施如下。

（1）准确执行医嘱，确保液体和胰岛素的输入。液体输入量应在规定的时间内完成，胰岛素用量必须准确和及时。

（2）患者绝对卧床休息，注意保暖，预防褥疮和继发感染，昏迷者按昏迷护理。

（3）严密观察和记录患者神志状态、瞳孔大小和对光反射、呼吸、血压、脉搏、心率及每日出入液量等变化。在输液和胰岛素治疗过程中，需每 1～2 小时留取标本送检尿糖、尿酮、血糖、血酮、血钾、血钠、二氧化碳结合力。

（4）教育患者认识糖尿病酮症酸中毒的诱因及提示发生酮症酸中毒的先兆。

### （六）皮肤照护

糖尿病常因脱水和抵抗力下降，皮肤容易干燥发痒，也易合并皮肤感染，应注意个人卫生，预防感染。定时给予擦身或沐浴，以保持皮肤清洁。此外，应避免紧袜、硬底鞋。

## 二、老年肥胖患者的照护

（1）正确评估患者营养状态及体重。

（2）教会患者及其家属计算理想体重的方法。

（3）饮食调节。嘱患者适当减少饮食量，特别是减少脂肪和糖类摄入量，但不能骤减，以防发生饥饿的痛苦。

（4）鼓励患者参与力所能及的家务劳动，如洗碗、扫地、擦桌椅、浇花等。

（5）指导患者进行能促进能量消耗又易于坚持的运动，如跑步、做操、散步、跳舞等。逐渐增加运动量和运动时间，以达到增加热量消耗、减轻体重的目的。

## 三、老年甲状腺疾病患者的照护

（1）向患甲状腺疾病患者说明遵医嘱服药的重要性和正确服用的方法。如丙基硫氧嘧啶可抑制甲状腺激素合成及外周组织中 T4 转化为 T3；口服复方碘溶液可抑制甲状腺激素释放；肾上腺素能受体阻滞剂，降低周围组织对 TH 反应；拮抗应激使用肾上腺皮质激素。

（2）对症处理。高热者予以物理或药物降温，监护心、肾功能，防治感染及各种并发症。

（3）保证病室环境安静，严格按规定的时间和剂量给药。密切观察生命体征和意识状态并记录。昏迷者加强皮肤、口腔护理，定时翻身，以预防压疮、肺炎的发生。

（4）仔细观察患者的各种反应，告知因疾病导致的个性与行为的改变可因治疗而恢复正常,给予真挚的心理支持。尽可能去除不良刺激,避免情绪紧张和激动。

(5)注意保护好角膜、结膜,防止感染和溃疡,经常协助患者滴眼药水,眼睛闭合困难者盖上纱布或眼罩。鼓励患者每天做眼球运动,以改善眼肌功能;指导患者外出戴深色眼镜,以防强光、灰尘刺激;嘱患者高枕卧位,低盐饮食,以减轻球后水肿。

(6)采取措施,防止甲状腺危象发生。向患者讲解休息、预防感染、保持情绪稳定的重要性;密切观察患者神志及生命体征,做好记录;高热时予以物理降温;卧床者注意口腔卫生、皮肤卫生,定时翻身,预防压疮及肺部感染。

## 参考文献

[1] 贾金广.放射性 [131] 碘对老年人甲亢治疗的临床效果分析[J].临床医药文献电子杂志,2019,6 (86):45.

[2] Collaborators G B D O, Afshin A, Forouzanfar M H, et al. Health effects of overweight and obesity in 195 countries over 25 years [J]. N Engl J Med, 2017, 377(1):13-27.

[3] Li Y, Teng D, Shi X, et al. Prevalence of diabetes recorded in mainland China using 2018 diagnostic criteria from the American Diabetes Association: national cross sectional study [J]. BMJ, 2020, 369: m997.

# 第九章　泌尿生殖系统疾病照护

衰老给泌尿生殖系统带来了很大的变化。随着膀胱肌变弱及膀胱容量的减少，老年人会出现排空膀胱困难，导致尿潴留于膀胱。随着年龄增长，会出现排尿反射延迟，盆底肌肌力减弱，尤其在生育双胞胎或三胞胎后的女性中尤为常见。在老年男性中，前列腺增生很常见，且会导致尿道问题。护理干预应关注患者的症状管理和前列腺术后护理。

肾衰竭主要指肾脏受外界多种因素侵袭而导致的肾脏实质性损伤，是一种对患者构成严重威胁的疾病。由于该病易反复，加上受疾病的困扰及长期透析产生的经济负担，这些因素都会对患者造成较大的生理、心理压力，易产生焦躁、沮丧等负面心理状态，从而对医师治疗的依从性降低，甚至抵制治疗，导致治疗效果无法达到预期，对预后及生存质量造成严重威胁。

对女性而言，绝经标志着生育能力的丧失，迎来性功能及身体形象的改变。雌激素水平下降，会增加心脏病、骨质疏松及实体肿瘤的风险。乳腺癌近年来成为女性发病率最高的恶性肿瘤，已严重影响患者的身心健康。在乳腺癌患者的治疗康复过程中，由于治疗措施复杂以及治疗时间漫长等因素给患者的心理、生理及精神造成了严重影响。随着乳腺癌的治疗水平和预防方法的提高，伴随生存期的延长，患者的心理、生理、精神及社会等多层面在不同的治疗阶段会产生不同的需求。

对于很多泌尿生殖系统疾病，老年人往往缺乏典型的临床症状和体征，故需要专业的评估能力来发现这些问题。除了对于疾病特征的早期诊治，日常照护更是重中之重，下面将对此系统内容进行详细阐明。

## 第一节　泌尿系统疾病

### 一、尿路感染

#### （一）概念

尿路感染在老年人中最为常见。老年女性多为大肠埃希菌感染，老年男性为变形杆菌感染。当尿道中有任何物质存在或尿流不畅因素存在(尿路狭窄、赘生物、插管)易使老年人尿路感染。也可因为不良的卫生习惯、液体摄入不足、丢失过多、激素减少降低了机体抵抗力。人的身体健康状态不佳、动脉硬化、糖尿病等均易发生尿路感染。

### (二) 临床表现

老年人尿路感染临床表现不典型。由于感觉迟钝及表达能力差,老年人发生尿路感染时常无尿路刺激症状,部分患者因平时就有尿失禁、遗尿、夜尿多或前列腺肥大所致的尿频,易与尿路刺激征相混淆,不易被发现。大部分老年尿路感染者临床表现为肾外的非特异性症状,如发热、下腹不适、腰骶部酸痛、食欲减退等,有些老年人仅表现为乏力、头晕或意识恍惚。

## 二、肾结石

### (一) 概念

肾脏结石是泌尿外科最常见的疾病之一,在发达国家人群中终生发病风险约在 $1.7\% \sim 14.8\%$。环境因素、饮食习惯、机体的异常代谢及尿路感染等均为肾结石的发生因素(图 3-9-1)。

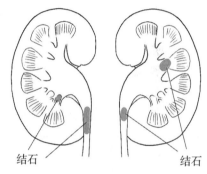

结石　　　　　结石

图 3-9-1　肾结石示意图

### (二) 临床表现

下腹部、大腿和尿道痛;恶心呕吐;寒战发热;尿痛,即排尿困难或疼痛;尿急;烧灼感;血尿,即尿中含血;混浊尿;恶臭尿。

## 三、前列腺增生

### (一) 概念

良性前列腺增生又称前列腺肥大,是一种老年男性常见病,由于我国日渐突出的老龄化问题,其诊治也愈发受到重视。有关前列腺增生的发病机制比较多,主流的病因学学说有四种,包括激素内分泌学说、生长因子学说、上皮间质细胞相互作用学说以及最后一种细胞凋亡学说。除此之外,还有研究者认为种族、民族、文化程度、性生活、吸烟和饮酒等也是引起前列腺增生的重要因素。

### (二) 临床表现

前列腺良性增生的主要症状为下尿路梗阻,早期尿频、夜尿增多,进行性排尿困难和尿潴留是前列腺良性增生的主要临床表现,有炎症及伴发膀胱结石时,尿急尿痛症状加重,也可出现血尿、充溢性尿失禁、泌尿系统感染、膀胱结石、肾功能损害等临床表现。排尿困难如：排尿起始延缓，排尿时间延长，射程缩短，尿线变细，随着梗阻加重可出现滴尿和排尿未尽感。当受寒、运动、饮酒和未能及时排尿时可出现尿潴留。

## 四、肾衰竭

### （一）急性肾衰竭

1. 概念　急性肾功能衰竭是指因各种原因导致肾功能在短期内（数小时或数天）急剧下降，体内水、电解质、酸碱平衡紊乱及代谢产物潴留而出现的临床综合征。急性肾功能衰竭患者血肌酐平均每天增加≥44.2 $\mu mol/L$。据统计，在老年住院患者中急性肾功能衰竭发生率为 20%～35%，而 60 岁以上的急性肾衰竭患者占同期急性肾功能患者的57%～64%。

2. 临床表现　急性肾衰竭主要表现为尿量突然明显减少，但有些患者可不明显。另外，有引起急性肾衰竭诱因的相应临床表现，如严重感染、急性胃肠炎、消化道出血、手术创伤等。

### （二）慢性肾衰竭

1. 概念　慢性肾衰竭通常是肾功能进行性减退的最终结果。它也可由偶然突发快速进展的肾单位功能损害性疾病引起，最终形成不可逆的肾损伤。在 75% 以上肾小球滤过功能丧失前几乎没有症状。然后，剩余的正常的肾实质逐渐破坏出现肾功能下降的体征。

慢性肾衰竭渐变阶段如下所示（表 3-9-1）。

表 3-9-1　慢性肾衰竭分期

| 分期 | 特点描述 | 临床症状 |
| --- | --- | --- |
| 代偿期 | 肾单位受损不超过 50%（GFR 50～80 mL/min），血肌酐维持 133～177 $\mu mol/L$ | 无症状 |
| 失代偿期 | 肾单位受损，剩余肾单位低于正常之 50%（GFR 20～50 mL/min），血肌酐达 186～442 $\mu mol/L$ | 临床出现乏力、轻度贫血、食欲减退等症状 |
| 衰竭期 | 血肌酐升至 451～707 $\mu mol/L$ | 患者出现贫血，代谢性酸中毒，钙磷代谢紊乱，水电解质紊乱等 |
| 尿毒症期 | 血肌酐达 707 $\mu mol/L$，GFR<10 mL/min | 酸中毒症状明显，全身各系统症状严重 |

2. 临床表现　患者的病史可包括导致肾衰竭的疾病或者状况，但是他可能在很长一段时间内没有任何体征。症状和体征通常在 GFR 为正常的 20%～35% 时发生，此时几乎身体所有系统都已经受到了影响。评估结果反映了受影响的系统，许多结果反映了不止一个系统受影响。

（1）肾脏：在某些液体和电解质失衡的情况下，肾脏不能保留盐分，导致低钠血症的发生。患者可能会主诉口干、疲劳和恶心。可观察到低血压、皮肤肿胀、精神萎靡,导致进一步的嗜睡和意识模糊。而后,随着功能性肾单位数量的减少,肾脏排泄钠和钾的能力也随之下降。尿量减少,尿液稀释,伴随结石和晶体的出现。血清中钾含量的增加会导致肌肉兴奋,然后是肌肉无力、不规则的脉搏、血钾水平升高出现威胁生命的心律失常。钠潴留引起体液负荷过量,随之而来的水肿是显而易见的,并且发生代谢性酸中毒。

(2)心血管:当累及心血管系统时,评估结果显示高血压和不规则脉搏。可发生威胁生命的心律失常。波及心包时,用听诊器可听到心包摩擦音,这是由尿毒症毒素引发的心包炎和过敏。如果心包出现积液,你可能会听到远处的心音。如果心力衰竭,可以听诊到双肺底湿啰音,触诊发现外周水肿。

(3)呼吸:肺的变化包括肺巨噬细胞活动的减少而导致易感染性。如果出现肺炎,可能会注意到整个肺部呼吸音的降低。双侧肺底湿啰音表明出现了肺水肿。累及胸膜时,患者可主诉胸膜疼痛,听诊到胸膜摩擦音,胸腔有积液。代谢性酸中毒时出现库斯莫尔呼吸。

(4)胃肠道:当胃肠道黏膜发生炎症和溃疡时,口腔检查会发现牙龈溃疡和出血,甚至可能发生腮腺炎。患者可能会主诉由食管、胃、肠受累引起的呃逆,感觉口腔内有金属腥味,厌食,恶心和呕吐。你可能会注意到呼气时有尿毒症的恶臭气息(氨的气味)腹部触诊和叩诊可引出疼痛。

(5)皮肤:观察皮肤通常出现苍白,淡黄的青铜色。皮肤干燥,有鳞状紫癜、瘀斑、瘀点,出现尿毒症状(通常在患者病危或临终时),薄而脆的指甲与特征线条。头发干燥、脆弱,也有可能变色和容易脱落。患者通常会主诉难以忍受的瘙痒。

(6)神经系统:可注意到患者有意识状态的改变,轻微的行为改变、短时记忆差及注意力不集中、情感淡漠、嗜睡、烦躁进而为意识模糊、昏迷和癫痫发作。头痛和视力模糊表明发生了尿毒症。患者主诉打嗝、肌肉痉挛、震颤、抽搐,这是由肌肉兴奋引起的。患者还主诉腿多动综合征。外周神经病的首要症状之一就是腿多动症,有腿脚疼痛,灼烧感,瘙痒时,可通过自发地摇晃移动和摆动它来减轻症状。这种状况最终发展成感觉异常,运动神经功能障碍(双侧足下垂),透析可缓解麻痹。有慢性肾衰竭的成人可有不孕症史,性欲减退,女性闭经史,男性阳痿史。

(7)血液系统:检查可发现紫癜,胃肠道出血和体腔出血,易擦伤,由血小板减少症和血小板缺陷引起的瘀斑、斑点。

(8)肌肉骨骼系统:患者可有病理性骨折史,主诉因钙磷失衡而引起的骨骼肌肉疼痛,以及随之而来的甲状旁腺激素失衡。注意到患者步态异常或无法行走。

## 五、膀胱肿瘤

### (一)概念

膀胱癌是泌尿系统最为常见的肿瘤,其发生率在男性肿瘤中占第 4 位,在女性肿瘤中约占第 8 位。膀胱癌可发生于膀胱的各层组织。上皮性肿瘤占 95% 以上,其中绝大多数为移行细胞乳头状肿瘤。好发年龄为 50～70 岁，男女比例为 4∶1。

### （二）临床表现

膀胱癌主要有以下的三个方面的症状。

（1）血尿为膀胱癌最常见的临床症状。34％以上的患者常因血尿就诊。血尿的特点是间歇性无痛性肉眼血尿，呈洗肉水样或伴有片状血块。一般表现为全程血尿，终末加重。出血严重者可导致膀胱内血块阻塞，排尿困难。血尿可自行停止或减轻，易造成治愈或好转的假象。

（2）膀胱刺激症状：尿急及尿痛为晚期症状群，浸润性膀胱癌或广泛的原位癌可首先表现为明显的膀胱刺激症状。膀胱腺癌或鳞癌临床上也常表现为肉眼血尿伴尿频、尿急、尿痛、下腹部不适等尿路刺激症状，尤其是膀胱癌的患者，有膀胱刺激症状者约占 70％。部分患者可出现下腹部肿块。

（3）下腹部肿块：体检可发现下腹部肿块。临近膀胱颈部的带蒂肿瘤常会引起排尿困难或尿潴留，患者可能会因为下腹部肿块、尿潴留就诊，膀胱肿瘤晚期时还可表现为下腹部浸润性肿块、严重贫血、下肢浮肿及腰骶部疼痛等症状。浸润性癌溃疡坏死、感染出血，反复发作可导致严重贫血、恶病质。

## 六、阴茎癌

### （一）概念

绝大多数阴茎癌发生于包茎及包皮过长者，与包皮垢和炎症刺激有关。阴茎癌是我国常见的恶性肿瘤，20 世纪 50 年代，阴茎癌占泌尿系统肿瘤的 51.6％，占男性癌症的第一位。随着我国卫生条件的改善，目前其发病率已下降到 8.9％以下。

### （二）临床表现

起先表现为硬块、红斑、丘疹或经久不愈的痒。若有包皮掩盖，则早期症状不易被发现。之后有脓性分泌物流出，伴有瘙痒、疼痛，肿瘤可长出包皮口或穿破皮肤呈菜花样，表面坏死，伴脓性分泌物，有恶臭。

# 第二节　生殖系统疾病

## 一、老年性阴道炎

### （一）概念

老年性阴道炎又称萎缩性阴道炎，其原因是由于妇女卵巢功能衰退，由其分泌的雌激素下降明显,导致阴道壁萎缩,黏膜变薄,上皮细胞内的糖原合成减少,阴道内分解糖原的乳酸杆菌亦减少,乳酸生成下降,阴道 pH 增高呈中性甚至碱性,阴道自净作用和抵抗力减弱,阴道内其他致病菌成为优势菌,引起炎症。常见于自然绝经及卵巢功能衰退后妇女,也可见于产后闭经或药物假绝经治疗的妇女。

### （二）临床表现

其临床表现为阴道分泌物增多,呈黄水样,严重者有血性或脓性分泌物,外阴常伴有瘙痒或灼痛感,或盆腔坠胀感。

## 二、子宫脱垂

### （一）概念

子宫从正常位置沿阴道下降,宫颈外口达到坐骨棘水平以下,甚至子宫全部脱出于阴道以外(图 3-9-2)。

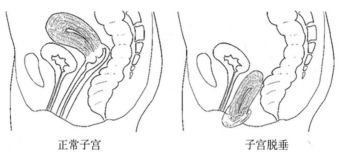

正常子宫　　　　　　　　　　　子宫脱垂

**图 3-9-2　子宫脱垂示意图**

### （二）临床表现

Ⅰ度脱垂者多无明显不适。Ⅱ度、Ⅲ度脱垂者有以下四个方面的症状表现。

（1）患者在行走、劳动、下蹲或排便等导致腹压增加时,阴道口有块状物脱出。Ⅱ度脱垂患者经平卧休息,块状物可变小或自行还纳。Ⅲ度脱垂者休息后块状物亦不能自行回缩,常需用手送还。子宫脱垂常伴有阴道前壁和后壁膨出。

（2）下腹及腰骶部酸痛,患者常感下腹、会阴部下坠感及腰骶部酸痛,站立、蹲位、走路时明显。月经期或体力劳动时明显加重。

（3）阴道分泌物增多,块状物脱出长期外露摩擦导致宫颈和阴道壁溃疡时可有少量出血,当合并感染时脓性分泌物渗出增多。

（4）排尿困难、尿潴留和尿路感染。

### 三、子宫内膜癌

#### (一) 概念

子宫内膜癌又称子宫体癌,是指子宫内膜发生的癌,绝大多数为腺癌,它是女性生殖系统三大常见恶性肿瘤之一。其高发年龄为 58～61 岁,占女性生殖系统恶性肿瘤的 20%～30%。

#### (二) 表现

早期时妇科检查无明显异常,子宫不大。病情发展则可查到子宫明显增大,或绝经后子宫不萎缩,如正常大小。若合并宫腔积脓则检查发现子宫明显增大而变软。当癌灶向周围浸润时子宫固定,宫旁或盆腔内扪及不规则结节状块物。早期无症状以后出现以下四个方面的症状。

(1) 阴道流血主要表现为绝经后阴道流血,常为间歇性或持续性不多量流血。尚未绝经者则表现为经量增多经期延长或经间期出血等。

(2) 阴道排液未必都有,但若有,则表现为排液增多,早期为浆液性或浆液血性排液,晚期者则多见有恶臭之脓血性排液。

(3) 疼痛为晚期症状,常见有腰腹疼痛。

(4) 症状晚期患者出现全身症状,如消瘦、贫血、恶病质、发热等。

### 四、子宫颈癌

#### (一) 概念

宫颈癌是最常见的妇科恶性肿瘤。患者年龄分布呈双峰状,35～39 岁和 60～64 岁为发病高峰,平均发病年龄为 52.2 岁。

#### (二) 临床表现

早期宫颈癌常无症状,也无明显体征,可与慢性宫颈炎无明显区别,甚至可见宫颈光滑或轻度糜烂。随着宫颈浸润癌的生长发展,外生型者见宫颈赘生物,如息肉状、乳头状,逐渐发展为菜花状,表面不规则,合并感染时出现灰白色渗出物覆盖于表面,触之易出血;内生型见宫颈肥大、质硬,宫颈管膨大如桶状,宫颈表面可以光滑,也可以有浅表溃疡。晚期由于癌组织大块坏死脱落,形成凹陷性溃疡,有时整个宫颈如空洞,内面覆有灰褐色坏死组织,有恶臭。癌浸润阴道壁则阴道壁见质地与癌组织相似的赘生物。浸润两侧宫旁组织时,妇科检查可扪及两侧宫旁增厚、变硬、有结节,当浸润达到盆壁时,检查有"冰冻盆腔"的感觉。当出现症状时,主要有以下三个方面的症状。

（1）阴道流血血量可以很少，绝经前（年龄相对轻的）患者常表现为接触性出血，即性交后或妇科检查后出血。绝经后妇女则常表现为绝经后不规则阴道出血。晚期患者则有多量出血，当病变侵蚀到较大血管时可引起致命的大出血。

（2）阴道排液，稀薄如水样或米泔状，白色或血性，有腥臭。晚期患者癌肿破溃、组织坏死，继发感染后出现典型的大量脓性或米汤样恶臭白带。

（3）晚期癌症状，癌侵犯周围器官组织后可出现以下症状：尿频尿急；肛门坠胀、里急后重、便秘；下肢疼痛；严重时输尿管梗阻而出现肾盂积水，甚至尿毒症；疾病末期呈现恶病质。

## 五、乳腺癌

### （一）概念

乳腺癌是女性中最常见的癌症。据统计，在美国，1/8 的女性在其一生中会得乳腺癌。男性乳腺癌在所有男性癌症中占 1％，在所有乳腺癌中占不到 1％。

乳腺癌的病因尚不明确，但其在雌激素减少的女性中高发。乳腺癌可发生于青春期后的任何时期，但在 50 岁以上人群中更常见。诱发因素很明确，有家族史的女性就有患乳腺癌的高风险，尤其是直系亲属（母亲、姐妹或母亲的姐妹）有乳腺癌的。

其余高危女性包括：

（1）月经周期长，月经初潮早（小于 12 岁），绝经迟（大于 55 岁）。

（2）服用激素类避孕药。

（3）使用激素替代疗法五年以上。

（4）使用己烯雌酚预防流产的。

（5）未曾孕育。

（6）30 岁以后妊娠的。

（7）有单侧乳腺癌的。

（8）患有卵巢癌，尤其年轻的时候。

（9）暴露于低水平电离辐射的。

（10）近期，科学家发现了 *BRCA1* 基因和 *BRCA2* 基因。低于 10％的乳腺癌被认为与这些基因突变有关。然而，这些发现让有可能患乳腺癌的高危女性有了遗传倾向测试的选择。

### （二）临床表现

乳房有肿物或肿块（硬，无压痛的肿块通常是恶性的）；乳房的大小或对称性改变，皮肤改变、增厚、乳头周围鳞状皮肤、凹陷、水肿（橘皮样改变）或溃疡；皮温改变（温、热或粉红色区域；未泌乳的妇女，越过育龄期就要怀疑是乳腺癌，除非证明不是）；不正常的泌乳（在非母乳喂食时任何形式的自发流出乳汁，非泌乳女性经过彻底的检查，挤压乳房有分泌物流出；溢液可能是墨绿色、白色、奶油状、浆液性或血性）；由母乳喂养的婴儿拒绝吮吸一侧乳房；乳头改变，如瘙痒、灼热、糜烂或回缩；疼痛（不常常是乳腺癌的症状，除非肿瘤进展，但也需要被检查）；骨转移、病理性骨折、高钙血症；手臂水肿。

## 第三节 常见照护问题

（1）排尿异常。

（2）排尿困难、尿潴留（前列腺肥大）。

（3）压力性尿失禁。

（4）疼痛。

（5）有感染的可能。

（6）皮肤完整性受损的危险。

（7）社交障碍。

（8）睡眠型态紊乱。

（9）自我概念紊乱。

## 第四节 照 护 目 标

（1）患者懂得合理用药的重要性，正规用药后，症状明显减轻。

（2）患者掌握引起感染的相关因素，并能自觉地采取相关的预防措施。

（3）患者掌握盆底肌肉训练的方法，并能自觉进行盆底肌肉的训练，症状逐步减轻，能自我护理。

（4）患者能遵医嘱服用镇痛的药物，掌握减轻疼痛的其他方法，且患者自我感觉更舒适。

（5）患者掌握引起急性尿潴留和前列腺出血的原因，能按时服药、接受手术治疗方案。

（6）患者能减少避免增加腹压的因素，并能接受手术治疗。

（7）患者皮肤完整性无改变。

（8）患者能保持正常的社会交往，掌握处理尿频、尿失禁的相关护理措施。

（9）患者掌握引起不适的原因，并能主动地增加舒适感，家属主动关心患者。

（10）睡眠状况得到改善、控制，睡眠充足，表现为白天精神振作。

# 第五节　照 护 措 施

## 一、遵医嘱对症治疗

嘱患者按时按量遵医嘱服用抗生素,不能在尿路感染症状改善或消失后自行停药。

## 二、做好解释工作

(1)向患者讲解感染会引起结石、结石会导致梗阻,三者互为因果关系,积极治疗尿路感染。

(2)向患者讲解引起感染的相关因素,鼓励患者积极主动的预防感染发生的相关因素,增加液体量的摄取、维持会阴部清洁、穿棉质内裤。

(3)向患者解释增加饮水量的重要性,每天保证2 000~3 000 mL的饮水量。避免饮用高硬度水。嘱接受体外震波碎石术后的老年患者每日饮水量不少于2 000~3 000 mL,以防止术后小血块堵塞,同时也起到尿道冲洗的作用。

## 三、对症护理

(1)教会老年人保持会阴部清洁的方法。

(2)对因小结石引起的疼痛,应当适量运动,疼痛剧烈时,遵医嘱给予止痛剂。

(3)对肾结石术后的老年患者嘱其卧床休息,输尿管结石碎石术后要增加活动。

## 四、生殖系统护理

(1)嘱老年男性保持规律的性生活,热水坐浴以减轻前列腺充血,控制前列腺肥大。

(2)指导老年女性,在医师的指导下应用雌激素补充疗法,也可用子宫托或气囊置入阴道,增加尿道闭合力,防止溢尿。内裤被尿浸湿后及时用热毛巾清洁皮肤,换上干净的内裤。

(3)告知老年女性,阴道分泌物异常大多是由于体内雌激素水平下降引起。表现为分泌物增加、色黄、略有异味。在治疗老年女性阴道炎时,在排除生殖系统肿瘤后,在医师的指导下除应用抗生素外,还可加用小剂量激素。指导老年女性保持外阴清洁,勤换内裤,保持内裤和毛巾的清洁,用专用盆。每晚用消毒液温水坐浴20分钟,可带指套自行清除阴道内残留的分泌物,以干扰细菌的生长环境。

(4)对有子宫脱垂的老年女性,为了避免子宫脱垂程度加重,尽量避免各种增加腹压的因素,如咳嗽、便秘、站立或行走过久、提取重物等。为了治疗和预防脱垂受损,系"丁"字带,以免生殖器脱落于外阴与内裤摩擦,导致组织破损和感染。为了防止脱落的生殖器感染,每晚用高锰酸钾温水坐浴20分钟,有破损者坐浴后局部涂抗生素软膏。

（5）告知老年女性和家属，更年期产生的系列不适应症状与雌激素水平下降有关，家人要关心、体贴、照顾更年期妇女。反应明显时可在医师的指导下采用雌激素替代疗法。指导老年女性预防阴道干燥的方法，鼓励继续维持性生活或手淫的方式，有助于阴道的循环，便于维持组织的伸缩性。可用水溶性的润滑剂润滑阴道，也可使用雌激素软膏。

## 五、健康教育

### （一）生活护理

有肾结石或尿路结石的患者，要注意饮食的选择，适当限制牛奶、乳制品、豆类、豆制品、菠菜、香菇、麻酱、动物内脏和浓茶的摄入。同时要多饮水，每天保证饮水量在 2 000～3 000 mL。避免情绪激动，少吃辛辣、味重的食物以及咖啡和酒。尽量采用多件式穿着方式，以便潮热时可及时脱掉衣服。学会控制对潮热的反应，如采用淋浴、用冷毛巾或冰块、幻想冷却等方法。

### （二）预防排尿困难

前列腺良性增生的表现为排尿困难。短时间内不宜摄入大量的水分，避免过度疲劳和受凉，以免引起急性尿潴留。同时也要注意避免其他的诱发因素，如服用镇静剂、抗抑郁剂、利尿剂以及含酒精的饮料等。

### （三）预防尿失禁

盆底肌肉的锻炼收缩肛门，每次 10 秒，放松间歇 10 秒，连续 15～30 分钟，每日数次，坚持 4～6 周可明显改善尿失禁。

**参考文献**

［1］李燕,张曦,杜雪,等. 不同治疗阶段乳腺癌患者支持性照护需求的纵向研究［J］. 全科护理,2020, 18：3234 - 3238.

［2］张平侠,孙燕. 综合护理干预对慢性肾衰竭患者负面情绪、治疗依从性及生存质量的影响［J］. 检验医学与临床,2016,13：3075 - 3077.

［3］Khan S R, Pearle M S, Robertson W G, et al. Kidney stones［J］. Nature Reviews Disease Primers, 2016,2：16008.

# 第十章 心理健康问题照护

随着社会快速的发展,人们的情感、思维方式、知识结构、人际关系都在不断地发生变化。尤其是对老年人,随着年龄的增长,社会角色的不断变化,老年人的心理问题日益突出。在老年人的照护中,除了照护好老年人的生活外,更应关注老年人的精神慰藉,加强对老年人的心理照护,这有助于提升养老照护质量。因此,照护人员应该正确了解老年人的心理健康状况,准确识别老年人的各种心理问题,分析原因并能制定相应的心理照护对策。

## 第一节 常见心理健康问题

### 一、焦虑症

#### (一)概念

焦虑是个体在面临心事或预计会出现的对自身会产生某种威胁的客观事物时所引起的一种心理体验。老年期是角色转变最频繁的时期,有些老年人可能因不适应新角色或因没有及时退出旧角色而引起角色冲突,手足无措,产生焦虑。

#### (二)临床表现

1. **主观感受** 老年人内心体验到害怕,注意力不能集中,有失去支持和帮助的感受。

2. **行为表现** 表现为不知所措、对日常事件和行为普遍感到不可控制的一种焦虑障碍,如坐立不安、疲惫、注意力不易集中、易怒、肌肉紧张、入睡困难、易惊醒等,在生活中遇到不如意的事就心烦意乱,有时会生闷气或发脾气。

3. **躯体表现** 表现为睡眠不稳、口干、心悸、脉搏加快、多汗、血压升高、呼吸加快。严重时,出现四肢麻木、大汗淋漓、全身颤抖、手足发麻。

## 二、抑郁症

### (一) 概念

抑郁症是指以持续的情绪低落为特征的一种情感性的心理障碍,是情绪障碍最常见的类型。临床上,患者的抑郁水平可能表现不一,轻者如极度悲伤、自卑、悲观、厌倦,严重的会表现为自杀行为。许多流行病学研究表明,亚洲老年人与临床相关的抑郁症患病率高达8%～13%。2017年,在世界卫生组织上发表的一篇文章报道,全球有3.22亿人患有抑郁症。中国是世界上患抑郁症人数最多的国家,患病率为4.2%。但是,与其他精神病患者相比,抑郁症患者的治疗依从性较差,往往会因为对病情的羞耻感而拒绝任何治疗。老年人的抑郁症状易被误认为老年化过度或躯体疾病;其次,认知功能损害使老年患者抑郁症的诊断更加困难;再者老年人本身倾向于淡化症状严重性,拒绝承认患病,不认为兴趣丧失和疲乏是抑郁的表现。这都将导致老年抑郁症患者常未被及时识别和诊断。

### (二) 临床表现

1. 情绪表现　对人和事物提不起兴趣,情绪低落、忧愁、伤感、心情压抑苦闷。
2. 语言表现　少言寡语,主动与他人交谈的次数减少。
3. 行为表现　对以往的爱好兴趣减退,逃避各种活动。
4. 认知表现　自我评价下降,缺乏主动性和信心,约80%的患者有记忆力减退等认知功能减退的现象。
5. 躯体表现　食欲减退、体重下降、记忆力减退、注意力不集中、失眠、乏力等。

## 三、精神分裂症

### (一) 概念

精神分裂症指感知觉、思维、情感和行为等多方面的障碍以及精神活动的不协调,是一种严重的、慢性的脑功能障碍。

### (二) 临床表现

患有精神分裂症的老年人常有严重的心理损伤。想法和行为通常十分混乱。会产生错误的妄想,即看到的、听到的、闻到的或感觉到并不存在的事情;对有关的人或情况产生怀疑。组织思维也存在困难,不适当应答,交流受干扰,可能漫谈或重复其他人的话,有时语句并不能被理解,可能会创造新词。还可能会回避,即对其他事物缺乏兴趣,并不能融入其他人或社会。运动障碍会随之发生。包括:笨拙,不协调;不自主运动;扮鬼脸;不同寻常的举止;一连几个小时不动、不说话、不回答。

## 四、离退休综合征

### (一) 概念

离退休综合征是指老年人由于离退休后不能适应社会角色、生活环境和生活方式的变化而出现的焦虑、抑郁、悲哀、恐惧等消极情绪,或因此产生偏离常态行为的一种适应性的心理障碍,这种心理障碍往往还会淫秽其他生理疾病,影响身体健康。

### (二) 临床表现

1. 情绪表现　离退休后老年人容易出现情绪不稳定,焦虑易怒,易冲动,常常感到心烦意乱、坐立不安,很容易因为一点小事火气冲天而难以自控,或情绪悲观,产生失落、怀旧、无价值感。

2. 行为表现　偏激、退缩,厌恶社会交往,自卑矛盾,不愿意主动与他人交往,严重时达到麻木迟钝状态,过度放大社会生活和家庭生活的消极效应,对生活缺乏信心。

3. 生理表现　表现为全身不适,如头痛、眩晕、失眠、胸闷、腹部不适、全身疲乏、四肢无力等,但经检查未发现与之对应的身体疾病。

## 五、空巢综合征

### (一) 概念

空巢综合征是指无子女或子女成人后由于工作、学习、结婚等原因相继离开家庭以后,独守"空巢"的中老年夫妇因此而产生的心理失调症状。特别是老年人单亲家庭,西方国家称之为"空巢"。

### (二) 临床表现

1. 情绪表现　情绪表现为心情郁闷、悲观、沮丧、孤独、凄凉等,常常失落感与成就感交织在一起,出现心神不宁、无所适从、烦躁不安等现象。

2. 认识表现　出现内疚感,认为自己过去有许多对不起子女的地方,特别是对子女关心和照顾不够,没有很好的尽到做父母的责任和义务,也有人会产生埋怨子女的心理等。

3. 行为表现　常常愁眉不展、闷闷不乐、唉声叹气,甚至痛哭流涕,久而久之,出现食欲不振、睡眠障碍等现象。

## 六、谵妄

### (一) 概念

老年期谵妄是指发生在老年期的谵妄状态或意识模糊状态。伴有注意力、认知能力、精神运动和睡眠周期障碍。临床以意识障碍为主,可能出现复杂多变的精神症状和各种异常行为,如定向力障碍、记忆力障碍,对周围事物理解判断障碍,思维混乱、不连贯,有视听幻觉及被害妄想等。

### (二) 临床表现

起病急骤,意识模糊,对于时间的定向障碍出现最早,分不清早晚,分不清地点与人物,并伴有严重的精神运动性兴奋。言语增多,杂乱无章,单调重复,狂呼乱叫。行为紊乱,动作增多,有盲目性及冲动性。可有片断的妄想,多为被害妄想。亦可有幻觉,多为幻视,其次为幻听。情绪紧张、焦虑、恐惧、不安、失眠。有时谵妄消失,意识清醒,对谵妄中的情况完全遗忘。有时呈缄默状态或木僵状态。病程起伏,可持续数日至十余日,或可迁延更久。伴有脑器质性疾病的患者,谵妄持续时间较长,当谵妄消失后,常遗留较前更为严重的痴呆。

多数患者常无明显的躯体症状及体征,故易误诊而死亡。脑脊液正常,少数可有轻至中度蛋白增高。脑电图呈发作性高电位慢波,以额叶为著。

## 七、物质滥用和成瘾

### (一) 概念

药物滥用和成瘾,是指长期或反复使用某种药物,从而在个体的心理和躯体上产生对药物的依赖性。有些老年人往往为了获得用药后心理上的快感,或为避免断药后产生的痛苦,在无医疗上的需要时,仍被迫持续或周期性强烈渴求用药。老年人常见的依赖药物有镇静、安眠药和止痛药。

### (二) 临床表现

1. **心理依赖** 老年人在心理上渴求使用这类药物,此欲望超过了睡眠、食欲及性欲,甚至不顾药物对自己身心的危害,也不顾对家庭及社会的危害,以至于常常不择手段,不顾后果,以各种手段获取药物来满足自己的需要。

2. **躯体依赖** 长期反复使用某种药物,可出现中毒症状。急性中毒症状表现为意识障碍和躁狂状态;慢性中毒症状以性格改变和明显的智能障碍为主。若停药则可产生戒断综合征,表现为浑身不适、心慌、焦虑、眩晕,甚至出现大小便失禁、幻觉、意识障碍、最严重者可危及生命。

3. **耐药性** 长期服用某种药物,其药理效应会逐渐下降,为获得满意的和足够的心理和生理需求而进一步加大药物剂量,由此,药量逐渐增大,产生耐药性。

4. **对自己和社会造成不良影响** 长期且大剂量的用药,可引起营养不良、免疫功能降低、代谢障碍等,产生某些躯体并发症,甚至慢性中毒。部分老年人由于性格改变或丧失进取心,丧失对家庭及社会的责任感,而给自己、家庭及社会造成不良影响,带来不良后果。

## 八、自杀

### (一) 概念

自杀是指一个人自愿地、故意地杀死自己的行为或情况,也指任何人杀死自己的意愿或倾向。自杀包括个人的、团体的甚至民族的自我毁灭的行为,老年人的自杀是多发性的,由于老年人因衰老、疾病、死亡数较大,因而自杀反而不被他人注意。在中国平均每年的自杀人数为 10.8 万,其中 65 岁以上的自杀老年人占 38.2%。根据自杀者的心理反应可将自杀分为情绪性和理智型两种。情绪性自杀常常因为爆发性的情绪所引起,理智型的自杀是由于自身经过长期的评价和体验,进行了充分的判断和推理之后,逐渐地萌发自杀的意向,并有目的、有计划地采取自杀措施。

### (二) 临床表现

1. 攻击型和准自杀行为 根据自杀的目的,可将自杀分为两大类:一类是以死亡为目的的自我攻击型的自杀行为;另一类是不以死亡为目的的准自杀行为。其深层次的动机是"求助",企图用自杀来唤起人们的同情、关注,并使对方忏悔。

2. 情绪型和理智型 根据自杀者的心理反应可将自杀分为情绪型和理智型两种。情绪型的自杀常常因为爆发性的情绪所引起,其中大多数是由委屈、悔恨、内疚、惭愧、激愤、烦躁或赌气等情绪状态所引起的自杀,一般来说,进程较快,发展期较短,甚至呈现即时的冲动性或突发性。理智型的自杀是由于自身经过长期的评价和体验,进行了充分的判断和推理之后,逐渐地萌发自杀的意向,并有目的、有计划地采取自杀措施。自杀的进程较慢,发展期较长,一般老年人对自己的丧事都做了安排或已写遗嘱。理智型自杀老年人较多。

## 第二节 常见照护问题

## 一、语言沟通障碍

与大脑语言中枢受损、感知觉障碍有关,照护人员应主动关心老年人,与其交谈,说话要缓慢、清晰;加强与老年人沟通,可采用非语言交流的方式,如触摸、手势、眼神等;反复进行语言训练,采用由简单到复杂的方式。

## 二、记忆受损

指导老年人合理用脑,合理设计运动方案,注意学习与运动相结合,以延缓神经系统的衰老。

### 三、社交障碍

老年人由于机体功能衰退等一系列原因投入社会交往的精力减弱,鼓励老年人树立乐观的心态,以积极的态度对待生活,保持良好的心境。

### 四、角色紊乱

角色紊乱的相关因素包括丧偶与再婚、不适应离退休生活以及老年人退行性改变与疾病的困扰。需要帮助老年人适应新角色,指导老年人进行适当的活动,保持良好的心态,以延缓退行性改变。帮助丧偶老年人克服社会家庭等多方面的阻力,协调多方关系,并理解老年人,鼓励寻找新伴侣。

### 五、思维过程改变

与老年期大脑、神经系统、感觉器官和运动器官的生理结构和功能的衰老密切相关,此外,不同程度、不同形式的认知功能障碍及丧失也与老年人思维过程的改变有关。

### 六、自尊紊乱

伴随着衰老,机体各器官功能进行性下降,老年人的生活能力也随之下降,部分或完全丧失生活自理能力。沟通障碍、社会支持系统缺乏以及经济困难都会不同程度加重老年人的自卑感。挖掘老年人的潜能,鼓励参与社会活动,做力所能及的事情,使其体现自我价值。

## 第三节  照 护 措 施

### 一、焦虑症老年人的照护

(1) 耐心听取老年人的倾诉,及时引导老年人将内心的不快发泄出来。
(2) 对老年人进行团体心理辅导及音乐放松训练,帮助老年人缓解焦虑情绪。
(3) 帮助老年人设定短期生活目标,通过目标管理和及时的行动减轻焦虑情绪。
(4) 加强子女或共同生活照顾者对老年人的关爱,帮助老年人树立生活的信心。

### 二、抑郁症老年人的照护

1. 专人照护  对待老年抑郁症的患者应由专人照护,最好是亲属。若亲属工作繁忙,也可请人照护,24 小时不离开老年人。照护人员还应学习有关的卫生知识,了解患者的情况,掌握相应的照护技能。

2. 调节生活节律　建议老年人进行规律的体育锻炼,有助于缓解压力,改善睡眠。注意气候变化,积极预防躯体和心理病症的发生。

3. 合理饮食　既要注意营养成分的摄取,又要保持食物的清淡。多吃高蛋白质、富含维生素食品,如牛奶、鸡蛋、瘦肉、豆制品、水果、蔬菜,少吃糖类、淀粉食物。

4. 给予心理支持　建议和鼓励老年人积极表达内心情感。鼓励老年人积极尝试自己感兴趣的事情,敢于对缺乏兴趣的活动或超出能力范围的事情说"不",体验全新的感受。

5. 及时就医　如果抑郁情绪持续时间较长,建议老年人尽早前往医院就诊,进行规范治疗。

6. 防止意外发生　由于这种患者往往有自杀企图,因此,照护过程中不可疏忽大意。妥善保管药物,以免患者一次大量吞服,造成急性药物中毒。照护人员及时发现老年人的心理变化及异常行为,加强安全照护、防止意外发生。

### 三、精神分裂症老年人的照护

(1) 妄想、幻觉和偏执症状发生都会吓到旁人。因此,良好的沟通非常重要。慢慢地、平静地说话。

(2) 不要假装你经历了他所做的经历的事情,帮助他回到现实生活。

(3) 不要试图让他理解他的经历是不真实的。可能对他来说,他的经历就是真实的。例如,他告诉你他听到了一些声音。你可以说:"我听不到声音,但我相信你能听到。试着倾听我的声音,而不是其他的声音。"

### 四、离退休综合征老年人的照护

(1) 指导老年人调整心态,顺应规律。

(2) 鼓励老年人发挥余热,重归社会。退休的老年人,在力所能及的情况下,无论从事有偿劳动还是无偿劳动,都有利于社会和自身。

(3) 指导老年人善于学习,渴求新知。要"活到老,学到老"。一方面,学习促进大脑的使用,使大脑越用越灵活,延缓智力的衰退;另一方面,要通过学习更新知识,跟上时代的步伐。

(4) 指导老年人培养爱好,寄托精神。

(5) 鼓励老年人扩大社交,排解寂寞。

(6) 指导老年人生活自律,保健身体。

(7) 必要的药物和心理治疗。

### 五、空巢综合征老年人的照护

1. 协助减轻对子女的心理依恋　随着子女的成长,父母应逐渐将家庭关系的重心由对子女的关注转向对老伴的关注,逐渐减少对子女的感情投入,降低要求子女回报的期望水平,特别是当临近子女离家的时候,父母更要减少对子女的心理依恋,做好充分的心理准备。

2. 积极寻找替代角色 介绍角色过渡和转换的必要性,培养新的兴趣,建立新的生活方式,如培养新的兴趣,建立新的人际关系等,转移生活重心,以帮助老年人适应离退休后的新角色。挖掘老年人的潜能,鼓励老年人参与社会活动,做力所能及的事,使老年人发现自我存在的价值。

## 六、谵妄老年人的照护

(1) 积极协助寻找谵妄的原因。

(2) 保证睡眠与控制兴奋。为了防止心力衰竭和减轻心肺功能负荷,应保证睡眠与控制兴奋。

(3) 遵医嘱谨慎服药。

## 七、物质滥用和成瘾的照护

1. 积极预防 普及医药常识,严格药品管理制度等。

2. 积极配合治疗 当发现老年人有滥用药物或多服药物时,应立即劝其终止服药。若老年人已形成药物依赖,为避免突然停药产生戒断症状,应逐渐递减所服药物剂量,直到完全停药。有时,为了减轻戒断症状,可用作用相似但不易产生依赖性的药物进行替代,再逐步递减替代药。对于戒断后出现不良心理或身体症状时,可对症处理,以减轻戒断症状。对于中毒较深、全身营养状况较差的老年人,采用支持疗法,补充营养以减轻身体的不适感。通过家庭和社会的关怀,提高老年人脱瘾的信心。

## 八、自杀的照护

1. 积极协助采取危机干预 对濒临自杀危机的老年人进行干涉,解除危机,打消自杀意图,使其转危为安。照护人员首要的任务是发现想自杀的老年人,及时报告医生和心理咨询工作者或部门负责人。照护人员必须态度端正、思维清晰、头脑冷静。

2. 积极配合心理治疗 主要是支持性心理治疗,如倾听、提示、解释、劝告、安慰、疏泄、建议、鼓励、同情、保证等。

3. 事后妥善处理 对未死者,应迅速送医院抢救,协助医师了解老年人自杀原因、再次蓄意自杀或自杀的危险性有多大;如果再次自杀,则预防自杀、干预自杀以及抢救自杀的老年人的一系列努力和处理方法等。对已死亡者,协助其家人妥善处理后事。

**参考文献**

[1] Heok K E, Ho R. The many faces of geriatric depression [J]. Curr Opin Psychiatry, 2008,21(6): 540-545.

［2］Organization W H. Depression and other common mental disorders：global health estimates ［J］. Geneva：World Health Organization，2017.

［3］Zhong B L，Chiu H F，Conwell Y. Rates and characteristics of elderly suicide in China，2013－2014 ［J］. J Affect Disord，2016，206：273－279.

# 第十一章 意识混乱和痴呆照护

## 第一节 意识混乱和痴呆

导致意识混乱的原因很多,包括疾病、感染、听觉和视觉的丧失、药物的副作用以及大脑损伤等。随着年龄的增长,大脑的血液供应减少,会导致性格和精神状态的改变、记忆力减退和判断能力的丧失。患者不能识别他人、时间及地点。随着时间推移,部分患者不能进行日常活动,可能会躁动不安、抑郁甚至易怒,这些行为改变非常普遍。

### 一、谵妄

急性意识混乱(又称谵妄)发生突然,通常持续时间短暂。常见原因包括感染、疾病、外伤、药物及外科手术。治疗方法主要是解除病因,然而,生理改变所导致的意识混乱不能治愈,部分措施只能提升机体功能。因此,我们必须满足患者的基本需求。

### 二、轻度认知障碍

轻度认知障碍是介于正常衰老与痴呆的一种中间状态,主要表现为认知功能下降,即患者在记忆力、语言以及其他精神活动(注意力、判断力、阅读和写作能力)方面出现问题,但他们日常生活能力正常。患者及其他人可能会注意到这些问题,但不影响日常生活。轻度认知功能障碍是阿尔茨海默病的危险因素。

### 三、痴呆

#### (一)概念

老年性痴呆在临床上又被称为阿尔茨海默病,为退行性脑病,是临床上最常见的神经活动障碍性疾病,其表现为行为人格的改变以及智力障碍等,多发病于老年人群。中国是老年痴呆人数最多的国家,有研究者预测,到 21 世纪中叶老年痴呆人数将突破 2 000 万。

痴呆严重威胁患者的生理健康,也给患者及其家庭带来沉重的精神负担。造成痴呆的原因众多,包括原发性神经疾病、精神疾病等,常见类型如阿尔茨海默病、血管性痴呆、路易小体痴呆、帕金森病痴呆、额叶痴呆等以下具体表现。

阿尔茨海默病(AD):最常见,占全部痴呆的 60%~80%。早期症状包括姓名和近期时间记忆障碍、淡漠和抑郁晚期症状(判断和定向力障碍,行为改变,语言、吞咽及行走困难)。β-淀粉样蛋白沉积和蛋白缠结是其典型病理改变(图3-11-1)。

血管性痴呆(vascular dementia, VaD)第二种常见类型痴呆,常由一系列小卒中引起大脑血流量减少所致。症状常与 AD 重叠,但记忆损伤较轻。

混合型痴呆:AD 与其他类型痴呆(最常见的为 VaD)的标志性改变同时出现。

路易体痴呆:记忆、判断力及行为等

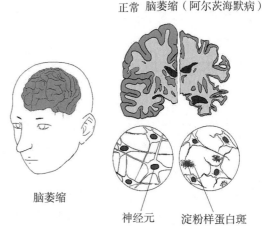

正常 脑萎缩(阿尔茨海默病)

脑萎缩

神经元 淀粉样蛋白斑

**图3-11-1 阿尔茨海默病示意图**

的退行性变与 AD 相似,认知症状的严重程度可每日波动,视幻觉、肌肉僵硬和震颤常见。典型病理改变包括大脑神经细胞内 Lewy 体(α-synuclein 蛋白沉积)形成。

帕金森病(PD):大多数患者在疾病晚期出现痴呆。典型病理改变是大脑神经细胞内 Lewy 体形成。

### (二)临床表现

1. **记忆障碍** 老年性痴呆发病最初的症状是记忆障碍,主要表现为近期记忆的健忘,如同一内容无论向他述说几遍也会立即忘记,刚放置的东西就忘掉所放的位置,做菜时已放过盐过一会儿又放一次,刚买下的东西就忘记拿走,刚刚被介绍过的朋友,再次见面时就因忘了他的姓名而出现尴尬的场面。而对过去的、曾有深刻印象的事件,如曾经经历过的战争、参加过的某种政治活动、失去的亲人等则记忆较好,即所谓远期记忆保持较好。但随着疾病发展,远期记忆也会丧失,会出现错构、虚构及妄想。如把过去发生的事情说成是现在发生的,把几件互不关联的事情串在一起,张冠李戴,甚至会从头到尾地述说一件根本没有发生过的事情。记忆障碍最严重时,表现为不认识自己的亲人,甚至连镜子或照片中的自己都不认识。

2. **对时间和地点的定向力逐渐丧失** 例如,不知道今天是何年何月何日,不清楚自己在何地,出了家门就找不到家等。

3. **计算能力障碍** 轻者计算速度明显变慢,不能完成稍复杂的计算,或者经常发生极明显的错误,严重时连简单的加减计算也无法进行,甚至完全丧失数字概念。

4. **理解力和判断力下降** 表现为对周围的事物不能正确理解,直接影响对事物的推理和判断,分不清主要和次要、本质和非本质的东西,因此不能正确地处理问题。

5. 语言障碍　轻者说话啰嗦、内容重复、杂乱无章,重者答非所问,内容离题千里,令人无法理解,或经常自言自语,内容支离破碎,或缄默少语,丧失阅读能力。

6. 思维情感障碍　思维经常出现片断性,大事被忽略,琐事却纠缠不清,同时伴有情感迟钝,对人淡漠,逐渐发展为完全茫然而无表情,或小儿样欣快症状很突出。有的出现幻觉,如幻听、幻视等;有的出现片断妄想,如嫉妒妄想、被偷窃妄想、夸大妄想等。

7. 个性和人格改变　多数表现为自私、主观,或急躁易怒、不理智,或焦虑、多疑。还有一部分人表现为性格孤僻,以自我为中心,对周围事物不感兴趣,缺乏热情,与发病前相比判若两人。

8. 行为障碍　早期表现为以遗忘为主的行为障碍,如好忘事、遗失物品、迷路走失等。中期多表现为与思维判断障碍和个性人格改变相关的行为异常,如不分昼夜,四处游走,吵闹不休;不知冷暖,衣着紊乱,甚至以衣当裤,以帽当袜;不讲卫生,不辨秽洁,甚至玩弄便溺;不识尊卑,不分男女,甚至有性欲亢进的倾向。

9. 行动障碍　动作迟缓,走路不稳,偏瘫,甚至卧床不起,大小便失禁,不能自主进食,终至死亡。

## 第二节　常见照护问题

(1) 语言沟通障碍。

(2) 自理缺陷。

(3) 营养改变。

(4) 睡眠型态紊乱。

(5) 思维过程改变。

(6) 家庭管理、维持能力受损。

(7) 保持健康能力的改变。

(8) 有外伤的危险。

(9) 大小便失禁。

## 第三节　照护目标

(1) 患者能最大限度地保持沟通能力,能适应改变后的交流方式,如书写、手势等。

(2) 患者恢复最佳活动能力,身体活动功能增强。

（3）患者能最大限度地恢复自理能力，配合家属或照护人员料理好自己的生活。

（4）患者能保持良好的营养状态，相关指标均达到正常标准。

（5）患者家庭管理能力有改善。

（6）患者能获得足够的信息，得到情感等方面的支持。

（7）患者能够主动表达自己的感受，并积极实现自我价值。

（8）患者未发生受伤、跌倒。患者能有安全的家庭及住院休养环境，且患者及其家属能讲述潜在的危险因素。

# 第四节　照护措施

（1）建立患者与其家庭成员的有效沟通系统，以帮助其家庭成员适应患者不断变化的认知能力。

（2）为患者及其家庭成员提供情感支持，解释患者的行为问题会因为过度的刺激或常规的改变而加重和恶化。进行疾病知识宣教，并帮助他们寻求社会公益服务和获得社区资源部门提供的法律和经济上的支持和帮助。

（3）焦虑可以让患者变得激动不安或恐惧，可通过转移注意力干预方法来提供帮助。

（4）为患者提供安全的环境，鼓励其按要求进行锻炼，并协助患者以保证动作的流畅。

（5）监测患者吞咽情况，协助其进餐，评估有无误吸发生。

（6）必要时协助患者养成良好的如厕习惯，预防尿失禁和便秘的发生。

（7）告知患者的家庭成员，当疾病发展到后期阶段，患者需要完全依赖照护者，适时为其家庭成员提供临终照护相关知识。

**参考文献**

佚名.常见痴呆类型及典型特征[J].中国全科医学,2009,12:1967.

# 第十二章　性健康问题照护

在人的一生中,始终需要性爱、情感和亲密。伴随性行为的发展,人们常产生老年人会逐渐厌倦性爱的误解。虽然老年人的性行为比例有所下降,但大多数老年人仍具有一定的性需求。在老年人的性健康问题照护中,应关注老年人的性需求和性行为,注意防治性传播疾病,力求为老年人提供有效的照护措施。

## 第一节　生殖系统结构和功能

### 一、男性生殖系统

在男性生殖系统中,主要的性器官是睾丸,呈椭圆形或杏仁状,位于阴囊内,具有产生男性生殖细胞(精子)和内分泌激素的功能。精子产生于睾丸曲细精管上皮(图3-12-1)。

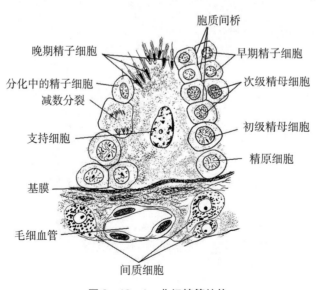

图3-12-1　曲细精管结构

睾丸曲细精管上皮主要由支持细胞及镶嵌在支持细胞之间的各级生精细胞构成,管周有基膜和肌上皮细胞。关于内分泌激素,睾丸产生睾酮,其与生殖系统功能和男性第二性征发育密切相关,包括面部、腋窝、手臂、胸口多个位置的毛发生长和颈肩增宽等。

附属性器官包括输精管道(附睾、输精管、射精管和尿道)、附属腺(精囊腺、前列腺和尿道球腺)及外生殖器等。睾丸生成的精子功能尚未成熟,只有当其被输送至附睾,停留18～24小时后才会获得运动和受精能力,但附睾同时也会分泌一些抑制精子运动和受精的因子使其功能活动暂时处于静止状态。当男性产生性兴奋时,由于自主神经的作用会引起阴茎海绵体动脉扩张,阴茎海绵体内部充血压迫皮膜,从而发生阴茎勃起。射精时,贮存在附睾的精子连同附睾、精囊腺、前列腺和尿道球腺的分泌物一起混合成精液排出。

## 二、女性生殖系统

在女性生殖系统中,主要的性器官是卵巢,呈杏仁状,位于腹腔内、子宫的两侧。自青春期起,卵巢能够排出女性生殖细胞,即卵子(图3-12-2)。同时,能够分泌雌激素和孕激素,其与生殖系统功能和女性第二性征发育密切相关,包括体形和乳腺的变化等。

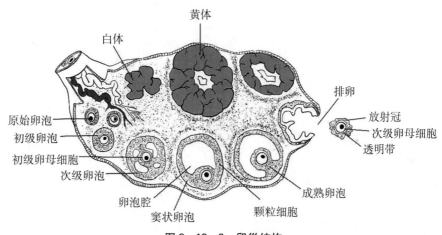

图3-12-2　卵巢结构

附属性器官包括输卵管、子宫以及阴道等。输卵管有左右两条,分别位于子宫的一侧,由子宫底向外平行伸展到达卵巢,卵子通过输卵管进入子宫。子宫是中空的器官,位于盆腔中心、膀胱后方和直肠前方,子宫内膜含有丰富的血液,能够为胎儿的生长发育和营养补充提供场所。月经是子宫内膜脱落并且通过阴道排出的过程,具有一定的周期性,约为每28天1次,每次时长通常持续3～7天。同时,卵巢所分泌的激素会引起子宫内膜增厚,为受精卵植入子宫做准备。若受精卵未植入子宫,伴随激素水平的下降,开始下一个月经周期。子宫颈部连接阴道,其与外界相通。当进行性交时,男性阴茎进入女性阴道,阴道壁的腺体分泌液体使阴道保持湿润,有利于性行为的顺利完成。需要注意的是,女性的阴道外口存在处女膜,发生首次性行为会使处女膜破裂。

### 三、受精

受精是指男性生殖细胞(精子)和女性生殖细胞(卵子)结合为受精卵。在性交过程中,数以百万计的精子进入阴道,需要经过子宫颈、子宫腔、输卵管到达受精部位,即输卵管壶腹部。受精后,受精卵持续进行卵裂,变为胚泡,植入增厚的子宫内膜,并在整个妊娠期持续生长(图3-12-3)。

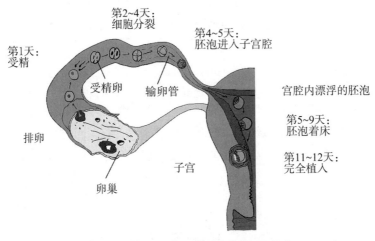

图3-12-3 受精卵的形成、运行和着床

## 第二节 常见性健康问题

### 一、性需求问题

随着年龄的增长,虽然老年人的性行为比例有所下降,但他们仍需要性爱、情感和亲密。即使一些老年人没有进行性行为,他们也可以通过牵手、触摸、拥抱等其他方式来获得亲近感和亲密感。在步入老年阶段的过程中,男性和女性可能会产生影响性功能的生理变化,如男性的勃起缓慢、射精力度减弱和女性的阴道润滑功能下降等。同时,疾病及其伴发的生理变化也会影响性功能,如心血管疾病、高血压和关节炎等。对于心血管疾病患者,适当的性行为可能有助于释放压力,但仍应根据患者的身体状况等情况来决定,尤其是心肌梗死、心力衰竭或接受心脏外科手术的患者,建议禁欲一段时间。对于高血压患者,患有不可控制的高血压或服用降压药物可能会出现勃起功能障碍。对于关节炎患者,疼痛可能会减弱患者的性欲。除了疾病,也应关注手术对性功能的潜在影响,例如,子宫切除术、乳房切除术所导致的激素和身体结构的改变可能会对女性产生影响,前列腺癌根治术可能会对男性产生影响。另外,老年人常会服用一些药物,这可能会对性功能产生不

良影响,照护人员应了解相关药物及其不良反应。除了生理因素,不良情绪、自我形象等也会影响性功能。因此,建议对老年人进行全面的健康评估,包括疾病、手术、服用药物等情况,明确性需求和性功能状况,有助于制定有效的照护措施。

## 二、性侵犯

性侵犯是指一切与性相关并且违背他人意愿的行为,具有严重的不良影响。在照护过程中,老年人可能会遭受未经同意的性接触和性侵犯,从而增加心理问题,降低生活质量。同时,照护人员也可能会遇到具有性目的的行为,可能涉及语言、肢体和心理等方面,使照护人员感到威胁、羞辱或尴尬。需要注意的是,这些人的表现通常是有原因的,理解这类行为将有助于解决问题。大多数人能控制性行为,而有些人可能存在意识不清或者难以控制自身行为等问题。性侵犯的发生可能与以下原因有关:①神经系统疾病或异常,如神志模糊、痴呆等;②药物不良反应;③高热;④视力不良。因此,在面临这一问题时,应探寻潜在原因并且采取相关应对措施。

## 三、性传播疾病

性传播疾病多发生于生殖区域和直肠区域,主要通过性传播、接触传播和血液传播,常见的疾病类型包括梅毒、艾滋病、淋病、尖锐湿疣和衣原体感染等。梅毒是由梅毒螺旋体感染所引起的疾病,一般可分为三期,一期梅毒主要表现为硬下疳,二期梅毒可表现为皮疹、淋巴结病变等症状,三期梅毒可表现为心血管病变、树胶肿等症状。潜伏期梅毒缺乏相应的临床症状,可通过血清学检查进行诊断。艾滋病又称为获得性免疫缺陷综合征,是由人类免疫缺陷病毒所引起的疾病,侵犯和破坏辅助性 T 淋巴细胞并且使机体多种免疫细胞受损,可造成机会性感染和恶性肿瘤等严重影响。淋病主要是由淋病奈瑟菌感染所致,最常见的表现为泌尿生殖系统的化脓性炎症。尖锐湿疣多发生于外生殖器和肛门部位的皮肤黏膜,患者可出现瘙痒、灼痛等症状。另外,沙眼衣原体是引起性传播性泌尿生殖道感染的常见病原体,男性可表现为尿道炎、附睾炎等症状,女性可表现为宫颈炎、盆腔炎等症状。因此,在了解老年人的性健康史时,应注意性传播疾病的相关症状和表现,明确疾病的潜在风险,尽可能早期诊疗。

# 第三节　常见照护问题

除了语言沟通障碍、角色紊乱和思维过程改变等常见照护问题,本节主要关注性侵犯相关照护问题。当面对存在性侵犯倾向的人时,应判断其是否能够控制冲动。若判定为否,这类行为可能不具有性目的;若判定为是,应直面问题,表明态度,控制这类行为的发生、发展。

# 第四节 照 护 措 施

## 一、性需求问题相关照护措施

在老年人进入照护机构后,他们对于性爱、情感和亲密的需求并未消失。关于性需求问题,照护人员应给予充分理解并将相关措施纳入照护计划,如提高性功能、实施长期照护等。为了全面了解老年人的性功能状况,照护人员可考虑采用 PLISSIT 模式(permission, limited information, specific suggestion, intensive therapy, PLISSIT)进行循序渐进的沟通交流,包括获得允许、提供特定知识、给予具体建议和强化治疗四个部分,有助于更好地帮助老年人适应和处理相关问题。

在提高性功能方面,可采取以下措施。

(1)鼓励进行日常个人修饰,注重个人照护,如女性进行化妆、剃毛等,男性使用须后水、香水等,并且按需提供帮助。

(2)自行选择衣服,病号服可能会使人感到尴尬和沮丧,在条件允许情况下,可以选择便服。

(3)尊重并保护隐私,进门前敲门,若老年人居住单间,应给予独立空间,如关门标识"请勿打扰";若老年人居住非单间,考虑到床帘不能隔音,可以在室友外出后安排私人空间或者由照护人员提供独立空间。

(4)告知老年人及其伴侣的独处时长,提醒他们用餐、服药和治疗时间等,并向其他照护人员说明老年人需要一些独处时间。

(5)接受老年人的性关系,有些老年人可能存在不同的性态度、价值观或者经历,不要评判或议论。在实施长期照护方面,已婚夫妇在机构内可考虑共住同一间房。在条件允许的情况下,可考虑共用同一张床。另外,单身人士可能会存在发展关系的需求,允许他们有时间待在一起,而不是要求分开。

## 二、性侵犯相关照护措施

在进行照护服务时,可采取以下措施。

(1)开始前,向老年人说明和解释操作流程,接触老年人的身体需要征得同意(尤其是异性,可由同性别的照护人员完成),过程中遵循老年人的意见。

(2)在尊重和保护隐私的基础上,帮助老年人保持独立和社会交往能力,协助完成日常个人修饰,把握接触和沟通尺度。

(3)老年人可能具有不同的性态度、价值观或者经历,应尊重老年人,不要评判或议论。

(4)老年人可能存在性侵犯倾向,照护人员应努力找出原因以阻止这类行为,若未能发现原因,照护人员应遵循护理计划,以专业的应对措施管理这类行为,同时鼓励他人将性侵犯行为告知照护人员,给予建议和指导。

（5）避免发生性侵犯、性虐待行为。

若遇到具有性目的的行为,可采取以下措施。

（1）告知不要触摸,说明触摸位置。

（2）告知这类行为让人感到不适,礼貌地说明并阻止这类行为的发生、发展。

（3）保持私密,保证安全,完成房间检查,告知返回时间。

（4）与照护人员讨论这类行为,包括发生时间、已采取的处理方式等,有助于理解和解决问题。

（5）遵循照护计划,采取相关应对措施来管理这类行为。

### 三、性传播疾病相关照护措施

在进行照护服务时,照护人员应遵循基于疾病传播途径的预防标准并且采取以下措施。

（1）尊重患者,倾听患者,帮助患者树立信心。

（2）注意沟通交流中保持良好的服务态度,掌握谈论敏感话题的技能,避免评判性语言。

（3）注意根据具体目的、受众特点与需求来选择适当的健康教育内容。

（4）注意发放安全套的质量并且选择适当的演示工具。

（5）注意保护患者的隐私,为患者提供并且实施健康安全的照护计划。

另外,应加强对性传播疾病的预防与控制,主要涉及以下内容。

（1）说明性传播疾病的治疗,提高依从性,提供预防方案等。

（2）阐述并且鼓励改变危险行为。

（3）遵循自愿和保密原则,开展性伴侣通知。

（4）发放相关健康教育材料,宣传使用安全套。

（5）提供性传播疾病检测方面的咨询。

**参考文献**

［1］利平科特.老年专业照护［M］.北京：世界图书出版公司,2016.

［2］罗刚.当代大学生性健康教育情况综述及其教育模式探索［J］.中国性科学,2014,23(1)：71-74.

［3］朱大年,王庭槐.生理学［M］.9版.北京：人民卫生出版社,2018.